中医历代名家学术研究丛书

主编 潘桂娟

Academic Research Series of Famous
Doctors of Traditional Chinese
Medicine through the Ages

"十三五"国家重点图书出版规划项目

刘理想 编著

龚廷贤

中国中医药出版社

· 北 京 ·

图书在版编目（CIP）数据

中医历代名家学术研究丛书.龚廷贤/潘桂娟主编；刘理想编著.
—北京：中国中医药出版社，2017.9
ISBN 978-7-5132-3689-8

Ⅰ.①中…　Ⅱ.①潘…　②刘…　Ⅲ.①中医临床—经验—中
国—明代　Ⅳ.① R249.1

中国版本图书馆 CIP 数据核字（2016）第 250205 号

中国中医药出版社出版

北京市朝阳区北三环东路 28 号易亨大厦 16 层
邮政编码　100013
传真　010 64405750
河北新华第二印刷有限责任公司印刷
各地新华书店经销

开本 880×1230　1/32　印张 9.5　字数 243 千字
2017 年 9 月第 1 版　2017 年 9 月第 1 次印刷
书号　ISBN 978-7-5132-3689-8

定价　45.00 元
网址　www.cptcm.com

社 长 热 线　010-64405720
购 书 热 线　010-89535836
侵 权 打 假　010-64405753

微信服务号　zgzyycbs
微商城网址　https://kdt.im/LIdUGr
官 方 微 博　http://e.weibo.com/cptcm
天猫旗舰店网址　https://zgzyycbs.tmall.com

如有印装质量问题请与本社出版部联系（010 64405510）

项目来源及国家重点图书出版计划

2005 年度国家"973"计划课题"中医理论体系框架结构与内涵研究"（编号：2005CB532503）

2009 年度科技部基础性工作专项重点项目"中医药古籍与方志的文献整理"（编号：2009FY120300）子课题"古代医家学术思想与诊疗经验研究"

2013 年度国家"973"计划项目"中医理论体系框架结构研究"（编号：2013CB532000）

国家中医药管理局重点研究室"中医理论体系结构与内涵研究室"建设规划

"十三五"国家重点图书、音像、电子出版物出版规划（医药卫生）

前言

中医理论肇始于《黄帝内经》《难经》，本草学探源于《神农本草经》，辨证论治及方剂学发轫于《伤寒杂病论》。在此基础上，历代医家结合自身的思考与实践，提出独具特色的真知灼见，不断革故鼎新，充实完善，使得中医药学具有系统的知识体系结构、丰富的原创理论内涵、显著的临床诊治疗效、深邃的中国哲学背景和特有的话语表达方式。历代医家本身就是"活"的学术载体，他们刻意研精，探微索隐，华叶递荣，日新其用。因此，中医药学发展的历史进程，始终呈现出一派继承不泥古、发扬不离宗的繁荣景象。

中国中医科学院中医基础理论研究所，自 2008 年起相继依托 2005 年度国家"973"计划课题"中医学理论体系框架结构与内涵研究"、2009 年度科技部基础性工作专项重点项目"中医药古籍与方志的文献整理"子课题"古代医家学术思想与诊疗经验研究"、2013 年度国家"973"计划项目"中医理论体系框架结构研究"，以及国家中医药管理局重点研究室"中医理论体系结构与内涵研究室"建设规划，联合北京中医药大学等 16 所高等院校及科研和医疗机构的专家、学者，选取历代具有代表性或学术特色突出的医家，系统地阐释与解析其代表性学术思想和诊疗经验，旨在发掘与传承、丰富与完善中医理论体系，为提升中医师理论水平和临床实践能力和水平提供参考和借鉴。本套丛书即是此系列研究阶段性成果总结而成。

综观历史，凡能称之为"大医"者，大都博览群书，学问淹博赅洽，集百家之言，成一家之长。因此，我们以每位医家独立成书，尽可能尊重原著，进行总结、提炼和阐发。此外，本丛书的另一个特点是，将医家特色学术观点与临床实践相印证，尽可能选择一些典型医案，用以说明理论的实践价值，便于临床施用。本丛书现已列入《"十三五"国家重点图书、音像、电子出版物出版规划》中的"医药卫生"重点图书出版计划，并将于"十三五"期间完成此项出版计划，拟收载历代102名中医名家，总字数约1600万。

丛书各分册作者，有中医基础学科和临床学科的资深专家、国家及行业重点学科带头人，也有中青年教师、科研人员和临床医师中的学术骨干，分别来自全国高等中医院校、科研机构和临床单位。从学科分布来看，涉及中医基础理论、中医各家学说、中医医史文献、中医经典及中医临床基础、中医临床各学科。全体作者以对中医药事业的拳拳之心，共同努力和无私奉献，历经数年成就了这份艰巨的工作，以实际行动切实履行了传承、运用、发展中医药学术的重大使命。

在完成上述科研项目及丛书撰写、统稿与审订的过程中，研究团队暨编委会和审订委员会全体成员，精益求精之心始终如一。在上述科研项目负责人、丛书总主编、中国中医科学院中医基础理论研究所潘桂娟研究员主持下，由常务副主编张宇鹏副研究员、陈曦副研究员及各分题负责人——翟双庆教授、刘桂荣教授、郑洪新教授、邢玉瑞教授、钱会南教授、马淑然教授、文颖娟教授、陆翔教授、杨卫彬研究员、崔为教授、柳亚平副教授、江泳副教授、王静波博士等，以及医史文献专家张效霞副教授，分别承担或参与了团队的组织和协调，课题任务书和丛书编写体例的起草、修订和具体组织实施，各单位课题研究任务的落实和分册文稿编写和审订等工作。编委会还多次组织工作会议和继续教育项目培训，组织审订委员会专家复审和修订；最终由总主编逐册复审、修订、统稿并组织作者再次修订各分册文稿。自 2015 年 6 月开始，编委会将丛书各分册文稿陆续提交中国中医药出版社，拟于 2019 年 12 月之前按计划完成本套丛书的出版。

2016 年 3 月，国家中医药管理局颁布了《关于加强中医理论传承创新的若干意见》，指出"加强对传承脉络清晰、理论特色鲜明的古代医家的学术思想研究，深入研究中医对生命、健康与疾病认知理论，系统总结中医养生保健、防病治病理论精华，提升中医理论指导临床实践和产品研发的能力，切实传承中医生命观、健康观、疾病观和预防治疗观"。上述项目研究及丛书的编写，是研究团队对国家层面"加强中医理论传承与创新"号召的积极响应，体现了当代中医学人敢于担当的勇气和矢志不渝的追求！通过此项全国协作的系统工程，凝聚了中医医史、文献、理论、临床研究的专门人才，培育了一支专业化的学术队伍。

在此衷心感谢中国中医科学院及其所属中医基础理论

研究所、中医药信息研究所、研究生院，以及北京中医药大学、陕西中医药大学、山东中医药大学、云南中医学院、安徽中医药大学、辽宁中医药大学、浙江中医药大学、成都中医药大学、湖南中医药大学、长春中医药大学、黑龙江中医药大学、南京中医药大学、河北中医学院、贵阳中医药大学、中日友好医院等 16 家科研、教学、医疗单位，对此项工作的大力支持！衷心感谢中国中医药出版社有关领导及华中健编审、伊丽紫博士及全体编校人员对丛书编写及出版的大力支持！

本丛书即将付梓之际，百余名作者感慨万千！希望广大读者透过本丛书，能够概要纵览中医药学术发展之历史脉络，撷取中医理论之精华，传承千载临床之经验，为中医药学术的振兴和人类卫生保健事业做出应有的贡献！

由于种种原因，书中难免有疏漏之处，敬请读者不吝批评指正，以促进本丛书不断修订和完善，共同推进中医药学术的继承与发扬！

《中医历代名家学术研究丛书》编委会

2016 年 9 月

**凡
例**

一、本套丛书选取的医家，均为历代具有代表性或特色学术思想与临床经验的名家，包括汉代至晋唐医家 6 名、宋金元医家 18 名、明代医家 25 名、清代医家 46 名、民国医家 7 名，总计 102 名。每位医家独立成册，旨在对医家学术思想与诊疗经验等内容进行较为详尽的总结阐发，并进行精要论述。

二、丛书的编写，本着历史、文献、理论研究有机结合的原则，全面解读、系统梳理和深入研究医家原著，适当参考古今有关该医家的各类文献资料，对医家学术思想和诊疗经验，加以发掘、梳理、提炼、升华、概括，将其中具有理论意义、实践价值的独特内容阐发出来。

三、丛书在总体框架上，要求结构合理、层次清晰；在内容阐述上，要求概念正确、表述规范，持论公允、论证充分，观点明确、言之有据；在分册体量上，鉴于每个医家的具体情况不同，总体要求控制在 10 万～20 万字。

四、丛书每一分册的正文结构，分为"生平概述""著作简介""学术思想""临证经验"与"后世影响"五个独立的内容范畴。各分册将拟论述的内容按照逻辑与次序，分门别类地纳入以上五个内容范畴之中。

五、"生平概述"部分，主要包括医家姓名字号、生卒年代、籍贯等基本信息，时代背景、从医经历以及相关问题的考辨等。

六、"著作简介"部分，逐一介绍医家的著作名称（包括现存、已经亡佚又经后人辑复的著作）、卷数、成书年代、主要内容、学术价值等。

七、"学术思想"部分，分为"学术渊源"与"学术特色"两部分进行论述。前者重在阐述医家之家传、师承、私淑（中医经典或前代医家思想对其影响）关系，重点发掘医家学术思想的历史传承与学术渊源；后者主要从独特的学术见解、学术成就、学术特点等方面，总结医家的主要学术思想特色。

八、"临证经验"部分，重点考察和论述医家学术著作中的医案、医论、医话，并有选择地收集历代杂文笔记、地方志等材料，从中提炼整理医家临床诊疗的思路与特色，发掘、总结其独到的诊治方法。此外，还根据医家不同情况，以适当方式选录部分反映医家学术思想与临证特色的医案。

九、"后世影响"部分，主要包括"学术影响与历代评价""学派传承（学术传承）""后世发挥"和"国外流传"等内容。其中，对医家的总体评价，重视和体现学术界共识和主流观点，在此基础上，有理有据地阐明新见解。

十、附以"参考文献"，标示引用著作名称及版本。同时，分册编写过程中涉及的期刊与学位论文，以及未经引用但能体现一定研究水准的期刊与学位论文也一并列出，以充分体现对该医家研究的整体状况。

十一、附以丛书全部医家名录，依照年代时间先后排列，以便查检。

十二、丛书正文标点符号使用，依据《中华人民共和国国家标准标点符号用法》（GB/T 15834–2011）。医家原书中出现的俗字、异体字等一律改为简化正体字，个别不能对应简化字的繁体字酌予保留。

《中医历代名家学术研究丛书》编委会

2016 年 9 月

内容提要

　　龚廷贤，字子才，生于明嘉靖元年（1522），卒于明万历四十七年（1619）。江西金溪人，曾隐居金溪县云林山中，故别号"云林山人"。明代著名医家，代表作为《寿世保元》《万病回春》。龚廷贤远绍《内经》，承续前贤，尤其推崇李东垣、薛己之说；重视保护元气、调理脾胃，调理气血分主次，行医治病推崇"王道"；重视"治未病"及老年人调护摄养；创制的清上蠲痛汤、高枕无忧散、温清饮等著名方剂至今仍用于中医临床；龚廷贤从医七十余年，德艺双馨，对后世影响颇大，对日本汉医发展也产生了深远影响。本书内容包括龚廷贤的生平概述、著作简介、学术思想、临证经验及后世影响等。

龚廷贤，字子才，生于明嘉靖元年（1522），卒于明万历四十七年（1619）。江西金溪人，曾隐居金溪县云林山中，故别号"云林山人"。明代著名医家，著有《寿世保元》《万病回春》《鲁府禁方》《云林神彀》《济世全书》《小儿推拿秘旨》等。代表作为《寿世保元》《万病回春》。龚廷贤远绍《内经》，承续前贤，尤其推崇李东垣、薛己之说；重视保护元气、调理脾胃，调理气血分主次，行医治病推崇"王道"；重视"治未病"及老年人调护摄养；创制的清上蠲痛汤、高枕无忧散、温清饮等著名方剂，至今常用于中医临床；龚廷贤从医七十余年，德艺双馨，对后世影响颇大，对日本汉医发展也产生了深远影响。

通过中国知网检索统计，截至 2015 年 12 月，有关龚廷贤学术研究的期刊文章共计 112 篇，硕士研究生论文 3 篇。研究内容主要集中在龚廷贤生平与著作介绍，以及养生延缓衰老方面，也有散在介绍龚廷贤临床学术特色方面的文章。其中，长春中医药大学 2008 届硕士学位论文《龚廷贤延缓衰老研究》，比较系统地总结了龚廷贤著作中有关延缓衰老的理论及用药规律；福建中医药大学 2008 届硕士学位论文《龚廷贤对元气学说的实践》，梳理了龚廷贤著作中有关元气学说的继承和发展情况；中国中医科学院 2009 届硕士学位论文《龚廷贤学术思想研究》，以龚廷贤的《万病回春》《寿世保元》等著作为研究对象，较为系统地对其学术渊源和学术思想进行阐述，深入发掘了龚廷贤治疗内、妇、外、儿各科疾病的理法方药和独到经验。

胡志方、黄文贤主编的《旴江医学纵横》，对旴江医学的起源与发展等进行了详细阐述。鉴于龚廷贤是盱江医学的代表医家，该书对龚廷贤的生平、学术特点、学术贡献、主要著作等均做了介绍。李世华、王育学主编的《龚廷贤医学全书》，汇编了《种杏仙方》《鲁府禁方》《云林神彀》《万病回春》《寿世保元》等龚廷贤主要医书；书末有"龚廷贤医学学术思想研究"一节。鲁兆麟、陈大舜主编的《中医各家学说》，介绍了龚廷贤的杂病治疗经验。

本书在研究龚廷贤医学著作的基础上，旁征史书及相关中医药学文献，参考近现代研究论文、论著，对龚廷贤的生平与著作、学术思想、临证经验、后世影响等加以阐述，以学术思想的原创性、临床经验与特色诊疗的应用性为重点，突出中医名家独有建树的理论创新和临证经验精华。

本书所依据的版本主要有人民卫生出版社 1984 年出版的《万病回春》、人民卫生出版社 1993 年出版的鲁兆麟主校的《寿世保元》、中国科学技术出版社 1996 年出版的《新刊医林状元济世全书》、中国中医药出版社 2008 年出版的《鲁府禁方》（第 3 版）、商务印书馆 1958 年出版的《古今医鉴》、中医古籍出版社 1991 年出版的《种杏仙方》《鲁府禁方》、上海科学技术出版社 2000 年出版的《云林神彀》，以及中国中医药出版社 1999 年出版的《龚廷贤医学全书》。

在此衷心感谢参考文献的作者，以及支持本项项究的各位同仁！

中国中医科学院中医基础理论研究所　刘理想

2015 年 6 月

目录

龚廷贤

生平概述

　　龚廷贤，字子才，生于明嘉靖元年（1522），卒于明万历四十七年（1619）。江西金溪人，曾隐居金溪县云林山中，故别号"云林山人"。明代著名医家，代表著作为《寿世保元》《万病回春》。龚廷贤远绍《内经》之旨，承续前贤诸家，尤推崇李东垣、薛己之说；重视保护元气，调理脾胃，养生防病重在保养元气，强调调理气血分主次，行医治病推崇"王道"，临床常用补中益气汤、金匮肾气丸等方；其创制的方剂尤为后人所称颂与传承。其重视"治未病"，对衰老机理多有阐发，论述老年人的调护摄养，以及老年证治，在今天仍有指导意义。龚廷贤从医七十余年，德艺双馨，注重医德修养，临证经验丰富。其学术思想与临证经验对后世影响颇大，对日本汉方医学也产生了较为深远的影响。

一、时代背景

　　明嘉靖至万历年间（1522—1620），国家统一，政治安定，社会经济发展，特别是南方某些地区甚至出现了资本主义萌芽。国家经济日趋繁荣，文化科学也随之进步。龚廷贤正是生活在这样一个时期。

　　明朝的文化思想界，程朱理学占统治地位。但明中期打破其一统的局面，形成了以陆九渊、王守仁为代表的"心学"。其主要哲学思想为"心外无物""心外无理"，即一切事物的源与理都出自人们的心中；提出良知说，接近百姓，呼唤人性。认为"良知"人人皆有，"人人皆可为尧舜""满街都是圣人"，抹去圣人的超人色彩，为思想的解放吹入一股清新之风。

　　王守仁的弟子王艮曾悬壶于市，提出"圣人之道，无异于百姓日用；

凡有异处，即是异端；百姓日用调理处，即是圣人之调理处"。将百姓日用等同于圣人之道，医术最为百姓所日用，因而也最贴近圣人之道。这种济世行仁的思想观念，使众多儒家学者转而专攻或兼通医术。

随着社会发展和客观环境的需要，为了纠正刘河间、张从正、朱丹溪学说造成的偏颇，明代中期以来侧重"动物伤内则死，神在中也"，温补疗法盛行，封建社会统治者也想借此寻求延寿之道，增享"天年"，每日晨起吃平补下元药，或用人乳送服林真人配方"百补延龄丹"。据《明史纪事本末》载，嘉靖三十六年严嵩义子赵文华也曾献媚皇帝，进过秘药酒方，云："授之仙，饮可不死。"上有所好下必效之，群起效尤，此风更加大昌。

明代统治者对道教十分重视，大力发展道教。明洪武元年朱元璋授正一道天师张正常"正一教主嗣汉四十二代天师、护国阐祖通诚崇道弘德大真人"称号，并命其统领天下道教，在全国上下成立道教管理机构。为适应道教发展的需要，明朝统治者组织力量编纂道教藏书，经第四十三代天师张宇初和四十四代天师张宇清的努力，《正统道藏》于正统九年刊行。《正统道藏》收录道书480函，计5305卷。明神宗万历年间，第五十代天师张国祥奉神宗之命又编撰《万历续道藏》，补充道藏32函，计180卷。道家经典《正统道藏》和《万历续道藏》合计520函，5485卷。龚廷贤为江西金溪人，金溪邻近江西龙虎山，龙虎山又是道教正一道天师派"祖庭"，为道教的发祥地。在这样的道教文化氛围下，龚廷贤亦受到道家学说与道家养生的影响。他重视元气学说，其医著之一名为《寿世保元》即是体现。他的众多著作中也有通过符咒等手段治病的论述。

龚廷贤的故乡江西金溪，位于江西东部抚州地区盱江流域。抚州被誉为"文化之邦"，人民不仅重视文化，重视教育，其杰出人物且能著书立说，著作之丰可谓汗牛充栋。该地区为才子之乡，名贤辈出。纵览古今，盱江流域名贤辈出，灿若群星，彪炳史册的著名人物数以千计。如著名的

"唐宋八大家"其中有两人是抚州人，即北宋政治家、思想家王安石与曾巩；抚州晏殊、晏几道父子开一代词风，为"江西词派"的杰出代表；明朝著名戏剧家汤显祖，以"临川四梦"而闻名中外；思想家李觏、陆九韶、陆九渊、吴澄、吴与弼、罗汝芳、李绂，历史学家危素，地理学家乐史，音韵学家陈彭年，算学家李如漳、纪大奎、吴家善，水利专家侯淑，抗倭名将谭纶都是中国历史上赫赫有名的历史人物。在这样的社会文化氛围下，儒医相通，许多读书人不为良相，便为良医，投身医学，精研医理，悬壶济世，著书立说，名传后世。如南宋医学家陈自明 14 岁即已通晓《内经》《神农本草经》《伤寒杂病论》等经典医学著作，并将名家医论与祖传经验相结合，在临床实践中加以应用，著有《管见大全良方》《妇人大全良方》《外科精要》等。抚州南丰人李梴少习儒，为邑庠生，负奇才，青年时期因病学医，博览群书，勤于临床，医声斐然，著《医学入门》影响后世。

　　盱江流域水陆交通便利，沿河一带城镇星罗棋布，人口密集，更有抚州、建昌等历史名镇，文化发达，信息流通，有利于医学的交流。外地名医可常来传播经验，当地的医生亦去外地寻师访友，学习医技。龚廷贤就曾到河南许昌、北京等地行医，这与当地便利的交通是分不开的。沿江一带土地肥沃，物产丰盛，有"赣抚粮仓"之称。经济的发达为医药事业的发展提供了良好的经济基础，人们的生活较为富裕，对医药卫生也提出了较高的要求，推动着诊疗水平的不断提高。

　　金溪县地处盱江中游，地阜物华，历史悠久，北宋淳化五年（994）建县，因城东有山出产金银城南有溪水其色如金故名"金溪"。县城秀谷镇，人称锦绣谷。宋王安石《送黄吉甫归金溪》诗曰："还家一笑即芳辰，好与名山作主人，邂逅五湖乘兴往，相邀锦绣谷中春。"诗中所描绘的即是金溪县城花开似锦的春天景象。金溪山水环绕，自然风景秀丽。云林三十六峰高大险峻，翠云山四季青苍云烟缭绕，灵谷岭被赞为江南名山，更有疏山古刹规模宏伟，神仙岩石洞穿顶趣味无穷。域内六条河流蜿蜒而过，其中汝水、芦河、金溪水、齐冈水四条河流属抚河水系，承载着运输灌溉的主要任务。青山秀水孕育出灿烂的地方文化，使金溪成为临川文化的核心区域，史称"理学儒林，衰然冠江右，忠贤相望，人文竞爽"。如南宋陆九渊与其兄陆九韶、陆九龄并称"金溪三陆"，一齐列入《宋史·儒林传》。陆学被称为"江西之学"，与闽学、湘湖学鼎足而三，其影响波及现代思想界，以及朝鲜、日本及东南亚等地；元末明初的历史学家、文学家危素领修宋、辽、金三史，史学渊深；明初吴伯宗进士第一，在天文学上颇有建树等。

"临川才子金溪书"，这是当地流传的一句名言。古代的抚州不仅文风鼎盛，且印刷业也十分发达。金溪县浒湾镇明清两代木刻印书甚为著名，曾是全国木板印刷业的中心之一。这使龚廷贤刊行多本著作成为可能。

盱江流域人口密集，文化发达，人们对医疗卫生有着较高的要求，从而形成了崇尚医学、尊重医生的风俗，医学被视为社会地位较高的职业，医生被尊为"再生父母"，其从南城药王庙的历史盛况可见一斑。南城古称建昌，为历代府治所在地（统南城、南丰、黎川、广昌、资溪等县），元代所建"三皇宫"，坐落城内北街西，内立塑像祀伏羲、神农、轩辕，后世屡有增建，庙内香火不断，钟声萦绕，反映出当地人民对医学家十分崇敬。由于医生具有较高的社会地位，使许许多多的有志青年献身于医药事业。尤其是许多医家出生在世医家庭，幼承庭训，因学有渊源，得天独厚，故医技日进，业绩卓著。如宋代医家陈自明三代为医；元代医家危亦林五代名医，高祖云仙精于大方脉科（内科），伯祖子美以妇人科、骨伤科闻名，祖父碧崖精通小方脉科（儿科），伯父熙载善治目疾及肺痨，危亦林亦勤奋好学，综先辈之长，精研内、外、妇、儿、骨伤、眼目等科，成为一位学识渊博、技术全面的医学家。龚廷贤亦是如此，他出身于世医家庭，父龚信精医术，曾供职太医院，弟廷器，子懋升，侄懋官均为医官。

二、生平纪略

龚廷贤出身于世医之家，曾任太医院吏目。其父龚信，字瑞芝，号西园。精岐黄之道，医名当世，亦曾授太医院衔。弟廷器，子懋升，侄懋官均为医官。龚廷贤悬壶七十余载，学验俱丰，是我国明代一位杰出的医家。

龚廷贤受家庭影响，从小爱好医学，虽曾习举子业，但屡试不中，转而随父学医，继承祖业，以"良医济世，功同良相"自励。日间从事诊治，余暇攻读医书，博考历代医书，自《内经》以下，莫不穷源究委；善于继承总结家传诊疗经验，并博采众家之长以贯通医理。

龚廷贤的医学生涯长达七十余年。其间"儒既通，去读医，尽父之技，复携壶游颍汝间，颍汝士争接纳也，有投辄效，已而京都诸缙绅，无不知山人者，延致之，遂壶于都市。都中自高使相而下，咸宾礼如不及……俾冠佩列于医林，归而乡往者益众"（《种杏仙方·儒医云林山人像赞》）。其服务对象中士大夫及王公贵族甚多。如万历十六年（1588）浙江布政使司徐汝阳所述："如游许昌，如扶沟，诣都下，即受知于太学士中玄高公、定西侯文益蒋公、大司寇三川刘公。声名烨烨播京师，随被命拜官荣归。既而，由金陵复抵大梁，在在驰声，起死回生，活人无算。王侯公卿宾礼敬慕，迎候接踵，赠以诗章，旌以匾额，络绎不绝。而周藩海阳王昆湖、安昌王静观、大宗正西亭及当道抚台洪溪衷公、翰林玉阳张公、学宪一申杨公尤加愍焉！"（《万病回春·叙云林志行纪》）

龚廷贤临床诊治遵古而不拘泥，深明五脏癥结之源，决生死多奇中。大约1586～1588年间，他在河南黄河流域行医时，正值开封一带疫病流行，街头巷尾都有患者，症状为头疼身痛，憎寒壮热，头面颈项赤肿，咽喉肿痛，神智昏迷，俗名"大头瘟"。时医按古法医治均无效。龚廷贤根据病情，独具匠心，以自己的见解，用二圣救苦丸（牙皂、大黄）方治之，其效甚佳，医好很多垂危病人，从此名噪中原，被尚书荐为太医院吏目。

尤其值得一提的是，龚廷贤曾治愈明藩王鲁王朱三畏之张妃的鼓胀病，而受到鲁王的赞许，称其为"医林状元"，举国欣羡，咸谓古之卢扁。

万历二十一年（1593），明藩王鲁王朱三畏之张妃，年近五十，因惊风恼怒过度，出现腹胀如鼓，右胁下有积块，刺痛难忍，坐卧不宁，且伴有咳喘吐痰不止，大小便不利，四肢瘦弱，不能饮食，苦楚难禁等表现。侍医多方施治都没有效果，于是张榜四方，遍求名医。一时献方赠药者无数，但均为分消利膈、除胀祛邪之法，结果越治病越剧，上下束手。曹州医官张省吾推荐龚廷贤，鲁王差官员置聘仪请龚廷贤到王府。龚廷贤诊王妃脉象，六部虚浮散乱急促，气口紧盛，脉无至数，病已垂危。细察其原因，认为是前医误投攻击杀伐药物之过，以至于元气脾胃亏损之极，由此导致肾水枯竭，心血干耗，肝木太旺，湿热壅盛。提出治疗上应大补脾土，养肺金以制木，滋肾水、生心血以制火，平肝木、清湿热，升提下陷之气。先以补中益气汤加减，倍用人参为主，一剂之内，如果没有用到五钱，就不能收敛耗惫之真气。

对此鲁王颇存疑惑，因为前面诸多医生，人参分毫不敢轻易使用，恐怕补起邪火，扰动痰喘。一旦痰嗽上壅，吉凶反掌，那又如何救治呢？龚廷贤微笑地回答道："病以脉为主，脉以断为妙，脉病认真，用之何妨。"这时整个王府不下百余人，未有不惊骇者，无奈王妃病势笃深，不容不服药。为稳妥起见，人参只用了四钱，遂试服之，结果一夜安妥。次日，鲁王欣然问龚廷贤："天时已寒，且饮食不进，芩连之凉可用乎？"龚廷贤答曰："芩连之凉，冬月固不敢用，饮食不进尤不宜投，但肺火盛，非黄芩不清；肝火太旺，非黄连不平。所谓舍时而从证也。"又问："痰嗽壅喘，人参可多用乎？"答曰："气口脉紧，元气大亏，若不用之，何以补元气耶？此所谓舍症从脉，非有灼见不敢用也。"又问："地黄泥膈伤胃，岂不反增胀满？"答曰："肺金一虚，不能生水，是肾断生气之源，非地黄不补。但地黄用药制过，竟入肾经，又倍用参术，则不能犯胃泥膈也。"鲁王再问："腹胀壅塞不通，当用分消之剂，反用补药，岂不助邪而益增病耶？"龚廷贤答曰："用补药以治胀，初服则胀，久服则通。此正《内经》塞因塞用也。"至此鲁王折服，命续用原方。三十多剂后，龚复诊妃子脉，左三部弦数，右三部洪数，气口紧盛，脉来七至，病有可生之机。于是嘱每日五更进六味地黄丸，上午九时服汤药加参术膏，中午进平补气血的太和丸或健脾丸，晚间再服一剂汤药。日日如此。服至五十剂，诸症稍减；到百剂，苦楚全无。次年春，因王妃不能戒气节食慎劳，又几次犯病，但龚廷贤仍以大补脾土为主，调治半年余，人参累计服到六七斤，将妃子之病完全治愈。鲁王大喜："以吾藩医，余妃弗愈；俾海内诸医，余妃弗愈；而易龚子医，余妃辄愈之。龚子之医，岂非天下医之魁乎！"遂嘉之以衔，奖之以匾，题曰"医林状元"。从此，龚廷贤以"医林状元"之名而享誉于中国医学史。

龚廷贤非常重视医德修养，并且认为养生首先要注意修德。他为医生、患者乃至子孙后代如何立身处世，分别提出了明确而具体的要求。他主张，医生必须具有一颗仁民爱物之善心，要高度关爱和同情不同患者，有普遍救治和造福于广大患者的意愿和行动，并提出医生当重仁义而轻财利，对贫富患者要一视同仁，勿有差等，切忌以贫富贵贱分薄厚，无论何人都要精心救治。

不仅如此，龚廷贤本人亦具有高尚的人格修养与品德。其"仁孝天畀，襟度汪洋，卓乎为昭代人豪"，侍奉父龚信纯孝，温清定省，聚百顺以养志，如父志在仁天下，即推所传之秘集《古今医鉴》《种杏仙方》《万病回春》等书刊行于世，使人人按书而察其病，得以终天年而登寿域，大有功于天下后世。其"赋性廉介，乐于施济而不责报"，即从富人那里得到的诊金，用来馈赠或赈济宗族乡里之贫困者。"诸元老荐绅先生酬以金币而不可却者，虽受之，亦不私己，遗归以赈宗族乡党之贫困者"。其"让祖产于叔父，贻厚资于仲弟"；捐赠稻谷粟米赈济饥民，不忍其颠沛流离；其施棺木收埋死于旅途中的尸骨，不忍其暴露于荒郊野外；其解衣裘以救寒士，从不望报答；其注重礼节，与贤良为友，在言行上从不爽约；至于怜鳏寡、恤孤独的事例，更是举不胜举。因此，当时官方发文大力予以表彰，民间人士纷纷送匾额予以颂扬，其家中匾额鳞次栉比，数不胜数。

龚廷贤勤于著书立说，乐于传播医术，一生著述颇丰。著有《济世全书》《云林神彀》《万病回春》《寿世保元》《种杏仙方》《鲁府禁方》《医学入门万病衡要》《小儿推拿秘旨》《眼方外科神验全书》《本草炮制药性赋定衡》《秘授眼科百效全书》《痘疹辨疑全录》等。其中，《小儿推拿秘旨》是我国医学史上最早的一部儿科推拿专著。《寿世保元》和《万病回春》两书流传最广。17世纪中叶，其学生戴曼公将其著作携入日本。美国国会图书馆也藏有《云林神彀》全书。龚廷贤曾言"良医济世，功与良相等"。其著作丰富了中医学术宝库，以其实用性而数百年流传不衰，可谓名副其实的"医林状元"，学术影响及于海内外。

龚廷贤对衰老机理的阐发，对老年人调护摄养及老年证治的论述，今天仍具有现实意义。龚廷贤重视气血，长于调理脾胃，临证经验丰富，精通内、外、妇、儿各科，对各科临床病证的诊治经验具有很高的临床价值，其养生思想与实践更是为后人称颂与传承。其学术思想与临证经验，通过其著作或弟子传承，对后世影响颇大，对日本汉方医学也产生了较为深远的影响。

龚廷贤年谱：

1522 年（明嘉靖元年）龚廷贤出生于世医之家。

早岁习举子业，不第，遂承父业习医。

1554 年（明嘉靖三十三年）始行医于中州。

1566 年（明嘉靖四十五年）被推荐为太医院吏目。

1577 年（明万历五年）集《古今医鉴》《种杏仙方》刊行于世。

1581 年（明万历九年）刊行《种杏仙方》。

1583 年（明万历十一年）仲春作《劝善良规四十歌》。

1586 年（明万历十四年）春，寓居大梁期间，瘟疫大作，士民多毙其症，间巷相染，甚至灭门。龚廷贤发一秘方，名二圣救苦丸，用牙皂以开关窍而发其表，大黄以泻诸火而通其里。一服即汗，一汗即愈，真仙方也。日夜塞户填门，应酬不暇，全活者不能胜数矣。但人禀之稍壮者，百发百中；其虚弱者，先以人参败毒散，轻者即愈，如未愈，用牛蒡芩连汤可收全效。

夏，治愈周藩海阳王。

1589 年（明万历十七年）续编成《古今医鉴》。

1591 年（明万历十九年）著成《云林神彀》。

1593 年（明万历二十一年）仲春，治愈鲁国王妃，获"医林状元"之称。

1594 年（明万历二十二年）仲春，鲁王三畏为《鲁府禁方》作序，刊行《鲁府禁方》。

1604 年（明万历三十二年）《小儿推拿秘旨》刊行。是书为国内现存最早的一部儿科推拿专籍，亦是最早冠以推拿名称的医籍。

1611 年（明万历三十九年）《万病回春》在日本刊行，距国内初版仅 25 年，从 1611～1714 年的 103 年间共刊印 18 次。

1613 年（明万历四十一年）所撰《万病回春》在朝鲜刊行。

1615 年（明万历四十三年）著成《寿世保元》。是书搜集众多方药和治法，切于实用，为一部曾被内府秘而不示的医养奇书。

1616 年（明万历四十四年）著成《济世全书》。是书择龚氏平生所见"奇异古怪之疾"，治以"简切精当"之方，"随试辄效"之验录，涉及内、外、妇、儿、五官诸证。

1616 年（明万历四十四年）龚廷贤去世，享年 97 岁。

三、从医经历

（一）习举子业不第，承袭父业而从医

与同时代其他读书人一样，学而优则仕，龚廷贤早年亦是习举子业而攻读书篇，如其在《济世全书·自序》中所言："不佞少年时，挥毫吊古，诵爱物济人之句，不胜神往，雅意学问，期徼一命之荣。"受"修身、齐家、治国、平天下"思想之影响，龚廷贤是有远大抱负的。正如他在《万病回春·自序》中所言："余弗类龆龄博载籍，有志效古良相，佐天子调元化，登生民于春台和照之境。"他在《万病回春·叙云林志行记》说自己"早岁举子，饱经术，操觚染翰，发为文词……将有志南溟，效用廊庙，以大究厥施"。然而，在中国古代史上，千千万万读书人真正能够行于仕途而实现自己理想，如愿以偿者寥寥无几，龚廷贤亦不例外。其以"缘数奇不第"而未能如愿。于是，龚廷贤转变角色，很快"遂缵父业"而习医。仕途无望之后，龚廷贤便隐居金溪县东的云林山中，"遂卸仕晋，隐于春云林麓之滨"（《万病回春·自序》），别号"云林山人"。

"遂缵父业，精于医。谓达则为良相，不达则为良医，均之有补于世道

也"。受"不为良相，则为良医"思想之影响，在"数奇不第"之后，龚廷贤转学医以继承父业，这与他出身于世医之家及其得天独厚的生活环境有很大关系。如他在《种杏仙方·自序》中言："余自髫龀席箕，裘业从家大人医寓中。"另外，他"生以奉亲之孝，留意黄岐"（《济世全书·云林子传》），都是他很快能够承袭祖业的有利条件，"于是取父书读之，且莫不辍三年间，尽得其要领，少试之乡邑，乡邑赖之以为有父风"（《济世全书·自序》）。

在习医期间，他除习读父书，用于临床实践验证以外，还精研医理，"凡自《素》《难》以来，所为《龙宫》《肘后》，诸书无不句训而言什者"（《云林子传》），并立有鸿远大志。他在《普渡慈航·自述》中说："乃试屡不偶，徒郁郁无所之……已耳，予父西园公，授我岐黄业，因殚精敝神，究极此道，誓不如卢扁诸名家不已也。"

（二）悬壶济世遍中州，妙手回春誉"状元"

龚廷贤怀抱悬壶济世之心，兼提高医技之目的，以家传医学与自己所学寻师访贤会友，云游中州大地数十载。他在《古今医鉴·自序》中说："会家君医学去曷来燕豫，响应中原，医之正传，已有所得……于当时云游高士有神医教者，尤竭诚晋谒，与之上下其议论。"由此看出，龚廷贤之所以后来能够成为一代名医，与他家学渊源、谦虚好学及博学多识等不无关系。他"遍历名山，访诸道侣，三都五岳之间，无不扪罗而跻陟者……悬壶而市，更十余载而成寓焉……不敢囊诸馈赠，独取经验方书而秘之"（《济世全书·云林子传》）。

据《济世全书·贺云林龚君荣授鲁府恩赐医林状元序》所载："故君自嘉靖甲寅人仆中州，缙绅先生金社貌之，许昌之宪副，若魏少颖、徐毅冈……首击节之。"嘉靖甲寅即嘉靖三十三年，时为1554年，也是龚廷贤初游中州的时间。龚廷贤悬壶此间，"值疫甚，合境诸医俯首而出其下"(《万病回春·序》)。今人俞雪如在《医林状元龚廷贤与日本汉方医学》中记述，龚廷贤"尝游于开封，值疫疠肆行，连染于闾巷，有阖门病卧者，时医大都因循古法，治而不效，廷贤察其症状，以己意立方，获佳效，全活者甚众，名噪中州，尚书某闻其名，荐为太医院吏目"。《济世全书·贺云林龚君荣授鲁府恩赐医林状元序》载，"丙寅冬（嘉靖四十五年，1566）……故定西侯蒋公授君为左府教胄，三川刘公（两京三部尚书扶沟三川刘自强）复为君敕太医院吏目衔，盖皆以酬君之雅惠也"。由此不难看出，龚廷贤医名誉满中州，不是侥幸与偶中的，与他丰富的临床实践和高超的医技是分不开的。这绝非一般医生所能望其项背的，更非一般江湖游医煌煌大言欺世盗名。

龚廷贤悬壶中州，声名远播，大概在"敕太医院吏目"之后就荣归故里，返回原籍江西金溪了。《万病回春·叙云林志行记》记载："始游许昌，如扶沟，诣都下……声名烨烨播京师，被命拜官荣归。"已步入壮年的龚廷贤，有了多年临证、博学多识、学验俱丰的深厚底蕴，于是续编了其父龚信所著的《古今医鉴》，"挟父书，出己意，遵古法制，游齐、鲁、燕、赵、韩、魏之都……壮年归，著《医鉴》，书行于世"(《普渡慈航·自序》)。

在续编《古今医鉴》行世之后，龚廷贤两次悬壶中州，"后君以定省南旋，越数载，复由金陵抵大梁"(《济世全书·贺云林龚君荣授鲁府恩赐医林状元序》)。其间，龚廷贤"在在驰声，起死回生，活人无算。王侯公卿宾礼敬慕，迎候接踵，赠以诗章，旌以匾额，络绎不绝"。正如时人浙江布政使参政徐汝阳在《叙云林志行纪》一文中所说："昔余先君令扶邑构恙几危。余请告就省，当时皇皇惊怖，赖云林诊摄救药，先君得以康复。"周藩海阳王昆湖在《万病回春·后序》中亦云："祇乃事罔恤劳瘁，症中痰火，头眩喘嗽，膝趾肿痛，不能动履，四时疾作，苦楚莫禁。余嫡长子朝陞遍延诸医，治皆罔效，诚堕痼病也。万历丙戌五月复炽。"其三十年沉疴，经龚廷贤"复沉潜诊视，植方投剂，获效如响，不旬日而渐离榻，又旬日而能履地，又旬日而康复如初"。此记载为丙戌年，即万历十四年（1586），正是龚廷贤二次悬壶中州之事。

尤其值得一提的是，龚廷贤于万历二十一年（万历癸巳年，1591）冬，为山东鲁国王妃医治鼓胀，使其得愈而获"医林状元"美誉，这在《鲁府禁方·序》中鲁王三畏言之甚明："癸巳秋，缘余妃张氏，遘鼓胀之恙，即以吾藩医弗瘥，遂访海内明医，百药千家，曾无寸效，病势垂危，仓皇无措。有荐金溪明医龚子廷贤者辄有奇效……历冬迨春，恙已潜瘳矣……余嘉之以衔，奖之以匾，题曰'医林状元'。举国欣羡，咸谓古之卢扁，不是过矣。"其详细病案收录于《鲁府禁方》之中。

在悬壶济世、游学中州的同时，龚廷贤以医会友，交往甚众，所交之人皆为社会之贤达。当时，以贤良称翰林者，如"周藩海阳王安昌、王京山、王大宗、正西亭"；以文章名世者，如"张玉阳、高讷轩、张明宇"；中州之当道者，如"里都宪、王廉宪、陈宪、副主金宪"；燕赵之名流，如"见泉魏中丞、益斋成中丞、霖环李中丞、商乡张春岩、侍御崔振峰者"。这些人都与龚廷贤结为至交，情同骨肉，"数君子者，其与君交也，异姓而骨肉。其感德也，同心如肺腑。"（《济世全书·贺云林龚君荣授鲁府恩赐医林状元序》）。由于与这么多贤良之人的深交厚谊，所到之处颇受敬慕与热情接待。对此，龚廷贤自己也颇为自得，用他的话说是"行乐到处，王公大人倒屣投辖"（倒屣，倒穿着鞋，古人家居，脱鞋席地而坐，客人来到，因急于出迎，以至把鞋穿倒，后以倒屣形容主人热情迎客。投辖，辖为车轴的键，去辖则车不能行，为留住客人，把客人车上的辖取下投到井里，后以"投辖"喻主人好客，殷勤留客）。

龚廷贤悬壶云游大概自嘉靖三十三年（1554）至万历二十一年

（1593），近四十年的时间。正如他在《寿世保元·自序》所言："余，放民也，遨游湖海，涉迹燕、赵、梁、豫之间。辱王公缙绅，谬为恭敬，盖四十祀于兹。"

（三）暮年倦游返梓里，著书集成启后人

经历近四十年的悬壶云游之后，龚廷贤自感"倦游"，于老年返回了故里。正如他在《济世全书·自序》中所言："已而挟策，北游燕、赵、梁、豫之间，有车辙马迹焉。行乐到处，王公大人倒屣投辖，今倦游矣。"龚廷贤的一生，游历广泛，深领全国各地奇异养生、疗疾之法，又因曾在太医院任职，对内府所藏的各代医养典籍深有研究，对当时医家家传秘方秘法也广有收集。此前他已汇编《古今医鉴》《万病回春》《种杏仙方》《云林神彀》《鲁府禁方》五部著作，随着临证经验及实践的丰富，以及见闻的广博，医妙无穷，他感觉这些著作尚不能涵盖众多医学内容，仍有汇编医学大全、以补诸书缺漏之必要。于是在倦游家居期间，自谓："睹闻觉日益多，谙练觉日益熟。"他将一生所见之百投百效者，分门别类，汇次成编，而为中医学以示大全的绝世之作《寿世保元》。时人张位赞龚廷贤曰："喜其集成而启后。"

《寿世保元》刊行之后，"四海争购，两京为之纸贵"。但是因为该书内容丰富，不啻数万言，在当时"其值不下二三金"，价格昂贵，富人得遂其求，贫者则苦于难获。龚廷贤自感未能达到其"借医国之书而展其济世之心"的目的，"于是披历心神，昏夜不寐，将前所出六海遗珠，择其简切精当，凡人生之所未有、古来之所罕见、奇异古怪之疾、寒暑虚实之症分门别类，种种备载，不拾人残唾，不抄人方书……海内得是书而读之，细心披阅，以病之症印予之书，一一而投剂焉。辟之星火春冰，未有不焕然欲释者，倘可以济世，而医经奥诣赖是全备焉。因名之曰《济世全书》。"龚廷贤亦说："即书成，而未必尽济，亦尽予之心也。"

烈士暮年，壮心不已。即使完成《济世全书》后，龚廷贤爱物济人、仁爱济世之心终未完结，并种数棵杏树于庭院之中，借以寄希望于后人继续仁爱济世，诊民瘼以寿苍生。正如他在《济世全书·自序》末所言："予之意念终未已也。姑植数杏于庭，以俟予之后来者。"《济世全书》书成后，一代大医龚廷贤辞世，寿终 97 岁。

龚廷贤家乡为金溪霞澌龚家村，即今金溪县合市乡龚家村，距县城西北 12 公里。为纪念龚廷贤一门三代医官，该村现在还保存着官帽牌坊和官帽井，并被四邻村民称为"官帽村"。官帽井在村东头，被人工雕琢成官帽形状，现已废弃不用。官帽牌坊为古时进村的总大门，牌坊状，上刻有"渤海流芳"四个大字，字迹清晰。牌坊顶上正中雕有一个明代式样官帽。关于"渤海流芳"四字的来历当地有两种说法：一说因古代名医扁鹊为渤海人，"渤海"即指代扁鹊，"渤海流芳"意为赞颂龚氏医术高明堪比扁鹊；另一说龚氏一姓原为阮姓居住朝鲜，公元前 11 世纪阮元出使周朝被分封于龚丘，于是改姓为龚。后历经九代传至龚选公和龚遂公两兄弟。龚遂，西汉南平阳（今山东邹县）人，汉宣帝时为勃海令，并加封为都尉史。因为政有道，深得民心，当地百姓送"渤海流芳"四字以彰其政绩。

村里还保留有龚廷贤故居，是一处明代建筑，这是当地年代最为久远的民居，是龚廷贤出生和成长的地方，具有很高的文物价值。据村民介绍，这栋房子以前有四个房间，大门的进门处有天井，房子周边是土砖筑成的围墙，大厅曾悬挂龚廷贤画像，每年过年的时候，村里人都要到这里祭拜。后来因为无人居住房屋逐渐破败，现只能从仅存的屋檐和零落的墙柱想象当年的模样。在村子西头有龚廷贤墓，墓碑石为明代所立，字迹有些模糊但尚可辨认，后经县政府拨款修缮，每年的清明时节都有族人前往祭奠。

　　龚廷贤墓为土石结构，墓堆直径两米，高 0.6 米。碑石呈方形，中间镌刻有"明太医院御医赐医林状元龚廷贤墓"一行铭文，左边为"天启四年岁次甲子季冬"（1624），右边为"孝男宁国守国定国安国，孙乾郎福郎复郎立"。

龚廷贤

著作简介

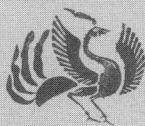

　　龚廷贤勤于著书立说，乐于传播医术，一生著述颇丰。他先后完成了《济世全书》8卷、《云林神彀》4卷、《万病回春》8卷、《寿世保元》10卷、《种杏仙方》4卷、《鲁府禁方》4卷、《医学入门万病衡要》6卷、《小儿推拿秘旨》3卷、《眼方外科神验全书》6卷、《本草炮制药性赋定衡》13卷。此外还有《秘授眼科百效全书》《痘疹辨疑全录》等。其中，《小儿推拿秘旨》是我国医学史上最早的一部儿科推拿专著。《寿世保元》和《万病回春》两书流传最广。

一、《万病回春》

　　《万病回春》共8卷，成书于明万历十五年（1587）。此书是龚廷贤最具影响的著作之一，是一部涉及内、外、妇、儿各科的综合性医学著作，是龚廷贤参阅上自《内经》《难经》，下迄金元四大家著作等历代医学典籍，充分汲取前贤精华，并参以己见编纂而成。卷一之首，列"万金统一述"，总论天地人、阴阳五行、脏腑功能、主病脉证等。次载药性歌、诸病主药、脏腑、经脉等。卷二至卷八分别论述内、外、妇、儿、五官等科病证180余种，每病均阐述病因、病机、治法和方药等，后附医案，辨证详明，选方精当，论治恰切。书末所附"医家十要""病家十要"，广泛涉及医学伦理学、医学社会学的问题，很有参考价值。

二、《寿世保元》

《寿世保元》是龚廷贤的代表著作之一。书名充分体现了龚廷贤的医学思想。他在"自序"中说:"夫人之一身,有元神,有元气,神官于内,气充乎体,少有不保,而百病生矣。"其将书名定为"保元",是想保人之元神,使其常为一身之主;保人之元气,使其常为一身之辅。而后神因气全,百邪无能侵犯,百病无由发作,这样就可以达到使天下之人仁寿无疾的目的。

《寿世保元》共10卷,成书于明万历四十三年(1615)。内容涉及脏腑、经络、诊法、治则、药性、病证、方剂、民间单验方、急救、气功、食疗、养生、杂治、灸法等。卷一介绍有关诊断治疗的基础理论,卷二至卷六为内科杂证,卷七为妇科诸疾,卷八为儿科,卷九为外科,卷十为民间单方、杂治、急救、灸疗等方。书中对于临床各科证治论述颇详,每证均采集前贤之说,分析其病因、症状和治法,并附有方剂;每方均有药物组成和具体应用,有的还附有医案。此书取材广泛,所选方剂大多临床用之有效。《寿世保元》一书,治重脾肾,意在保元,注重养生和老年医学,颇有特色,也被视为宫廷养生书。

三、《鲁府禁方》

《鲁府禁方》,亦名《鲁府秘方》,共4卷,成书于万历二十二年(1594)。此书内容为"鲁府蓄秘"和龚廷贤"素蕴珍奇"。全书分为福、寿、康、宁四卷,按病证分为中风、伤寒、瘟疫、中暑、内伤、伤食等112门,按方剂性质分为通治、膏方、杂方三门,合计115门,搜集了内、外、妇、儿、五官各科所用大量丸、散、膏、丹、汤诸方，涉及临床各科百余种病证，具有很高的临床实用价值。方剂诸门后，附载有部分医学伦理及养生内容。书末载有多种养生保健药酒的配制、应用，以及情志致病、愈疾、延年之要言良箴。

四、《云林神彀》

《云林神彀》共 4 卷，成书于明万历十九年（1591）。此书儒医特色明显，论述较为简略，多编成歌诀，灵活运用四言、五言、七言歌诀体裁，切合实用，便于记诵。全书共列临床各科病证 146 门，内容以介绍内科病证为主，选方颇多。其中有一部分内府秘方，是一部综合性医书。

五、《济世全书》

《济世全书》共 8 卷，成书于万历四十四年（1616）。此书为龚廷贤晚年的总结性临证著作。书中内容为龚廷贤择其平生所见"奇异古怪之疾、寒暑虚实之症，分门别类"，治以"简切精当"之方，"随试辄效"之验录。内容条分缕析，简明扼要。书中论及以内科杂病为主的 150 余种病证。前四卷为伤寒、中风、瘟疫，以及伤食、痰饮、痞满、积聚、虚烦等证，继之以五官、妇科、小儿及外科诸证。书末附有养元辟谷、香茶、嫩肤、霜膏沐浴方。所述先脉候、辨治，后列数方，并有兼变症、加减方。

六、《小儿推拿秘旨》

《小儿推拿秘旨》又名《小儿推拿方脉活婴秘旨全书》《小儿推拿活婴

秘旨全书》《小儿推拿活婴全书》《小儿推拿方脉全书》，共两卷，成书于万历三十二年（1604）。此书系龚廷贤广泛搜集并总结既往小儿推拿按摩疗法学术经验的基础上，结合自身临床实践体会而编成。卷上首先详细论述小儿变蒸、惊风、诸疳、吐泻四病的病因病机及证治，其次叙述儿科诊法、推拿手法、穴位及图并其他外治方法。卷下将儿科多种疾病编成歌诀，并载述各种疾病的方药治法。书中用歌诀表述穴位与推拿治法，言简意明，易记易用。此书为现存推拿专著中年代较早而又较为完善之作，对后世影响颇大。

龚廷贤

学术思想

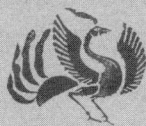

一、学术渊源

从龚廷贤的学术渊源来看，除其自幼聪慧、后天努力、有很好的文化修养之外，还与其出身于医学世家，钻研医学理论，遥承《内经》《难经》之旨，宗诸前贤医家，以及七十余年的临床实践有关。

（一）弃科举从医，承续父业

龚廷贤早年习文从科举之业，与当时绝大多数读书人一样，企望通过仕途之路光耀门庭，"将有志南滇，效用廊庙，以大究厥施"，然而却"数奇不第"，科举之路受挫，"遂缵父业，精于医"。龚父名龚信，曾供职于太医院，以医名于当时。龚廷贤在其书《济世全书·自序》说："取父书读之，旦暮不辍三年间，尽得其要领，少试之乡邑，乡邑赖之以为有父风。"明·袁世振为龚廷贤所作传记亦云，龚廷贤"生以奉亲之孝，留意岐黄，凡自《素》《难》以来，所为《龙宫》《肘后》诸书，无不句训"（《济世全书·云林子传》）。由此可见，龚廷贤业医初学于家父，学术思想亦深受其父影响。

（二）遥承《内经》之旨，近法诸医家

龚廷贤在《寿世保元·医说》中直言："与夫著书立言垂世者，若《内经》，其言深而要，其旨邃以宏，其考辨信而有证，实为医家之祖。"他在《寿世保元·凡例》中说明，该书是以《内经》为宗旨。其曰："是集以《内经》为宗旨，用刘、张、朱、李为正印，其余诸家为变法，间亦窃附己意，旁求可法之言以广之。"

龚廷贤对《内经》颇为推崇，这与他对《内经》的深入研读、深刻揣摩不无关系。他认为，"医之有《内经》犹儒道之六经，无所不备""然《素问》论病之因，《本草》着药之性，《脉诀》详证之原，《运气》法天

之候，一以贯之于《内经》，斯医道之大成，乃千古不易之定论，实为万世之师法矣"。他在《万病回春·凡例》中，两次强调了对《内经》的重视。云："集首附万金一统述，悉采诸《内经》要旨前贤确论，为初学启蒙。""方论根于《素问》、《灵枢》，仓、越以下及刘、张、朱、李，并取近代儒医诸书可法者。"龚廷贤论述相关理论及具体病证时，常引《内经》之论，以使其言之有据，启迪后学。

对《内经》之后诸医家，龚廷贤亦博采各家学说。他在《万病回春·序》中说："于是从苦心十祀，祖轩、岐，宗仓、越，法刘、张、朱、李及历代名家，茹其英华，参以己意，详审精密，集成此书，名曰《万病回春》。"中医学史上的"外感法仲景，内伤法东垣，热病用河间，杂病用丹溪"即是由龚廷贤首先提出的。他在《万病回春·万金一统述》中曰："外感法张仲景也；内伤法李东垣也；热病用刘河间也；杂病用朱丹溪也。"其著作中随处可见他对刘河间、朱丹溪等前贤医家医学论述的引述与评论，法其优点，师其长技，为己所用。如《寿世保元》论述中风时，除参考《内经》之论，也参阅刘河间、朱丹溪之说。云："中于火者，河间所谓非肝木之风内中，六淫之邪外侵，良由五志过极，火盛水衰，气热怫郁，昏冒而卒仆也""中于湿者，乃丹溪所谓东南之人，多因湿土生痰，痰生热，热生风也。"在评析各家观点之后，龚廷贤结合自身的经验体会提出："此皆类中风也。盖《内经》主于风，河间主于火，东垣主于气，丹溪主于湿，而为暴病暴死之症。类中风，非真中风也。"

（三）特重东垣崇薛己，成自家之所长

虽然龚廷贤广纳各家学说，但却有所侧重。众医家中，他特别推崇金代的李东垣，以及与自己同时代但稍早的明代医家薛己。

李东垣为"金元四大家"之一，独重脾胃，被后世称为"补土派"的鼻祖。他提出，"内伤脾胃，百病由生"，对脾胃内伤病的病因、病机、诊

断、治疗独具见地，卓然成家。对于李东垣重视调理脾胃和培补元气、扶正以祛邪的思想，龚廷贤颇为推崇。他在《寿世保元》卷一中专立"脾胃论"，言"古今论脾胃及内外伤辨，惟东垣老人用心矣"。从中可见他对李东垣的推崇之意。其又云："愚谓人之一身，以脾胃为主，脾胃气实则肺得其所养，肺气既盛，水自生焉。水升则火降，水火既济而全天地交泰之令矣。脾胃既虚，四脏俱无生气，故东垣先生著'脾胃内外伤'等论，谆谆然皆以固脾胃为本。"

在李东垣学说基础上，龚廷贤亦有自己心得并有所发展。他认为，李东垣所论"繁文衍义，卒难措用"，便将内伤概括为三点：一曰饮食劳倦即伤脾，二曰嗜欲而伤脾，三曰饮食自倍肠胃乃伤者。以此执简驭繁，使医者易于掌握。

补中益气汤是李东垣在《脾胃论》中为内伤热中证所创立的甘温除热法的代表方剂。该方充分体现了其治疗内伤脾胃不足之证，"温之、和之、调之、养之，皆补也"（《内外伤辨惑论·饮食劳倦论》）的治疗原则。龚廷贤认为，李东垣"所制补中益气汤又冠以诸方之首，观其立方本旨可知矣"。因此，他在临床中颇多使用补中益气汤。《万病回春》所载170余个病例中，运用补中益气汤或前期治疗，或后期调理，或单用，或合他方使用就达70多例；《寿世保元》共列医案200余例，使用补中益气汤的医案就近70例，占整个医案数量1/3还多。龚廷贤还将补中益气汤广泛用于内科、妇产科、儿科及五官科等疾病的治疗。

薛己，明代著名医家，比龚廷贤稍早，大概于嘉靖三十八年（1559）去世，其时龚廷贤30余岁，两人几乎是同一时代之人。薛己医承家传，私淑张元素、李东垣而重脾胃之学，又遥承王冰、钱乙之说而重肾命。他的学术思想特点表现在，一是注重温补脾胃，以培后天之本；二是注重滋补肾命，以滋先天之源。薛己注重温补而不尚苦寒，常以补中益气汤培土生金，金复生水，习用六味地黄丸治肾水亏损。明赵献可称赞道："读仲景书而不读东垣书，则内伤不明；读东垣书而不读丹溪书，则阴虚不明；读丹溪书而不读薛氏书，则真阴真阳均不明。"《四库全书总目提要》尝为之阐述过，临证诊疾应"务本求原"，世人习用六味、八味丸峻补肾中阴阳，培养先天以资化源乃从薛己开始（《四库全书总目提要·卷一百四》云："然己治病务求本原，用八味丸、六味丸直补真阳真阴，以滋化源，实自己发之"）。薛己的学术观点及其诊疗思想对龚廷贤有较深影响。

龚廷贤在《寿世保元·凡例》说："治以滋补为主，故方虽杂见，而补中益气汤、六味地黄丸、十全大补汤，但是诸般不足之病，无不能收万全之功，盖立斋先生论之详矣。古代作者代不乏人，而薛先生慧心巧识，撷英咀华，其于三方，无窥厥奥，治病标的，殆无以易此者。"薛己注重脾肾双补，龚廷贤亦强调之。其在《寿世保元》"补益"篇中详论六味地黄丸及八味丸使用，在其众多医案中亦较多使用六味地黄丸或八味丸，其受薛己温补思想之影响，由此可见一斑。

龚廷贤虽然较多应用补中益气汤、六味地黄丸等，但并非受限于此。他说："予虽未尽胶于三方，而各诸病皆可收效，今载于各门之后，随机损益，变化无穷，则亦仿此而善通之。学者能细加体认，其于医道思过半矣。"（《寿世保元·凡例》）

二、学术特色

（一）重视保护元气

龚廷贤重视元气，从《寿世保元》之命名即可看出其学术思想特点。

他在《寿世保元·自叙》中指出，人身有元神、元气，在人体内发挥着主导作用。如果稍不注意养护，即容易导致疾病的发生，因此他特将自己的著作名为《寿世保元》，目的是强调保护人身元神、元气，使元神常为一身之主，元气常为一身之辅，神固气全，邪气就不容易侵犯，疾病就不易发作。正所谓"正气存内，邪不可干"。

1. 元气的化生及其功用

龚廷贤认为，胃主磨谷，脾主传送，运化水谷，以滋养五脏六腑。其云："夫脾胃者，仓廪之官也，属土以滋众脏，安谷以济百骸，故位于中宫，职司南政，旺于四季，体应四肢。胃形如囊，名水谷之海；脾形若掌，乘呼吸而升降，司运化之权。其致呼吸者，元气也。脾居其间，附胃磨动，所以谷气消而转输也。胃属于戊，脾乃己也。至哉坤元，万物滋生，人之一元，三焦之气，五脏六腑之脉，统宗于胃，故人以胃气为本也。"（《寿世保元·甲集一卷·脾胃论》）

龚廷贤论述了脾胃运化水谷的生理功能。指出："愚谓人之饮食入口，由胃管入于胃中，其滋味渗入五脏，其质入于小肠乃化之，则入于大肠，始分别清浊。渣滓浊者，结于广肠；津液清者，入于膀胱。膀胱乃津液之府也，至膀胱又分清浊，浊者入于溺中，其清者入于胆；胆引入于脾，脾散于五脏，为涎，为唾，为涕，为泪，为汗。其滋味渗入五脏，乃成五汁；五汁同归于脾，脾和乃化血，行于五脏五腑，而统之于肝，脾不和乃化为痰。血生气于五脏五腑，而统之于肺。气血化精，统之于肾。精生神，统之于心。精藏二肾之间，谓之命门。神藏于心之中窍，为人之元气。"（《寿世保元·甲集一卷·脏腑论》）

龚廷贤指出，水谷精微入脾，经脾气散发于五脏六腑，成为五脏六腑之津液；五脏六腑之津液又归于脾而化生血，血濡养五脏六腑而化为气、精、神等，共同维持人体生命活动。反之，饮食失节或劳役过度，则影响元气的生成、持续。龚廷贤在"太和丸"方解中说："饮食劳役，所关非细。饮食失节，损伤脾胃。劳役过度，耗散元气。脾胃损伤，元气衰剧，乃成内伤，诸病难治。"龚廷贤在此阐述了脾胃化生元气的过程，以及元气损伤导致内伤诸病的机制。

2. 养生防病重在保养元气

龚廷贤非常重视元气。他在《寿世保元·保生杂志》篇中引《女枢》之文曰："元气者，肾间动气也。右肾为命门，精神之所合，爱惜保重，则荣卫周流，神力不竭，与天地同寿。"此外，龚廷贤还引述《抱朴子》所论："欲而强，元精去。元神离，元气散，戒之。"其在"摄养"篇引述上皇帝奏折的内容说："调理疾病，尤当慎于初愈之时。盖客火初退，不可犯触，当以惩忿为要。元气初还，不可有扰，当以寡欲为要。以此自持，日复一日，则客火益消，元气尽复，自壮盛矣。此真调摄之谓也。"

龚廷贤指出，人之一身，元气为本，后天保养元气可防百病。龚廷贤重视元神，但元神、元气乃肾精所生。龚廷贤在《万病回春》中阐述元气虚损的原因说："凡幼年被诱欲太早者，根本受伤及禀赋薄者，又斫丧之过，隐讳不敢实告，以致元气脾胃虚惫，或遗精盗汗、身疲力怯。"此段指出诱欲太早、禀赋薄弱、沉溺酒色等先后天因素均可损伤元气。《济世全书》对这种情况提出了治疗用药——益肾保元丹。其药味组成为生地黄、白茯苓、山茱萸、干山药、牡丹皮、菟丝子、褚实子、覆盆子、甘枸杞子、柏子仁，药物均为补肾气之品。可见，龚廷贤所谓元气虚惫是指肾中元气虚惫，因此"急服此药大补元气，培填虚损之圣药也，其功难以尽述"。

3. 元气损伤的成因与发病

人之元气衰旺与胃气有着密切的关系。饮食入胃，胃气冲和，则谷气上升。饮食不节，胃气不和，谷气不行，则元气亏损。龚廷贤云："苟或饮食自倍所伤，乃一时膨闷，过则平矣。若伤之日久仍不宽快者，得非元气亏损而胃气弱乎？"（《寿世保元·甲集一卷·脾胃论》）"饮食劳倦伤脾，则不能生血，故血虚则发热，热则气散血耗而无力，或时易饥，或食饱闷，不思饮食，变病百端。"（《寿世保元·乙集二卷·内伤》）他还进一步指出："饮食劳倦即伤脾，此常人之患也。因而气血不足，胃脘之阳不举。"（《寿世保元·甲集一卷·脾胃论》）总之，饮食劳倦伤及脾胃，甚则会导致元气亏虚。

五志过极皆能化火，火邪可能耗伤元气。所以长期精神刺激也是造成元气不足的重要因素。龚廷贤指出："嗜欲而伤脾，此富贵之患也。恣以厚味则生痰而泥膈，纵其情欲则耗精而气散。"（《寿世保元·甲集一卷·脾胃论》）此言嗜欲不仅伤脾，而且可以损耗肾精而耗元气。

龚廷贤还指出，房劳是损伤肾精的直接因素。其云："肾者藏精之脏也，若人强力入房以竭其精，久久则成肾劳。肾主精，精主封填骨髓。肾精以入房而竭，则骨髓是枯矣，故背难俯仰。"（《寿世保元·丁集四卷·补益》）又云："其有禀赋素薄之人，又兼斫丧太早者，真阴根本受亏。"（《寿世保元·丁集四卷·补益》）此言若不顾及肾中精气的盛衰而强行房事，则可使肾精枯竭而影响元气的生成。元气的功能，可体现为命门水火的功能。他说："君子观象于坎，而知肾具水火之道焉。故曰：七节之旁，中有小心。小心，少火也。"又曰："肾有两枚，左为肾，右为命门。命门，相火也，相火即少火耳。夫一阳居于二阴为坎，水火并而为肾，此人生与天地相似也。今人入房盛而阳事愈举者，阴虚火动也。阳事先痿者，命门火衰也。"（《寿世保元·丁集四卷·补益》）论述了房劳既可导致命门水衰，亦可导致命门火衰。无论水衰还是火衰，最终都可导致命门元气衰竭。

除饮食劳倦、嗜欲伤脾和房劳伤肾三个病因外，龚廷贤认为，许多病证的发生都与元气虚弱有关。如："气虚而中者，由元气虚而贼风袭之，则右半身不遂。""劳伤者，过于劳役，耗损元气，脾胃虚衰，不任风寒，故昏冒也。""伤于房劳者，因肾虚精耗，气不归元，故昏冒也。"(《寿世保元·乙集二卷·中风》)此指出中风、昏冒都是由于劳役、房劳耗损元气，脾胃虚衰，肾精虚耗而致。又如"咳嗽吐痰，失音声哑，此元气虚弱而致也"(《寿世保元·丙集三卷·咳嗽》)。此言喘急亦可因内伤元气而气不接续使然。"一人，患泄泻，日久不止，以致元气下陷，饮食入胃不住，完谷不化，肌肉消削，肢体困倦，面目两足肿满，上气喘急，此元气脾胃虚之甚也。"(《寿世保元·丙集三卷·泄泻》)此言泄泻不止乃元气下陷所致。

（二）却病延年，重视脾肾

龚廷贤精研《内经》《难经》，取法前代诸家学说并有所发挥，尤重刘完素、李东垣、朱丹溪之论。他在分析病因病机及诊治疾病时，尤其对老年病的防治非常强调脾胃和肾的作用。龚廷贤在《寿世保元·凡例》中即言："盖脾土一伤，则不能生肺金，金衰不能生水，是肾绝生气之源，肾水枯竭，而根本坏矣。其余诸脏者，皆失相生之义，则次第而衰惫焉。"

1. 阐发"脾胃论"，论内伤之要

龚廷贤在《寿世保元》中专门阐发"脾胃论"。其云："古今论脾胃及内外伤辨，惟东垣老人用心矣，但繁文衍义，卒难措用。"因此，其删繁就简，结合个人经验总结为三点，使后学者易于把握其精义。龚廷贤说："盖内伤之要有三致焉，一曰饮食劳倦即伤脾，此常人之患也。因而气血不足，胃脘之阳不举，宜补中益气汤主之。二曰嗜欲而伤脾，此富贵之患也。资以厚味则生痰而泥膈，纵其情欲则耗精而气散。《内经》曰：肾者胃之关，夫肾脉从脚底涌泉穴起，上股内廉，夹任脉，抵咽嗌。精血枯则乏润下之力，故吞酸而便难，胸膈渐觉不舒爽，宜加味六君子汤加红花三分、知母（盐炒）一钱主之。三曰饮食自倍，肠胃乃伤者，藜藿人之患也，宜保和丸、三因和中丸权之。此内伤之由如此，而求本之治，宜养心健脾疏肝为要也。"(《寿世保元·甲集一卷·脾胃论》)由此可见，龚廷贤所论内伤病

三因，虽然病因、病情因人而异，但病机均与内伤脾胃有关。

在脾胃病的调治方面，龚廷贤以养心、健脾、舒肝为求本之治。因为"心火，脾土之母；肝木，脾土之贼，木曰曲直作酸"，故"心气和则脾土荣昌……舒肝则胃气畅矣"。其言世俗之医多偏于旧方香燥耗气之药，只知枳术丸为脾胃之要药，而不知其有削弱真气之虞。特别强调"凡治内伤，不知惜气者，诚实实虚虚之谓，学者宜致思焉"，力倡家传之三因和中健脾丸，认为此为调护脾胃通用之剂。龚廷贤指出："运食者，元气也，生血气者；饮食也。无时不在，无时不然。"（《寿世保元·甲集一卷·脾胃论》）又云："胃气亏则五脏六腑之气亦馁矣。""善用药者，必以胃药助之。"（《寿世保元·甲集一卷·血气论》）

对于疾病的愈后和发展趋势，龚廷贤强调脾胃之气的盛衰起重要作用，重视胃气对疾病变化的影响。其脾胃理论的核心即"察安危，全在于胃气"，其中胃气代表脾胃的受纳和运化功能。

2. 提出"衰老论"，重视补肾

龚廷贤虽然重视脾胃在养生防病中的作用，但也强调肾的作用。如其所云："古云：补肾不若补脾。予谓：补脾不若补肾。肾气若壮，丹田之火上蒸脾土，脾土温和，中焦自治，则能饮食矣。今饮食进少，且难消化，属脾胃虚寒。盖脾胃属土，乃命门火虚，不能生土而然。不宜直补脾胃，常服八味丸补火生土也。"（《寿世保元·乙集二卷·饮食》）

《寿世保元·衰老论》曰："两肾之间，白膜之内，一点动气，大如箸头，鼓舞变化，开阖周身，熏蒸三焦，腐化水谷，外御六淫，内当万虑，昼夜无停。"并于其后《保生杂志》篇云："元气者，肾间动气也，右肾为命门，精神之所舍。爱惜保重，则营卫周流，神力不竭，与天地同寿。"由此可见，龚廷贤指出，人的寿命与肾间所藏元气密切相关，并论及保养元气对于健康长寿的重要性。同时，还谈到不知珍惜元气，长此以往就会导致"神随物化，气逐神消，营卫告衰"，出现"七窍反常，啼号无泪，笑如雨流，鼻不嚏而涕，耳无声蝉鸣，吃食口干，寐则涎溢，溲不利而自遗，便不通而或泄"等病证。元阳一衰，必阳损及阴，导致"真阴妄行，脉络壅涩"，出现"昼则对人瞌睡，夜则独卧惺惺"的症状。其言"夫人之生以肾为主，人之病多由肾虚而致"，故龚廷贤临床中延缓衰老以补肾阳为主，并注重滋养肾阴，还提倡老年人应节欲保精。

（三）人之气血，贵在流通

龚廷贤十分重视气血对于生命的重要性，并强调气血贵在流通。其云："人生之初，具此阴阳则亦具此血气。所以全性命者，气与血也。血气者，乃人身之根本乎。"龚廷贤有关气血的学术思想，主要体现在以下几个方面。

1. 气血为人身之根本，窒碍则百病生

龚廷贤说："血为营，营行脉中，滋荣之义也。气为卫，卫行脉外，护卫之义也。人受谷气于胃，胃为水谷之海，灌溉经络，长养百骸，而五脏六腑皆取其气，故清气为营，浊气为卫，营卫二气，周流不息。"又说："心为血之主，肝为血之藏，肺为气之主，肾为气之藏。"此强调气血之形成离不开脾胃的作用，气血的流通依赖肝、心、肺、肾功能的协调，故气血与五脏密切相关。气血是人身之根本，主要作用是长养经络百骸，滋养五脏六腑。

龚廷贤说："阴阳相贯，血荣气卫，常相流通，何病之有？"言气血一有窒碍，则百病由此而生。气血病变具有广泛多样的特点。"且气之为病，发为寒热、喜怒忧思、积痞、疝瘕、癥癖，上为头眩，中为胸膈，下为脐间动气。或喘促，或咳噫，聚则中满，逆则足寒。凡此诸疾，气使然也。血之为病，妄行则吐血，衰涸则虚劳，蓄之在上，其人忘；蓄之在下，其人狂，逢寒则筋不荣而挛急，夹热毒则内瘀而发黄，在小便为淋痛，在

大便为肠风，妇人月事进退，漏下崩中，病症非一。"（《寿世保元·甲集一卷·血气论》）

2. 调治气血分主次，兼顾保护胃气

关于气血病证的调治，首重调理气机，调血次之，同时兼顾保护胃气。龚廷贤说："人之一身，调气为上，调血次之，先阳后阴也。"这是因为"气者血之帅也，气行则血行，气止则血止，气温则血滑，气寒则血凝。气有一息之不运，则血有一息之不行。"所以龚廷贤对于气血病证，首先重视调理气机，认为"调气之剂以之调血而两得，调血之剂以之调气则乖张"，故常用木香、官桂、三棱、莪术、细辛、厚朴、乌药、香附之类，认为调气药不仅治气，也可以治血。

龚廷贤在调治气血时十分注意保护胃气。他说："若以当归、地黄辈，施之血证则可。然其性缠滞，有亏胃气，胃气虚则五脏六腑之气亦馁矣。"故又强调说："善用药者，必以胃药助之。"此论提示养阴血之品，虽可补阴血，然易碍气机，使胃气呆滞，反影响气血化生，故应保护胃气。

当疾病发生时，龚廷贤又认为胃部病机为本，其他症状为标，论治需分清标本。其云："凡治病，当识本末。如呕吐痰涎，胃虚不食，以致发热，若以凉剂退热，则胃气愈虚，热亦不退，宜先助胃止吐为本，其热自退。纵然不退，但得胃气已正，旋与解热。又有伤寒大热，屡用寒凉疏转。其热不退，若与调和胃气，自然安愈。"

龚廷贤还非常重视气血与五脏之间的密切关系，如心、肝与血的关系密切，肺、肾与气的关系密切。因此指出："心为血之主，肝为血之藏，肺为气之主，肾为气之藏。止知血之出于心，而不知血之纳于肝；知气之出于肺，不知气之纳于肾，往往用药，南辕北辙矣。"（《寿世保元·甲集一卷·血气论》）

（四）行医治病，推崇"王道"

1. 主张"王道"行医

何谓"王道"？王者，《说文解字》解释为："王，天下所归往也。"董仲舒曰："三画而连其中谓之王。三者，天、地、人也；而参通之者，王也。"对于"道"，则有道路、法则、规律等多种解释。《尚书·洪范》中说："无偏无党，王道荡荡。"其说"王道"是指天下所归正确的道路及方法。孟子对王道做了这样的解释："以力假任，霸必有大国，以德行仁者王，王不待大……以力服人者，非心服也，力不赡也；以德服人者，中心悦而诚服也。"指出依靠道德，施行仁政，能够称王天下，以"王道"治天下国家就一定能强大，以德服人，使天下人心悦诚服，相互间和谐融洽，就一定会完成天下统一大业。反之，施行霸道，以武力强迫人们顺从而统一天下，就会人心不服，危机四起，天下不能长久。

孔子、孟子在提倡"王道"治国的同时，还是儒学思想的倡导者，其儒学的核心是"仁"字。从孔子的"为政以德"到孟子的以德治国、仁爱服人，均体现了通过仁爱、仁政来达到"王"天下的目的，仁爱、仁政也是对"王道"思想的最好解释。"王道"理论注重内修其身，外施仁政于天下的"内圣""外王"终极思想，提出治国必先心正、修身、齐家，而后方能平天下。《大学》中说："古之欲明明德于天下者，先治其国；欲治其国者，先齐其家；欲齐其家者，先修其身；欲修其身者，先正其心；欲正其心者，先诚其意；欲诚其意者，先致其知。"又指出："心正而后身修，身修而后家齐，家齐而后国治，国治而后天下平。"说明"王道"的治国思路是只有做到每个人思想端正，家庭和睦，天下才能太平。强调人与家庭的和谐统一、人与社会的和谐统一是"王道"治国的基础。这种"王道"治国思想的影响迁延几千年，形成了我国独特的文化。

儒家主张以"仁"治理天下，称之为"王道"，与"霸道"相对而言。

儒与医关系密切，可谓医道即儒道，后世有"儒医"之称。与龚廷贤同一时代的医家陈实功曾言："要先知儒理，然后方知医业，或内或外，勤读古书，手不释卷，一一参明融化，得之于心，应之于手，临证时自无差谬。"（《外科正宗·医家十要》）陈实功所谓"要先知儒理，然后方知医业"，是说作为医者必须具备"仁"心，才能精勤不倦地钻研医道，才能在临证时得心应手。龚廷贤对此讲得更为明确。他在《万病回春》"医家十要"中说："一存仁心，乃是良箴，博施济众，惠泽斯深。二通儒道，儒医世宝，道理贵明，群书当考。"亦即通儒道，明仁义，方能存"仁"心而博施济众。龚廷贤也常以"儒医"自命，自少年时即"诵爱物济人之句，不胜神往"，成为名医后著医书立说，如其所言"予将借医国之书而展其济世之心，故书成而世世共跻予之愿也"。（《济世全书·自序》）在疾病治疗方面，龚廷贤颇为推崇"王道"，这除他深受儒家思想影响之外，还与他自幼受其父龚信及当时众医家的影响有关。他说："顾霸之效也，诡驳之宜。而王谓易简，曷以也，医恶是类乎。余自髫龀，席箕裘业，从家大人医寓中，家大人辄以霸禁，比长客壶京肆，稍见俞诸大方，若蒋定西、高使相、刘秋堂诸老，佥以王道医，交口称矣。"（《种杏仙方·序》）

2. 推崇"王道"医方

龚廷贤在《种杏仙方·凡例》中，对于录用之方的选方原则加以说明，其中一条即是对"王道"之方的选录。其云："方皆出王道者录之。其猛烈峻攻之药，虽有起死之功，不无偏胜之患，不善用者，无益而有损，故未敢录也。"

在《寿世保元》《万病回春》等书中，常见龚廷贤对"王道"之方的推崇。如《寿世保元》关于鼓胀的诊治，在论及六君子汤方时说："一论脾虚鼓胀，手足倦怠短气，溏泄者。此调治胀满王道之药，久病虚弱之人，宜服六君子汤。"关于水肿的诊治，在列出一系列方剂后加按语说："右诸方治肿胀属虚，皆宜用此王道之剂，病者苦其肿胀难堪，予令朝服丸药，夕服汤药，或三朝五日，间服蟠桃丸，或石干散一服，谓之下棋打劫而治，病者暂摅一时之宽，医者一补一攻，亦善治之良法也。"

关于胀满，一般认为是由于气机壅滞腹内，宜采用理气疏导之法，但龚廷贤却持不同看法。他在《古今医鉴·卷之六·胀满》中说："俗谓气无补法者，以其痞满壅塞，似难于补。不思正气虚而不能运行，邪气着而不出，所以为病。《经》曰：壮者气行则愈，怯者着而成病。气虚不补，何由以行？且此病之起，固非一年，根深势笃，欲取速效，自求祸耳。知王道者，可以语此。其或受病之浅，脾胃尚壮，积滞不固者，惟可略疏导，若以峻攻之策，吾不敢也。"气虚不补，气何以运行？胀满何以解除？在龚廷贤看来，应采用王道之方，以解除胀满之患，可谓"塞因塞用"。其云："按《经》曰：塞因塞用。故用补剂以治胀，初服则胀，久服则通。此惟精达经旨者知之，庸医未足道也。"（《寿世保元·卷三·鼓胀》）

在"补益"篇，龚廷贤论述人参膏主治时说："一论治伤寒汗吐下后，及行倒仓法吐下后，与诸症用攻击之过，以至元气耗惫，用此补之。韩飞霞曰：人参炼膏，回元气于无何有之乡，王道也。"在论述太和丸主治时龚廷贤说："饮食劳役，所关非细。饮食失节，损伤脾胃。劳役过度，耗散元气。脾胃损伤，元气衰剧，乃成内伤，诸病难治。保合太和，预防无虑，大补诸虚，再进饮食。清痰降火，解郁消滞，养气健脾，王道之剂。不问老幼男女通治。"

在"老人"篇，论述阳春白雪糕功用时龚廷贤说："凡年老之人，当以养元气健脾胃为主，每日三餐，不可缺此糕也。王道之品，最益老人。"

在"诸疳"篇论述肥儿丸功用时龚廷贤说："一论消疳化积，磨癖清热，伐肝补脾，进食杀虫，润肌肤，养元气，真王道也。"

在"劳瘵"篇论述调元百补膏功用时龚廷贤说："一论此膏能治五劳七

伤，诸虚劳极，元气虚损，脾胃亏弱，养血和中，宁嗽化痰，退热定喘，止泻除渴，真王道之剂也。"

在"伤食"篇，龚廷贤以五言诗的形式对千金肥儿饼的组成、功效、制作等加以说明。最后言："每日二三饼，诸病即安宁。肥儿王道药，价可拟千金。"

在《万病回春·万金一统述》中，龚廷贤指出，调理脾胃之法是"医中之王道"。云："节戒饮食者，却病之良方也。调理脾胃者，医中之王道也。"该书还收录了两个以"王道"命名的方剂，九仙王道糕、王道无忧散。

即使对痈疽这样的外科疾病，龚廷贤亦强调并推崇"王道"之剂的应用。如在介绍千金内托散主治时龚廷贤说："治痈疽疮疖，未成者速败，已成者速溃，脓自去，不用手挤；恶肉自去，不用刀针。服药后，疼痛顿解，此药活血匀气，调胃补虚，祛风邪，辟秽气，乃王道之剂。宜多服之大效。"

对于十全大补汤，龚廷贤强调，"治痈疽溃后，补气血、进饮食，实为切要"，强调"慢不知者无补调养之功，愈后虚证复见，因而转为他病而危剧者多矣"。其推崇"王道"之意不言自明。

六味地黄丸、八味丸、补中益气汤、六君子汤等是龚廷贤医书及医案中常见常用的方剂。从这些方剂的应用中，可见其治病用药"王道"思想之一斑。

3. 采用诸家"王道"

对于"金元四大家"，龚廷贤医书中常引用刘完素、李东垣、朱丹溪学说来论述自己的观点，几乎未引用张子和的观点。即使引用，也是作为反面例子来说明自己的学说。如《寿世保元·妇人总论》论及产后病治疗时说："若子和之法，当行温凉，温热之剂，实所禁也。以余常用和暖之剂，使血得暖以流通，其恶露自尽，故无后患耳。况生产有难易，血气有盛衰，岂可偏执一法，能尽产后无穷之变焉！余每经历新产，月里用温暖治效者十多八九，用温凉治效者百无二三。尝考子和之法，施于月外，蕴热自甚，阴虚潮热往来，当行温凉之剂，故无禁耳，其月里可不慎哉！人之受胎，虽系阳精所得，实赖母血而成，亦若瓜果，赖枝叶所荫也。今妇人于十月而产者，即瓜熟蒂落脱壳之意，虽冒寒暑伤食，调理不宜急迫，随手而愈。"

众所周知，张子和以攻邪而著称，是攻下派的宗师。其言"世人欲论治大病，舍汗吐下三法，其余何足言哉"，可谓是运用"霸道"之法之集大成者。即使对于产后病，其攻邪之法亦继续使用。如《儒门事亲·产后心风七十一》中说："夫妇人产后心风者，则用调胃承气汤一二两，加当归半两，细锉，用水三四盏，同煎去滓，分作二服，大下三五行则愈。如不愈，三圣散吐之。"《儒门事亲·产后潮热七十三》中说："夫妇人产后一二日，潮热口干，可用新汲水调玉露散；或冰水调服之亦可；或服小柴胡汤加当归及柴胡饮子亦可。慎不可作虚寒治之。"张子和的攻邪治法在龚廷贤看来，属于违背"王道"的霸道之治。

对于补土派的代表人物李东垣，在龚廷贤看来，则与张子和截然不同。李东垣学术思想的中心是"内伤脾胃，百病由生"。他发挥了《内经》"有胃气则生，无胃气则死"，强调胃气作用的思想。认为脾胃运化水谷，是元气的物质源泉，而元气是健康之本，脾胃伤则元气衰，元气衰则百病由生。所以说："脾胃之气既伤，而元气亦不能充，而诸病之所由生也。"李东垣又非常强调脾胃在人体气机升降中的枢纽作用。他说："盖胃为水谷之海，饮食入胃，而精气先输脾归肺，上行春夏之令，以滋养周身，乃清气为天者也；升已而下输膀胱，行秋冬之令，为传化糟粕，转味而出，乃浊阴为地者也。"只有升清降浊，气机正常，身体才会健康。如果脾胃受伤，则百病皆起。在气机升降问题上，李东垣特别强调生长和升发的一面，只有谷气上升，脾气升发，元气才能充沛，生机才能旺盛，阴火才能收敛潜藏。否则，若谷气不升，脾气下流，元气亏乏，生机衰退，阴火即因之上冲而为诸病。因此，在治疗脾胃病上，非常重视升发脾阳，同时也注意到潜降阴火的一面。李东垣这种重元气、护脾胃的理论被称之为"医之王道"。其弟子罗天益在《脾胃论·后序》中说："善乎！鲁齐先生之言曰：东垣先生之学，医之王道也！观此书则可见矣。"龚廷贤亦视李东垣为医中"王道"之家，李东垣重元气、护脾胃的思想也为龚廷贤所继承与发扬。在其著作中，他常引用李东垣学说，且专立"脾胃论"并大量使用李东垣医方，如补中益气汤等。

（五）医学伦理思想

据《万病回春·叙云林志行纪》记载，龚廷贤"早岁业举子，饱经术，操瓠染翰，发为文词，云锦天葩，灿然立就。将有志南滇，效用廊庙，以大究厥施，缘数奇不第，遂缵父业，精于医。谓达则为良相，不达则为良医，均之有补于世道也。"从中可知，龚廷贤自幼习儒，少年时即可挥毫悼古，怀有一颗仁爱之心，虽习举子业，屡试不中，转而随父学医。习医期间，龚廷贤即以幼时业儒所读张子西铭之句"天下疲癃残疾，皆吾兄弟"、韩子原之语"为之医药，以济其夭死"为其座右铭。龚廷贤事亲待友，接济乡邻，为人处世，皆以诚相待，发自肺腑，劝善戒恶，仁播四方。龚廷贤将儒家思想中的优良传统与医学行业具体实际相结合，形成了丰富的医学伦理思想，这些都体现在其医著中，尤其是《箴三首警医三首》《医家十要》《病家十要》《医家、病家通病》等医学伦理文献中。

1. 有关医家（医生）的医学伦理思想

《古今医鉴》为龚廷贤之父龚信撰写、龚廷贤续编，可谓二人合著之书。书末附有《箴三首警医三首》，从医生、病者的角度论述了医学伦理学、医学社会学方面的问题。

在龚氏父子看来，医生有明医、庸医之分，为此，龚氏父子在《古今医鉴》书末作《明医箴》《庸医箴》和《警医箴》，评述了医生在道德、学识和技术等方面应达到的要求和应具备的条件，推崇明医，批评了庸医。

明医与庸医在行医目的上的区别：明医"心存仁义""不计其功，不谋其利"；庸医"炫奇立异""希图微利"。即明医济世救人，施仁术于社会，不贪图名利；庸医则为贪图微利而故弄玄虚，欺世盗名。

明医与庸医对医学的追求及学识水平上的区别：明医"博览群书，精通道艺"，庸医则"不学经书，不通字义"。明医钻研医学，精通医道，博采众家之说，学识渊博，"洞晓阴阳，明知运气"，"药辨温凉，脉分表里"，不仅会通阴阳、运气之说，亦能辨药性之温凉，分脉象之表里。庸医则不学无术，但又自吹自擂，以欺世骗人，实乃"不学经书，不通字义"之辈。

明医与庸医在医技上的差异：明医治用补泻，病审虚实，而后"因病制方，对症投剂，妙法在心，活变不滞"。庸医则病家不审，模糊处治，"不察病原，不分虚实；不畏生死，孟浪一试"。明医能详察病情，辨证施治；因病制方，对症下药；诊病医疾，不拘形式；治疗方法，灵活多样。庸医则不审病情，虚实不分；不顾病人生死，肆意妄为，草菅人命。由于医技的拙劣，庸医无能力审察病根，弄不清病证的表里、虚实。误治只能加剧病情，"忽然病变，急自散去"，最终往往惊慌失措，逃之夭夭。

明医与庸医的行医态度及作风不同：明医"不炫虚名，惟期博济"，治病不图虚名，从不炫耀己功；无论贫富，药施一例，只是一心普救，惟求济世救人，免除患者的痛苦，帮助患者早日康复。相反，庸医治病以病家贫富、诊金为意，而且"自逞明能，百般贡谀"，虽然本无技能，但还自逞其能，自吹自擂，采用百般献媚的手段，欺瞒病家，获得虚名，骗取信任，为其获利目的服务。庸医如此行径，龚氏父子自然嗤之以鼻，言"如此庸医，可耻可忌"。

明医与庸医行为后果的不同：明医医术精湛，道德高尚，其为人治病，能手到病除，"起死回生"。因明医治病不为钱财，不图名利，一视同仁，诊病施药，故能"芳垂万世"。庸医对患者而言是"误人性命"，对他人、对社会而言是"可耻可忌"。因为庸医之辈不但骗人钱财，还常常损人健康，甚至"误人性命"，其结果是"可耻可忌"，为人们所唾弃。

从中不难看出龚氏父子对明医的推崇和对庸医的唾弃，实是洞若观火，判若分明。

关于医学伦理思想，在《万病回春》卷末附有"医家十要"和"病家十要"，论及了医学伦理和医学社会学等问题，是明代重要的医德文献。龚廷贤在《万病回春》的"医家十要"和"病家十要"中反映出其医学伦理观，是对《古今医鉴》"明医箴"和"庸医箴"所体现的医学伦理观的继承和发展。在"医家十要"和"病家十要"中，龚廷贤分析了正常的医患关系，对医生提出的要求和道德规范更加具体、条理和规范，进而也提出了对病家的合理要求，体现了一位医者的职业良心。这是龚廷贤对我国传统医学伦理的创造性贡献。

在"医家十要"中，前两要是"一存仁心，乃是良箴，博施济众，惠泽斯深。二通儒道，儒医世宝，道理贵明，群书当考"。龚廷贤首先强调仁心是医生的首要品质；其次，医者要博览群书，通达道理。

三要至八要："三精脉理，宜分表里，指下既明，沉疴可起。四识病原，生死敢言，医家至此，始至专门。五知气运，以明岁序，补泻温凉，按时处治。六明经络，认病不错，脏腑洞然，今之扁鹊。七识药性，立方应病，不辨温凉，恐伤性命。八会炮制，火候详细，太过不及，安危所系。"此六要从医学专业知识和技能方面提出要求，如精脉识病、气运经络等医理都要掌握。尤其药物的性能、炮制对于医生诊病治疗关系紧密，不可忽视。

"九莫嫉妒，因人好恶，天理昭然，速当悔晤。十勿重利，当存仁义，贫富虽殊，药施无二。"九要和十要，对医生的品行提出要求，不可存嫉妒之心，要以天理良知警戒自我，不可贪利忘义，区别对待病家。

《万病回春》的"医家十要"中有重要的医学伦理思想。龚廷贤认为，医生的根本指导思想是"存仁心""博施济众"。这与《古今医鉴》中推崇的医家"心存仁义""不谋其利"的思想是一致的。其对医生在学识和医疗技术方面的要求是"通儒道""通脉理""识病原""知运气""明经络""识药性""会炮制"。这是对《古今医鉴》提出的"博览群书，精通道艺""洞晓阴阳，明知运气""药辨温凉，脉分表里""治用补泻，病审虚实""因病制方，对证投剂"的"明医"要求的全面发挥。

医生在道德品行、行医态度和作风方面的要求，是"莫嫉妒"，不"因人好恶""勿重利""存仁义""贫富虽殊，施药无二"。这是对《古今医鉴》"不炫虚名，惟期博济""不计其功，不谋其利""不论贫富，药施一例"之"明医"的道德标准的继承。

在《万病回春·云林暇笔》中，列有"医家、病家通病"条，其中亦对医生的医学伦理进行了论述。龚廷贤认为，医学的宗旨是救济生命，无论患者贫富贵贱，生命同样宝贵，医生不可因患者经济状况不同而区别对待，用心不一。他说："医道，古称仙道也，原为活人。"然而许多医家"不知此义，每于富者用心，贫者忽略"。他认为，这虽然是人之常情，但"殆非仁术也"，非医道所应为。他还说："医乃生死所寄，责任匪轻，岂可因贫富而我为厚薄哉？"他告诫同行，当以"好生之德为心，慎勿论富贵。均是活人，是亦阴功也"。他要求医者认识到："凡病家延医，乃寄之以生死，理当敬重，慎勿轻藐，贫富不在论财，自尽其诚，稍褒之则非重命者耳。"

龚廷贤告诫医者，要尊重同行，谦虚谨慎，医界同道不应相互訾毁，有损医生形象。他把那些"专一夸己之长，形人之短，每至病家，不问疾疴，惟毁前医之过以骇患者"之人，贬斥为医道中的"无行之徒"。他认为，医者不应通过非议他医来抬高自己，捞取好处，应该去想想"设使前医尽是，复何他求？盖为一时或有所偏，未能奏效，岂可概将前药为庸耶"。他语重心长地说："夫医乃仁道，况授受相传，原系一体，同道虽有毫末之差，彼此应当护庇，慎勿訾毁，斯不失忠厚之心也，戒之戒之。"

2. 有关病家的医学伦理思想

在《古今医鉴》书末附有《箴三首警医一首》。其中的"病家箴"，对病家在求医治病方面的不当行为提出警示。云："今之病家，多惜所费。不肯急医，待至自愈；不求高明，希图容易；不察病情，轻投妄试。或祷鬼神，诸般不省。履霜不谨，坚冰即至。方请明医，病已将剧。纵有灵丹，难以救治。懵然不悟，迟误所致。惟说命尽，作福未至。这般糊涂，良可叹息。如此病家，当革斯弊。"

在《万病回春·病家十要》中，龚廷贤更具体地从十个方面对病家提出了要求与希望。病家要善于择医，"择明医，于病有裨"；病家要遵医嘱，配合医生的诊治，"肯服药，诸病可却"；病家有病要积极主动去医治，病不能拖，"宜早治，始则容易，履霜不谨，坚冰即至"；病家要"绝空房""节饮食"，节制自己的欲望，养成良好的行为和生活方式；要"戒恼怒""息妄想"，控制自己的情绪，保持健康的心理状态；病家要"莫信邪"，不要因巫师迷信思想的宣扬、邪理歪说的蛊惑，而扰乱家人正常生活；病家要"勿惜费"，不要吝啬医疗费用，须分清钱财和性命孰重孰轻。总之，龚廷贤强调，病家应当选择明医诊治，不应讳疾忌医、重财轻命，更不可求治于巫卜；注意调节饮食起居，情志喜怒，以促进痊愈。

龚廷贤在《万病回春·卷之五·眼目》中对时人以为眼生翳障、白膜遮睛等眼疾是鬼神作祟的说法予以了严肃批评。他说："世人谚语，以为动土者，有犯鬼神作祟，甘心祷祝，此乃愚人之谬，非明医之至论也。所以自纳于盲瞽之地有由然也。高明者宜详辨之。"

疾病治疗需要有个过程，而病家普遍追求速效，短期不见效即归咎于医生。龚廷贤在《万病回春》中的"医家病家通病"条中，通过分析南方和北方患病者短视的求医行为，指出了病家的通病：不懂得疾病变化发展的规律，只求急速见效。一旦不能如愿，即认为医者无能，频繁地更换医生。即"服之不效，不责己之非，惟责医之庸，明日遂易一医""即复他求，朝秦暮楚"。其结果是，患者的"病证愈增，而医人亦惑乱，莫知其所以误也"。

龚廷贤在《济世全书·卷四·补益》中记载了一则医案，反映了病家在择医、用医和讳医自坏方面的教训。"一翰林玉阳张公，遭虚损之恙，其症痰嗽喘热，盗汗等病，因循日久，不以为意。召予诊，六脉微涩而数，乃阴虚火动之症也。以清离滋坎汤加减，投以数剂寻愈。寻复予为扶沟何御公拘恙召去，而玉阳公复召予罔遇，遂易他医，谓公之恙非阴虚也，乃是公素饮酒厚味之偏，酿成积热之症。公曰：然哉！然哉！正昭合吾之病也。投以清凉之剂，虽未奏效亦未见伤。未几旬日，恭升南京侍郎，到任访得松江府有一明医，差役赉市，聘至令诊视之，即诊病立方与予一字不差，公竟辞不药。又远延一医，其医未至，预访张公讳疾忌医之情，惟言是疾是有余积热之症，顺其意而阿从之，公甚悦，亦投以寒凉之药而不数日，病愈增剧。至此，公亦悔悟不噬脐矣。遂归至中途夜卒于驿，可俗敝恐人之讥诮，而即以万金之躯一掷于庸医之手。"在本案末，龚廷贤感叹道："是得于天者，乃讳医自坏；用平医者，又误药中伤。间有一线脉药之明者，又逢迎取利。吾不知至明至贵之体，而致自昧自丧之愆，可哀甚矣。予济世以来，屡见有如张公之俦，亦未有不如张公之同毙者矣，可胜叹哉！今后缙绅之士倘遭斯恙，必实心告明医，实心用明医，俾病根斩断，元气复回而全天所与，慎毋蹈张公辙而陷非命云。"

患者应当尊重医生的劳动成果，诊治获效后，不可轻易否定医生的作用，更不可以种种名义刁难和困扰医生。"本得医人之力，病愈思财，假言昨作何福，易某人药，作为吝财之计，不归功于一人"。对这等"背义之徒"，他非常痛恨，认为其惜财背义毁医名，是心术不正，道德品质"不仁之甚"。

病家有对医生有意或无意地隐瞒病情者，不将其详尽病情告知医生，设置障碍而影响医生正确诊断病情。特别是女患者多不见医生，隔着帷帐伸手让医生切脉，甚至用锦帕盖着手。对这些为难医生的行为，龚廷贤批评道："常见今时之人，每求医治，令患者卧于暗室帷帐之中，并不告以所患，止令切脉。至于妇人，多不之见，岂能察其声色？更以锦帕之类护其手，而医者又不屑于问，纵使问之，亦不说，此非所以求其愈病，将欲难其医乎。"龚廷贤还指出："殊不知古之神医，尚且以望、闻、问、切四者，缺一不可识病。况今之医未必如古之神，安得以一切脉而洞知脏腑也耶。"因此，龚廷贤告诫病家："余书此奉告世之患病者，延医至家，罄告其所患，令医者对症切脉，了然无疑，则用药无不效矣。昔东坡云：吾求愈疾而已，岂以困医为事哉！"

龚廷贤认为，患者应积极配合医生做好药物治疗、心理治疗和行为治疗。在药物治疗方面，要按时服药；在心理治疗方面，要择名医，戒恼怒，息妄想，莫信邪，勿惜费，治病高于一切；在行为治疗方面，要改变不健康的生活方式，如有病应停止性生活，节制饮食，生活要有规律。

龚廷贤在《医家十要》和《病家十要》篇的最后强调说："医家病家，各遵十要！万病回春，绝非虚语。佳言良箴，醒医救苦。奉诵恭行，万病回春。"谆谆告诫医、患双方切记各自"十要"，并谨遵各自"十要"行事。

只要这样，才能"万病回春"。

在中国医学伦理史上，龚廷贤的医学伦理思想有着重要的价值。龚廷贤深刻地论述了如何处理医患关系的问题，特别是对医患双方的不良行为均予以揭露与批判。龚廷贤还明确要求医生对待患者要普同一等，但要求病家应尊重医生，不得任意刁难，不得做有损医生的事。

龚廷贤

临证经验

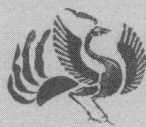

一、内科病诊治 🕊

（一）中风

中风又名卒中，以突然昏仆，不省人事，半身不遂，口舌喝斜，或不经昏仆，仅以半身不遂，口舌喝斜，言语不利，偏身麻木为主要表现。

对于中风的病因，在龚廷贤之前有不同的认识。如其所言，"夫中风百病，古今诸医所见不同"（《济世全书·中风》）。如唐宋以前有外邪中风说。金元时代的刘完素认为乃"心火暴盛"所致，李东垣强调"正气自虚"，朱丹溪则认为由于"湿痰生热"所引起。龚廷贤则指出，"风、火、气、湿四者立说，以贤论之，总之一虚而已""良由素失调护，或由五味之有伤，或七情之忒甚，或嗜欲之无节，或劳役之过极也，以致脏腑亏损"。并指出，中风主要是因"脏腑亏损"，加之忧思恼怒，或饮酒饱食，或房事劳累等诱因，以致气血运行受阻，肌肤筋脉失于濡养，或阴亏于下，肝阳暴张，阳化风动，血随气逆，夹痰夹火，横窜经隧，蒙蔽清窍，而形成上实下虚、阴阳互不维系的危急证候。

龚廷贤说："风邪乘虚卒中者，风也；阴精枯竭，水衰火盛而昏冒者，气也；气血衰惫，中气不运而生湿，湿生痰，湿痰壅盛而昏冒者，湿也。以上四者而归之一虚，可谓明矣。"在龚廷贤看来，无论外风还是内风，二者常可相互影响，内外因难以截然分开。他说："贤尝考诸明医论曰：所谓外中风邪者，亦未必不由元精虚弱，荣卫失调而后感之也；所谓因火、因气、因湿，亦未必绝无外邪侵侮而作也，诚确论焉。"

关于中风的治则治法，对于中风有昏冒现象者，龚廷贤主张"宜先用通关之药，俟其有嚏，随进解毒丸或导痰汤或摄生饮，对症选用""或有未至昏冒者，而不必用此三方者，均宜服加味顺气散二三剂"。龚廷贤强调，

"治风先理气，气顺则痰消。"云："徐理其风，如圣散急则以治其标也，使外邪少疏，人事稍醒，其余诸症，然后从容调理，宜王道之剂，以补虚为主兼去外邪，每日早、午、晚六味丸、五论汤、还真丹，三药兼而进之。勿论病之轻重，年之浅深，轻则旬日奏效，重则久服收功。"对于中风病的治法，龚廷贤认为滋肾水，降心火，扶真元，补气血以培其本；祛风邪，平肝木，清痰火，除湿热以治其标。另外，还要对症灵活加减用药。只有这样假以时日的治疗，久而患者肾水上升，心火下降，真元渐复，气血渐充，邪气渐退，肝木渐平，痰火渐消，湿热渐除，则中风诸症自然逐渐消退而痊愈。之后，"宜用延龄固本丹，不惟以杜后患，而且却病延年之圣药也"。

对于古人治疗中风所用之方，龚廷贤亦有自己的看法。他说："予观古人之方，多用攻击之剂。施于北方风土刚劲之人，间或可也。用于南方风土柔弱之人，恐难当耳""若天地之南北，人身之虚实，固有不同，其男子妇人，大略相似，学者当变通而治之，慎毋胶柱以调瑟也。"他在前人基础上辨证使用补中益气汤、六味地黄丸、十全大补汤、斑龙固本丹等治疗中风。这些治疗思想都是龚廷贤临证之心悟。如其所言："僭补古人之缺略，以备天下之通宜""兹贤之管见，乃素所经验，若此为愈，愧不能罄医中之万一耳。"同时，他还强调说："后之学者须探本穷源，当考诸《内经》之旨，洞析刘、张、朱、李诸家之秘，自可收万全之功矣"。

龚廷贤创制清神解语汤治中风痰迷心窍、不能言。

清神解语汤组成：当归、川芎、白芍药、生地黄、远志（去心）、陈皮、麦门冬（去心）、石菖蒲、乌药、枳实（麸炒）、天南星（制）、白茯苓、黄连（姜汁炒）、防风、羌活、半夏（制）、甘草各等份。上㕮咀，生姜三片，竹茹二钱，冰片三分，牛黄三分，薄荷二钱。

上为末，先以蜜水洗舌上，后以姜汁擦之，将药蜜水稀调，涂舌本上。

案例 1

一人年近四旬，忽发潮热，口干，喜饮冷水。求医，治以凉药，投之罔效。四五日，浑身沉重，不能动履，四肢强直，耳聋，谵言妄语，眼开，不省人事，六脉浮大无力。此气血脾胃亏损之极，予以十全大补汤，去芍药、地黄，加熟附子。一服须臾，病者鼾睡痰响，人咸以为服桂、附、参、芪之误。予曰：此药病交攻，不必犹疑。又进一服，过一时许，即能转身动止。次日，连进数剂，则诸病次第而潜瘳矣。此从脉不从症而治之也（《寿世保元·乙集二卷·中风》）。

案例 2

一人，因素弱，饮食起居失宜，左半身并手足不遂，汗出神昏，痰涎上壅。一医用参芪大补之剂，汗止而神思渐清，颇能动履。后不守禁，左腿自膝至足肿胀甚大，重坠如石，痛不能忍，其痰极多，肝脾肾脉洪大而数，重按则软涩。朝用补中益气，加黄柏、知母、麦门、五味，煎送地黄丸；晚用地黄丸料，加黄柏、知母。数剂诸症悉退，但自弛禁，不能痊愈耳（《寿世保元·乙集二卷·中风》）。

案例 3

一男子，体肥善饮，舌本强硬，言语不清，口眼㖞斜，痰气壅盛，肢体不遂。余以脾虚湿热，用六君子加葛根、山栀、神曲而痊（《寿世保元·乙集二卷·中风》）。

案例 4

一人，中风痰嗽，因中气虚，饮食数少，忽痰壅气喘，头摇目劄，扬手掷足，难以候脉，视其面色，黄中见青。此肝木乘脾土，用补中益气汤加白茯苓、半夏，水煎，临卧加姜汁同服（《寿世保元·乙集二卷·中风》）。

（二）泄泻

泄泻是以排便次数增多、粪便稀溏，甚至泻出如水样为主症的病证。龚廷贤认为，泄泻主要是因为脾胃虚弱、饮食不节或为风寒暑湿所伤。治疗上须分利小便、健脾燥湿为主。如泻而不止、手足寒、脉虚脱、烦躁发呃、气短、目直视、昏冒不识人者，是比较凶险的证候，当补虚止泻为要。

龚廷贤根据病机，将泄泻分为湿、气虚、火、痰、食积、寒、脾泄、肾泄八个类型。其中，凡泻水，腹不痛者，属湿；饮食入胃不住，完谷不化者，属气虚；腹痛，泻水如热汤，痛一阵泻一阵者，属火；或泻或不泻，或多或少者，属痰；腹痛甚而泄泻，泻后痛减者，属食积；肚腹痛，四肢冷者，属寒；常常泄泻者，脾泄；五更泄者，肾泄。龚廷贤认为，泄泻因湿伤其脾者居多，以胃苓汤加减治疗。其他类型的泄泻，如气虚泻，益气健脾汤（人参、白术、白茯苓、陈皮、白芍、苍术、干姜、诃子、肉豆蔻、升麻、炙甘草、生姜、大枣）；火泻，加味四苓散（白术、白茯苓、猪苓、泽泻、木通、栀子、黄芩、白芍、甘草）；痰泻，加味二陈汤（陈皮、半夏、白茯苓、苍术、厚朴、砂仁、山药、车前子、木通、炙甘草、白术、生姜、乌梅、灯心草）；食积泻，香砂平胃散（苍术、陈皮、厚朴、白术、白茯苓、半夏、砂仁、香附、神曲、白芍、香附、神曲、白芍、炙甘草、生姜）；寒泻，附子理中汤（白术、干姜、人参、白茯苓、砂仁、厚朴、苍术、熟附子、炙甘草、生姜）；脾泻，扶脾散（莲肉、陈皮、白茯苓、白术、麦芽、白砂糖）；肾泄，六味地黄丸加五味子、破故纸、肉豆蔻、吴茱萸。

对久患脾泻者，龚廷贤常以神圣香黄散治疗。

神圣香黄散组成：宣黄连一两，生姜（切作一处慢火炒，令姜干，去姜取连）四两。上为末，每服二钱匕，空心腊茶清下。甚者，不过两服。

如许州黄太守患泄泻二三年不愈，每饮烧酒一两盅则止两三日，日以为常，畏药不服，召龚廷贤诊治。许六脉弦数，龚廷贤让其先服神圣香黄散以解酒毒，后服理气健脾丸加泽泻，不久治愈。龚廷贤认为，神圣香黄散单方治泄泻即有效，平时可选用。

《万病回春·卷之三·泄泻》还论及"风泻""暑泻""滑泻"等证治。如"风泻者，泻而便带清血，脉浮弦是也"，治以胃风汤（当归、川芎、炒白芍、人参、白术、茯苓、肉桂）。"风冷乘虚客于肠胃，水谷不化，泄泻注下，腹肠虚满，肠鸣疼痛及肠胃湿毒，下如豆汁，或下瘀血并治有效。""暑泻者，夏月暴泻如水，面垢、脉虚、烦渴、自汗是也。"治疗用香薷饮加人参、白术、茯苓、白芍、陈皮、甘草，炒米、乌梅、灯心等。"滑泻者，日夜无度，肠胃虚寒不禁，脉沉细是也。"治疗用八柱汤。

八柱汤组成： 人参、白术、肉豆蔻、干姜、诃子、附子、粟壳、炙甘草各等份，生姜一片，乌梅一个，灯草一团。水煎，温服。龚廷贤创制升气实脏丸以治久泻，元气下陷，脾胃衰惫，大肠滑脱，肛门坠下，日夜无度。饮食不思，米谷不化，汤水直过。烦渴引饮，津液枯竭，肌瘦如柴，寒热互作。升气实脏丸组成：黄芪（蜜炙）一两，人参（去芦）一两，白术（土炒）二两，白茯苓（去皮）五钱，山药（炒）一两，莲肉（去心）一两，芡实一两，升麻（酒炒）五钱，柴胡（酒炒）五钱，干姜（炒黑）五钱，肉豆蔻（面裹煨，捶去油净）五钱，粉草（炙）五钱，椿树根皮（酒炒两次）四两。上为细末，阿胶水化开为丸，如黍米大。每服二钱，用糯米半生半炒，煎汤送下。（《古今医鉴·卷之五·泄泻》）

案例1

一人善饮便滑，溺涩食减，胸满，腿足渐肿。证属脾肾虚寒，以金匮肾气丸治之，食进肿消，更用八味丸，胃强脾健而愈（《寿世保元·丙集三卷·泄泻》）。

案例 2

一人病泄，每至五更辄即利。此肾泄也，用五味子散数服而愈。因起居不慎，泄复作，年余不瘥。此命门火虚，不能生脾土，法当补其母。火者，土之母也，遂用八味丸补其母，泻即止，食渐进。东垣云：脾胃之气盛，则能食而肥，虚则不能食而瘦。全赖命门火为生化之源，滋养之根也，故用八味丸奏效。只用六味丸亦可。(《寿世保元·丙集三卷·泄泻》)

案例 3

一人患泄泻，日久不止，以致元气下陷，饮食入胃不住，完谷不化，肌肉消削，肢体沉困，面目两足肿满，上气喘急。此元气脾胃虚之甚也，宜补中益气汤。根据本方减当归，加酒炒白芍、茯苓、泽泻、山药、莲肉、木香、干姜炒黑，止泄泻之良方也。(《寿世保元·丙集三卷·泄泻》)

案例 4

一人食下即响，响而即泻，不敢食，食之即泻。诸药不效，以生红柿核，纸包水湿，灰火烧熟食之，不三四个即止。(《寿世保元·丙集三卷·泄泻》)

案例 5

许州黄太守患泄泻，二三年不愈，每饮烧酒三盅则止，二三日以为常，畏药不治。召余诊之，六脉弦数，先服此药，以解酒毒，后服理气健脾丸，加泽泻而愈。(《寿世保元·丙集三卷·泄泻》)

（三）鼓胀

鼓胀，是以腹部膨胀如鼓而命名，系肝、脾、肾三脏受损，气、血、水瘀积腹内所致，临床以腹部胀大如鼓、皮色苍黄、腹壁脉络暴露为特征，或有胁下或腹部痞块，四肢枯瘦等表现的病证。鼓胀一病，在龚廷贤医著中有不同的名称。如《种杏仙方》《古今医鉴》（龚信著，龚廷贤续编）为"胀满"，《鲁府禁方》《万病回春》《寿世保元》中为"鼓胀"，《云林神彀》中为"鼓胀"，《济世全书》中为"蛊证"。《古今医鉴》中，对鼓胀不同名称的由来加以解释说："清浊相干，隧道壅塞，气化浊血瘀郁而为热，热留而久，气化成湿，湿热相生，遂成胀满，《经》曰鼓胀是也。以其外虽坚满，中空无物，有似于鼓，故名曰鼓，其病胶固难治。又名蛊者，若蛊侵蚀，有虫之义。"

龚廷贤在《济世全书》中又对鼓胀（该书中名为蛊证）进行了详细分别。蛊证大要有二：曰单腹胀，曰双腹胀。急急气满，睡卧不安，四肢微肿，此是单腹胀，主要因内伤七情所致，治病取效稍慢；四肢浮肿，肚大身重，此为双腹胀，主要因外感风湿所致，治病取效甚速。根据按压肿处起陷迟速，又可分为水肿与气肿：以手指按肿处有陷，随手指随起者，属于气肿，治疗要先须理气；以手指按肿处有陷，但陷而起迟者，属于水肿，治疗只须导水即愈。在《寿世保元》中，又对鼓胀属气虚、血虚作了区别：朝宽暮急者为血虚，暮宽朝急者为气虚，朝暮俱急者，为气血俱虚。

对于鼓胀的病因，龚廷贤在《万病回春》中曰："夫胀者，由脾胃之气虚弱，不能运化精微而致水谷聚而不散，故成胀也。然饮食失节，不能调养则清气下降，浊气填满胸腹，湿热相蒸，遂成胀满。"其在《寿世保元》中则直接引元代医家朱丹溪的观点，指出："七情内伤，六淫外感，饮食不节，房劳致虚，脾土之阴受伤，转输之官失职，胃虽受谷，不能运化，故阴阳不交，清浊相混，隧道壅塞，郁而为热，热留为湿，湿热相生，遂成胀满，《经》云鼓胀者是也。"

对鼓胀的治疗，龚廷贤主张"健脾顺水要和中，莫将峻利把命丧"，主张治以健脾顺水宽中为主，不可大用猛烈之药反伤脾胃。方用分消汤（苍术、白术、陈皮、厚朴、枳实、木香、香附、猪苓、泽泻、大腹皮）。

针对因虚引起的鼓胀，龚廷贤推崇塞因塞用的治则。如其在《寿世保元》中引《脉经》所言"胃中寒则胀满"论鼓胀病机，认为鼓胀属久病，寒者非寒冷之寒，乃阳虚之义，所以用人参、白术补脾为君，苍术、茯苓、陈皮为臣，黄芩、麦门冬为使，以制肝木，少加厚朴以消腹胀。气不运加木香，气下陷加升麻、柴胡提之，血虚加四物汤，有痰加半夏。鼓胀主要为脾胃虚弱所致，大小便不利是由于气不运、血不润所致，因此要大补气血为主，而慎不可下。

塞因塞用，属于中医"反治"范畴。以补开塞，即用补益方药治疗具有闭塞不通症状的虚证。如脾气虚弱，出现纳呆、脘腹胀满、大便不畅时，是因为脾气虚衰无力运化所致，当采用健脾益气的方药治疗。在龚廷贤所列治疗鼓胀的方剂中，六君子汤属"塞因塞用"，主治症为"脾虚鼓胀，手足倦怠，短气溏泄者"。因此，龚廷贤在六君子汤后加按语曰："《经》曰塞因塞用，故用补剂以治胀。初服则胀，久服则通，此惟精达经旨者知之，庸医未足道也。"

龚廷贤创制和荣顺气汤治脾弱血虚，心腹胀闷，两足虚肿。

和荣顺气汤组成：当归（酒洗）一钱，川芎六分，白芍（酒洗）一钱，白术（土炒）一钱半，茯苓一钱，苍术（米泔制）一钱，陈皮（去白）一钱，枳实（炒）一钱，乌药一钱，神曲（炒）一钱，香附（醋炒）一钱，牛膝（酒洗）一钱，木瓜一钱，独活（酒洗）一钱，泽泻一钱，薏苡仁（炒）一钱半，木通一钱，甘草三钱。上锉一剂，生姜煎服。

案例 1

鲁藩贤国母，年近五旬，于癸巳秋，因惊风恼怒过度，患腹胀如鼓，左胁积块刺痛，上壅夯闷，坐卧不宁，昼夜不寐，身痒时热，痰嗽喘促，二便涩滞，间或作泻，四肢羸瘦，腹大如蛛，饮食不进，苦楚难禁，诸医罔效。遂晓谕四方人等，复遣牌如两京，历诸省，遍访名医。未几旬日，进方馈药者纷然，药屡至而屡试，病愈久而愈剧，医祷百计，并无寸功。忽曹州医官张省吾荐予，蒙千岁仁主，差官赍聘仪抵大梁，召予至。诊其脉，六部虚浮散乱急促，气口紧盛，脉无至数，病已垂危。细察其原，乃前医误投攻击杀伐之过，以致元气脾胃亏损之极，由是肾水枯竭，心血干耗，肝木太旺，湿热壅盛。治之宜大补脾土，养肺金以制木，滋肾水、生心血以制火，平肝木，清湿热，升提下陷之气。先以补中益气汤加减，倍用人参为主，一剂之内，若非五钱，不能收耗愈之真气也。我国主曰：向来诸医，人参分毫不敢轻用，恐补起邪火，而动痰喘，万一上壅，吉凶反掌，将何以救之呼？予辗然答曰：病以脉为主，脉以断为妙，脉病认真，用之何妨。是时本府不下千百余人，未有不惊骇者，奈病势已笃，不容不服。参止四钱，遂试服之。一夜安妥。次早，我国主欣然问曰：天时严寒，且饭食不进。芩连之凉，可以用乎？予曰：经云必先岁气，勿伐天和。芩连之凉，冬月固不可用，饮食不进，尤不宜投。但肺火太盛，非黄芩不清；肝火太旺，非黄连不平。所谓舍时而从症也。又曰：痰嗽壅喘，人参可多用乎？予曰：气口脉紧，元气大亏，若不用之，将何以补元气耶？此所谓舍症从脉，非有灼见，不敢用也。又曰：地黄泥膈伤胃，岂不反增胀满耶？予曰：肺金一虚，不能生水，是肾断生气之源，非地黄不补。但地黄用药制过，竟入少阴肾经，又用参术膏为丸，则不能犯胃泥膈也。又曰：腹胀壅塞不通，当用分消之剂，反用补药，岂不补住邪气，愈增病耶？予曰：用补药以治胀，初服则胀，久服则通。《经》云：塞因塞用。此惟精达经旨者知之。于是先进补中益气，倍用参术，至三十余剂。后复诊其脉，左三部弦数，右三部洪数，气口紧盛，脉来七至，似有可生之机。每日五更，进六味地黄丸一服；辰时进汤药一剂，内加参术膏调服；午间进太和丸，或瑞莲丸一剂；晚上又汤药一剂。日日如斯，未少间焉。服至五十剂，诸症稍减。至百剂，苦楚全无。奈病者不能戒气节食慎劳，三者屡屡犯之；又时值春令，肝气愈盛，脾气愈惫，深为可虑。因循至此，病难脱体。幸天相吉人，阴骘可以延寿。后调治半年余，人参服至六七斤许，始获全安。我仁恩国主，喜而羡曰：真天下夺魁之国手也。遂题之匾曰：医林状元。

众皆欣服。第予惭谫陋，何敢当此宠渥哉。后之医斯病者，可不以补虚为主耶。(《鲁府禁方·卷二》)

案例 2

春元李河山，患腹左一块，数年不愈。后食肉饼过多，得腹胀满闷。余诊六脉洪数，气口紧盛。以藿香正气散加山楂、神曲，二剂而愈。逾月又因饮食失节，腹胀如初，而仍以前正气散数剂弗效，又易行湿补气养血汤二十余剂始安。余嘱曰：病虽愈而体未复原消，务要谨守，勿犯禁戒。逾数月，过余曰：凡有病，皆天与也，不在服药，不在谨守，若当时颜子亚圣岂不能保养，何短命死矣。我今保养半年，未见何如，岂在保养服药者哉？予不能对，渠遂放肆无忌。未经数旬，忽患痢赤白，里急后重，痛不可忍、昼夜无度。渠自制大黄一剂，数下勿效，复求予诊。六脉洪数，先以调中理气汤二剂，又以补中益气汤加白芍、黄连微效。渠欲速效，遂易他医。其医不审病原，数患内伤鼓胀之疾，辄用下药。不愈，又易一医，又下之。前后三十余度，将元气愈愈而下脱，肛门痛如刀割，腹胀如鼓。然医不知元气下陷，陷深则痛愈深，当大补元气、升提为主，非百剂不可。今以素损元气者，欲速效，岂可得也。嗟夫！医者不补而反泻，病者不慎而欲速，安得不死也？信两误耳。(《万病回春·卷之三》)

（四）腹痛

腹痛是指胃脘以下、耻骨毛际以上的部位发生疼痛为主要表现的一种病证，多由脏腑气机不利、经脉失养而成。

《内经》最早提出腹痛的病名。《素问·气交变大论》说："岁土太过，雨湿流行，肾水受邪，民病腹痛。"并指出腹痛由寒邪或热邪客于胃肠引起。《素问·举痛论》曰："寒气客于胃肠之间，膜原之下，血不得散，小络急引，故痛""热气留于小肠，肠中痛，瘅热焦渴，则坚干不得出，故痛而闭不通也。"《金匮要略·腹满寒疝宿食病脉证治》对腹痛的辨证论治作了较为全面的论述。云："病者腹满，按之不痛为虚，痛者为实，可下之。舌黄未下者，下之黄自去。"对实热内积、气滞不行的腹痛，用厚朴三物汤治之；对"腹中寒气，雷鸣切痛，胸胁逆满，呕吐"的阳虚寒盛证，用附子粳米汤；对"呕不能饮食，腹中寒，上冲皮起，出见有头足，上下痛而不可触近"之寒邪上冲证，用大建中汤，开创了腹痛论治的先河。《诸病源候论》始将腹痛独立辨证，对其病因、证候进行详细论述，"凡腹急痛，此里之有病""由脏腑虚，寒冷之气客于肠胃膜原之间，结聚不散，正气与邪气交争，相击故痛"。《仁斋直指方》将腹痛分寒热、死血、食积、痰饮、虫积等几类，并对不同腹痛提出鉴别："气血、痰水、食积、风冷诸症之痛，每每停聚而不散，惟虫病则乍作乍止，来去无定，又有呕吐清沫之可验。"金元时期李东垣强调对不同部位的腹痛当用不同的治法，指出"腹痛有部分，脏腑有高下，治之者亦宜分之"（《东垣试效方》）。并将腹痛按三阴经及杂病进行辨证论治，分别指出太阴、少阴、厥阴腹痛的部位，并制定了相应的治疗方剂，对后世产生很大影响。

龚廷贤在历代医家有关腹痛学说的基础上，认为腹痛病因有诸种不同。他说："夫腹痛，有寒气客于中焦，干于脾胃而痛者，有宿积停于肠胃者，有结滞不散而痛者，有痛而呕者，有痛而泻者，有痛而大便不通者。有热痛者，有虚痛者，有实痛者，有湿痰痛者，有死血痛者，有虫痛者，种种不同。"因此，针对各种病因提出不同的治疗法则："治之皆当辨其寒热虚实，随其所得之症施治。若外邪者散之，内积者逐之，寒者温之，热者清之，虚者补之，实者泻之，泄则调之，闭则通之，血则消之，气则顺之，虫则追之，积则消之，加以健理脾胃，调养气血，斯治之要也""腹痛，气用气药，如木香、槟榔、香附、枳壳之类；血用血药，如当归、川芎、桃仁、红花之类。"

龚廷贤及其父龚信对治疗腹痛颇有心得，分别创制了不同的方剂治疗腹痛。

开郁导气汤（西园公制），按此方治腹痛有热者，并一切腹痛之总司也，治诸般肚腹疼痛，一服立止。

开郁导气汤组成： 苍术（米泔浸制）一钱，陈皮五分，香附（童便浸炒）一钱，白芷一钱，川芎一钱，茯苓一钱，干姜（炒）五分，滑石一钱，山栀子（炒）一钱，神曲（炒）一钱，甘草少许。上锉一剂，水煎，温服。

四合饮（云林制），按此方治痰积气滞而腹痛者。

四合饮组成： 陈皮、半夏、茯苓、紫苏、厚朴、香附、枳壳、郁金、甘草各等份。上锉一剂，生姜煎服。

其他，绵绵痛无增减，脉沉迟者，寒痛也，用姜桂汤。

姜桂汤组成： 干姜七分，肉桂七分，良姜七分，枳壳（去瓤，麸炒）一钱，陈皮一钱，砂仁一钱，厚朴（姜汁炒）一钱，吴茱萸（炒）一钱，香附一钱五分，木香五分，甘草二分。上锉，生姜煎服。

加减： 痛不止，加延胡索、茴香、乳香；寒极手足冷，加附子，去吴茱萸、良姜；泄泻，去枳壳。

乍痛乍止，脉数者，火痛也。方用散火汤。

散火汤组成： 黄连（炒）一钱，白芍（炒）一钱，栀子（炒）一钱，枳壳（去瓤）一钱，厚朴（去皮）一钱，香附一钱，川芎一钱，木香五分，砂仁五分，茴香五分，甘草三分。上锉一剂。生姜一片，水煎。痛甚不止，加延胡索。

肚腹满硬，痛久不止，大便实，脉数而渴者，积热也，方用枳实大黄汤。

枳实大黄汤组成： 枳实二钱，大黄二钱，槟榔二钱，川厚朴二钱，甘草三分，木香二分。上锉一剂。水煎。温服。

痛不移处者，是死血也，方用活血汤。

活血汤组成： 当归尾一钱，赤芍一钱，桃仁（去皮尖）一钱，牡丹皮一钱，延胡索一钱，乌药一钱，香附子一钱，枳壳（去瓤）一钱，红花五分，官桂五分，木香（另磨汁）五分，川芎七分，甘草二分。上锉一剂。生姜一片，水煎服。

小便不利而痛，腹中勾引，胁下有声者，是湿痰也，方用二陈汤加减。

以手按之，腹软痛止者，是虚痛也，方用温中汤。

温中汤组成： 良姜五分，官桂五分，益智仁一钱，砂仁四分，木香（另研）八分，香附米八分，厚朴（姜炒）八分，陈皮八分，小茴香（酒炒）八分，当归八分，甘草八分，延胡索六分。上锉一剂。生姜煎服。

食积腹痛，其脉弦，其痛在上，以手重按愈痛，甚欲大便，利后其痛减是也，方用加味平胃散。

加味平胃散组成： 苍术（米泔浸炒）一钱，陈皮一钱，厚朴（姜炒）八分，半夏（姜炒）八分，川芎五分，香附一钱，炒枳实一钱，木香八分，神曲（炒）一钱，山楂一钱，干姜七分，甘草三分。上锉一剂。生姜三片，水煎服。

时痛时止，面白唇红者，是虫痛也，方用椒梅汤。

椒梅汤组成： 乌梅、花椒、槟榔、枳实、木香、香附、砂仁、川楝子（去核）、肉桂、厚朴（去皮，姜炒）、干姜、甘草（炙）各等份。上锉一剂。生姜一片，水煎服。

三仙丸（雄黄、白矾、槟榔各等份）治虫痛。

治疗腹痛时，龚廷贤尤为推崇白芍。他认为，白芍味酸微寒，补中焦之药，得炙甘草为辅，治腹中痛之圣药。如夏中热腹痛，少加黄芩。若恶寒腹痛，只少加肉桂一钱，白芍三钱，甘草一钱五分。他说："此三味为治寒腹痛，此仲景神品药也。"如深秋腹痛，更加桂枝三钱。如冬月大寒，腹中冷痛，加桂枝一钱五分。

案例1

一妇人腹痛如锥刺，每痛至死，不敢着手，六脉洪数，此肠痈毒也，用穿山甲（炒）、白芷、贝母、僵蚕、大黄合一大剂，水煎服，打脓血自小便中出即愈。（《寿世保元·戊集五卷·腹痛》）

案例2

朱太守因怒腹痛作泻，或两胁作胀，或胸乳作痛，或寒热往来，或小便不利，饮食不入，呕吐痰涎，神思不清，此肝木乘脾土，用柴胡加山栀、炮姜、茯苓、陈皮、制黄连，一剂即愈（制黄连，即黄连、吴茱萸等份，用热水拌湿，器①一二日，同炒焦，取连用）。（《寿世保元·戊集五卷·腹痛》）

案例3

一人内停饮食，外感风寒，头疼发热，恶心腹痛。予以藿香正气散加香附、川芎，一服而止。次日前病悉除，惟腹痛不止，以手重按，其痛稍止，此客寒乘虚而作也。以香砂六君加木香、炮姜服之，睡觉痛减六七，去二香再服即愈。（《寿世保元·戊集五卷·腹痛》）

案例4

一妇人脐腹疼痛，不省人事，只此一服立止。人不知者，云是心气痛误矣。予用白芷、五灵脂、木通去皮，三味等份，每服五钱，醋、水各半盏，煎至七分，去渣温服。（《寿世保元·戊集五卷·腹痛》）

（五）内伤发热

龚廷贤认为，五脏有邪，身热各异，为判别发热之病的邪气所在部位，他在《济世全书》中介绍了"扪摸三法"：以轻手扪之则热，重按之则不

---

① 器：方言谐音字，浸渍之义。

热，是邪在皮毛、血脉也；重按之至筋骨之分则热蒸手极甚，轻手则不热，是邪在筋骨之间也；轻手扪之不热，重力以按之不热，不轻不重按之则热，是邪在筋骨之上，皮毛、血脉之下，乃热在肌肉也。

在《寿世保元》中，龚廷贤论述了内伤发热之理法方药。其云："内伤发热，是阳气自伤，不能升达，降下阴分，而为内伤，乃阳虚也，故其脉大而无力，属肺脾，宜服补中益气汤。阴虚发热，是阴血自伤，不能制火，阳气升腾内热，乃阳旺也，故其脉数而无力，属心肾。《经》曰：脉大无力为阳虚，脉数无力是阴虚。宜服清离滋坎汤。男子血虚，有汗潮热者，以人参养荣汤。男子气虚，有汗潮热者，以补中益气汤。血虚，无汗潮热者，以茯苓补心汤。气虚，无汗潮热者，以人参清肌散。气血两虚，无汗潮热者，以逍遥散。发热咳嗽咯血，以人参五味子散。骨蒸者，五蒸汤、清骨散。男女四肢肌表发热如火烙，此病多因血虚而得之，或胃虚遇食冷物，抑遏阳气于脾土之中，火即上越，宜用升阳散火汤。

案例 1

一妇人年四十余，夜间发热，早晨退，五心烦热无休止时，半年后六脉皆数伏而且牢，浮取全不应手。以东垣升阳散火汤四帖，而热减大半，胸中觉清爽胜前。再与两帖，热悉退。后以四物汤加黄柏、知母，少佐以炒黑干姜，服二十剂全安。(《济世全书·卷四》)

案例 2

沈大尹，不时发热，日饮冰水数碗，寒药二剂，热渴益甚，形体日瘦，尺脉洪大而数，时或无力。王太仆曰：热之不热，责其无火，寒之不寒，责其无水。又云：倏往倏来，是无火也，时作时止，是无水也。法宜补肾，用加减八味丸，不月而愈。(《寿世保元·丁集四卷·发热》)

案例 3

一男子七十九，头痛发热，眩晕喘急，痰涎壅塞，小便频数，口干引饮，遍舌生刺，缩敛如荔枝然，下唇黑裂，面目俱赤，烦躁不寐，或时喉间如烟火上冲，急饮凉水少解，已濒于死，脉洪大而无伦，且有力，扪其身烙手。此肾经虚火游行于外，投以十全大补，加茱萸、泽泻、丹皮、山药、麦门冬、五味、附子，一盏，熟睡良久，脉症各减三四，再与八味丸服之，诸症悉退，后畏冷物而痊。(《寿世保元·丁集四卷·发热》)

案例 4

一人年近四旬，忽发潮热，口干，喜饮冷水，求医治，以凉药投之，数服罔效，四五日，浑身沉重，不能举止，四肢强直，耳聋，谵语妄言，眼闭不省人事，六脉浮大无力。此气血脾胃虚损至极，余以十全大补汤，去地黄、白芍，加熟附子，一服，须臾病者鼾睡痰响，人咸以为服桂、附、参、芪之误。予曰：此病药交攻，不必犹疑也。又强进一服，过一二时许，即能转身动止。次日连进数剂，则诸病次第而潜瘳矣。此病从脉不从症而治之也。(《寿世保元·丁集四卷·发热》)

案例 5

一仆人，五月间病热口渴、唇干谵语。诊其脉细而迟，用四君子加黄、当归、芍药、熟附子，进一服，热愈甚，狂言狂走。或曰附子差矣。诊其脉如旧，仍增附子进一大服，遂汗出而热退，脉还四至矣。(《万病回春·卷之三》)

案例 6

一妇人，夏间病热，初用平调气血兼清热和解之剂。服两三剂不应，热愈甚，舌上焦黑，膈间有火，漱水不咽。诊其脉，两手皆虚微而右手微甚，六七日内谵语撮空、循衣摸床，恶症俱见。后用四物汤加黄芩、人参、白术、陈皮、麦门冬、知母、熟附子。服之一二时，汗出而热退。次日复热，再服仍退。又次日复发，知其虚汗也，遂连进十服，皆加附子而安。(《万病回春·卷之三》)

（六）消渴

消渴是由于阴亏燥热，五脏虚弱而导致的以多食、多饮、多尿、形体逐渐消瘦或尿浊、尿有甜味为特征的病证。

早在《内经》时期对本病就有认识。消渴之名，首见于《素问·奇病论》，并根据病机及症状的不同，分为消瘅、肺消、膈消、消中等，认为五脏虚弱、过食肥甘、情志不遂是引起消渴的原因，内热是主要病机。《金匮要略》有专篇对消渴的证治进行阐述，认为胃热肾虚是导致消渴的主要机理，立有白虎加人参汤、肾气丸等有效方剂，至今为临床医家所推崇。在《内经》和《金匮要略》的基础上，后世对消渴的病因病机、临床表现、并发症及治疗都有发展。《诸病源候论·消渴候》主张"先行一百二十步，多者千步，然后食之"，初步认识到体育疗法对治疗消渴的意义。对本病的并发症也有所记载，认为"其病变多发痈疽"。唐代孙思邈认为，消渴病"小便多于所饮"的机理是内热消谷，"食物消作小便"所致。《外台秘要·消渴消中门》引《古今录验》曰："渴而饮水多，小便数，无脂似麸片甜者，皆是消渴病也。"又引祠部李郎中云："消渴者……每发即小便至甜。"均对消渴病的临床特点有更加深入的认识。同时对尿甜的发生机理进行了朴实而科学的论述。谓"消渴者，原其发动此则肾虚所致，每发即小便至甜……腰肾既虚冷，则不能蒸于上，谷气则尽下为小便者也，故甘味不变"。《太平圣惠方·三痟论》曰："夫三痟者，一名痟渴，二名痟中，三名痟肾"。明确提出"三消"之说。此后许多医家依据本病"三多"症状的偏重不同，将消渴分上、中、下三消为治。刘完素的《三消论》即是阐述三消燥热学说的专著。他认为，消渴皆归咎于"热燥太甚"，得出"三消者，燥热一也"的结论。提出消渴的治疗应"补肾水阴寒之虚，而泻心火阳热之实，除肠胃燥热之甚，济人身津液之衰，使道路散而不结，津液生而不枯，气血利而不涩，则病日已矣。"他还对并发症又进一步作了论述。《宣明论方·消渴总论》说，消渴一证"可变为雀目或内障。"张子和在《儒门事亲·三消论》中说："夫消渴者，多变聋盲、疮癣、痤痱之类""或蒸热虚汗，肺痿劳嗽。"朱震亨《丹溪心法·消渴》提出消渴治以"养肺、降火、生血为主"。对于消渴病，经丹溪学派的充实，形成了以养阴为主的治疗理论。朱震亨弟子、明代医家戴思恭注重益气，在《秘传证治要诀及类方·消渴》中云："三消得之气之实，血之虚也，久久不治，气尽虚，则无能为力矣。"

　　龚廷贤细论消渴发病之因，他认为是"由壮盛之时，不自保养，任情纵欲，饮酒无度，喜食脍炙，或服丹石，遂使肾水枯竭，心火大燔炽，三焦猛烈，五脏干燥，由是渴利生焉。"对于前人所谓的"三消"，他认为："上消者，肺也。多饮水而少食，小便如常。中消者，胃也。多饮食而小便赤黄。下消者，肾也。小便浊淋如膏之状。"

　　龚廷贤还对消渴中的烦渴、燥渴、强中三个症状作了区分。他说："烦渴、燥渴、强中三证者，烦渴也，多渴而利；燥渴者，由热中所作，但饮食皆作小便，自利而渴，令人虚极短气；强中者，阳具不交，而精液自出。"

　　对于消渴的并发症，龚廷贤提醒应防患痈疽，"凡消渴之人，常防患痈疽"。对于消渴病人的禁忌，龚廷贤认为："所怕者，一饮酒，二房劳，咸食及面，俱宜忌之。"

　　对于消渴的治疗，龚廷贤推崇朱丹溪之论，认为"三消"多属血虚不生津液，宜用四物汤为主治，上消者，四物汤加人参、麦门冬、五味子、天花粉，入生藕汁、人乳，饮酒人加生葛根汁；中消者，四物汤加知母、石膏、滑石、寒水石，以降胃火；下消者，四物汤加黄柏、知母、熟地黄、五味子，以滋肾水，又当间与缲丝汤为上策。

　　对于三消用药，龚廷贤认为要"皆禁用半夏"，意恐其化燥伤阴。

　　如消渴，引饮无度，脉实，宜黄连、麦冬、牛乳、生地黄汁、生藕汁各等份，将黄连、麦冬熬汁去渣，入和牛乳、生地黄汁、生藕汁，佐姜和蜜为膏，徐徐于舌上，以白汤少许送下，或将前两味药和汁为丸，如梧桐子大，每服五十丸，白汤送下，一日进十次。

三消总治之方，服之立愈。

组成：人参一钱，白术（去芦）一钱，白茯苓（去皮）一钱，当归（酒洗）一钱，生地黄一钱，黄柏（酒炒）八分，知母八分，黄连八分，麦门冬（去心）八分，天花粉八分，黄芩八分，桔梗五分，甘草二分。

消渴病通用方——生地黄膏。

生地黄膏组成：生地黄束如碗大一把，洗切研细，以新水一碗调开，用冬蜜一碗，煎至半，取出，入人参五钱，白茯苓去皮一两，为末，拌和，瓷器密收，以匙挑服。夏月可加五味子、麦门冬。

玉泉丸组成：人参一两，黄芪（半生半蜜炙）一两，白茯苓一两，干姜一两，麦门冬一两，乌梅肉一两，甘草一两，天花粉一两五钱。上为细末，炼蜜为丸，如弹子大，每服一丸，温汤嚼下。

天花散组成：天花粉一两，生地黄一两，麦门冬五钱，五味子三钱，葛粉五分，甘草五钱。上锉，糯米一撮，水煎服。

天池膏组成：天花粉半斤，黄连半斤，人参四两，知母（去壳）四两，白术（炒去芦）四两，五味子三两，麦门冬（去心）六两，藕汁二碗，怀生地黄汁二碗，人乳一碗，牛乳一碗，生姜汁二酒杯。先将天花粉七味切片，用米泔水十六碗，入砂锅内浸半日，用桑柴火慢熬，至五六碗，滤清。又将渣捣烂，以水五碗煎至二碗，同前汁又煎二三碗，入生地等汁，慢熬如汤，加白蜜一斤，煎去沫，又熬如膏，乃收入瓷罐内，用水浸三日，去火毒。每用二三匙，安舌咽之，或用白汤送下。

消渴属阴虚火盛，烦渴，引饮无度，方用养血清火汤。

养血清火汤组成：当归一钱，川芎八分，白芍酒炒一钱，生地黄酒炒一钱，麦冬一钱，石莲肉五分，天花粉七分，知母一钱，黄连八分，薄荷五分，乌梅肉五分，黄柏蜜水炒五分，甘草五分。

消渴属肾水枯竭，不能运上，作消渴，恐生痈疽，宜用参芪救元汤（黄芪蜜炒、人参、粉草炙、麦门冬去心、五味子，水煎。入朱砂少许，不拘时服）。

另，龚廷贤认为，常人平日口干作渴，大都因为饮酒，食炙煿、补剂，房劳，如果类此情况过多，致令肾水枯竭，不能上制心火，故有消渴，后必有疽发也，宜先服八味丸，以绝其源，及痈疽发后服八味丸，更为有益。

八味丸组成：怀生地黄（酒浸瓦焙干）二两，山药一两，牡丹皮八钱，泽泻（酒浸焙干）八钱，山茱萸（去核焙）一两，肉桂五钱，白茯苓（去皮）八钱，五味子（微焙）一两五钱。上为细末，炼蜜为丸，如梧子大，每服五六十丸。五更时，淡盐汤送下，温酒亦可。

案例 1

一人不时发热，日饮冷水数碗。寒药二剂，热渴益甚，形体日瘦，尺脉洪大而数，时或无力。王太仆曰：热之不热，责其无火；寒之不寒，责其无水。又云：倏热往来，是无火也；时作时止，是无水也。法当补肾，用加减八味丸，不月而愈。（《寿世保元·戊集五卷·消渴》）

案例 2

一人形体魁伟，冬日饮水，自喜壮实。余曰：此阴虚也。不信，一日，口舌生疮，或用寒凉之剂，肢体倦怠，发热恶寒。以八味丸、补中益气汤而愈。（《寿世保元·戊集五卷·消渴》）

案例 3

一晡热内热，不时而热，作渴痰唾，小便频数而口舌生疮者，此下焦阴火也，以六味丸效。（《寿世保元·戊集五卷·消渴》）

（七）虚劳

虚劳又称虚损。虚者，即气血阴阳亏虚；损者，即五脏六腑损伤。本病以两脏或多脏劳伤，气血阴阳中两种或多种因素虚损为主要病机，以慢性虚弱性证候为主要表现的病证。本病发病缓慢，病程较长，缠绵难愈。

虚劳一病，《内经》以虚立论，即"精气夺则虚"。《难经·十四难》则以"五损"立论，即"一损损于皮毛""二损损于血脉""三损损于肌肉""四损损于筋""五损损于骨"，并描述了其症状和转归，还提出了虚劳的病势演变，为后世医家自上而下或自下而上辨别虚损提供了理论依据。

该书还进一步提出了五脏虚损的调治大法，即"损其肺者，益其气；损其心者，调其营卫；损其脾者，调其饮食，适其寒温；损其肝者，缓其中；损其肾者，益其精，此治损之法也"。

虚劳病名首见于《金匮要略·血痹虚劳病脉证并治》，其提出食伤、忧伤、饮伤、房劳伤、饥伤、劳伤、内有干血、亡血失精、风气百病为引起"诸不足"的病因，阐述了阳虚、阴阳两虚等各种虚劳的治法，首创大黄䗪虫丸治疗虚劳的干血劳证。隋·巢元方在《诸病源候论·虚劳病诸候》中比较详细地论述了虚劳的病因及症状，对五劳（肺劳、肝劳、心劳、脾劳、肾劳）、六极（气极、血极、筋极、骨极、肌极、精极）、七伤（大饱伤脾；大怒气逆伤肝；强力举重，久坐湿地伤肾；形寒寒饮伤肺；忧愁思虑伤心；风雨寒暑伤形；大恐惧不节伤志）进行了详尽说明。《重订严氏济生方·诸虚门》将虚劳与肺痨加以区别，指出"五劳六极之证，非传尸骨蒸之比，多由不能卫生，始于过用，逆于阴阳，伤于营卫，遂成五劳六极之症焉"，不能与"传变不一，积年染疰，甚至灭门"的痨瘵相混淆。金元时期，李东垣对虚劳的治疗强调从脾胃论治，创补中益气汤，以甘温除热法治之；朱丹溪从肝肾论治，创大补阴丸、三补方等方剂，以滋阴降火法治之。至明代，对虚劳的认识更加深入，薛立斋在临证遣方用药时独树一帜，主张一日中早服理脾胃之剂，以补后天，晚服补肾命之品，以滋养化源。薛氏思想对龚廷贤治虚劳亦有影响。

龚廷贤从真阴亏损论说虚劳病机。他说："虚怯症者，皆因元气不足，心肾有亏，或劳伤气血，或酒色过度，渐至真阴亏损，相火随旺。"火旺则消灼真阴，出现嗽、喘、痰、热，吐血衄血，盗汗遗精，上盛下虚等症状，以及脚手心热、皮焦、午后怕寒、夜间发热，或日夜不退，或嘈杂怔忡、呕哕烦躁、胸腹作痛、饱闷作泻、痞块虚惊、面白唇红、头目眩晕、腰背酸疼、四肢困倦无力、小水赤色、脉来数大或虚细弦急。龚廷贤感叹："怪症多端，犯此难治。"并列举了难治的几种情况，如"虚劳不受补者，难治；咽喉声哑生疮者，难治；久卧生眠疮者，难治。"这些症状皆因为阴虚火动所导致。

在论述虚劳病机的同时，龚廷贤亦强调气血的重要性。他说："夫人之生，以气血为本。人之病，未有不先伤其气血者。世有室女童男，积想在心，思虑过当，多致劳损。男子则神色先散，女子则月水先闭。"气血失常何以导致虚劳，龚廷贤认为："盖忧愁思虑则伤心，心伤则血逆竭，血逆竭则神色先散，而月水先闭也。火既受病，不能荣养其子，故不嗜食；脾既虚，则金气亏，故发嗽；嗽既作，水气绝，故四肢干；木气不充，故多怒，发焦筋痿，传变五脏，至此成劳，最为难治。"这种状况下是阴虚血热，阳往乘之，水不能灭火，火逼水涸，因此要养阴血。龚廷贤提醒说："或有以为血热，用凉药解，殊不知血得热则行，冷则凝……当养阴血，慎勿以药通之""切不可用青蒿、虻虫活血行血，复损真元，宜补养气血，调理脾胃，久则血生而虚劳之症愈矣。"

对于虚劳的治疗，由于是阴虚火动，故龚廷贤主张采用滋阴降火法予以治疗，"皆是阴虚火动，俱用滋阴降火汤加减，或清离滋坎汤，后服滋阴清化膏、六味地黄丸之类；愈后用坎离既济丸，乃收功保后之药也。劳症者，元是虚损之极，痰与血病。先起于阴怯，已后成劳，治药一同"。

滋阴降火汤治阴虚火动，发热咳嗽，吐痰喘急，盗汗口干。龚廷贤认为，此方与六味地黄丸相兼服之，大补虚劳，效果更好。

滋阴降火汤组成： 当归（酒洗）一钱二分，白芍（酒洗）二钱三分，生地黄八分，熟地黄（姜汁炒）一钱，天门冬（去心）一钱，麦门冬（去心）一钱，白术（去芦）一钱，陈皮七分，黄柏（去皮，蜜水炒）五分，知母五分，甘草（炙）五分。上锉一剂。生姜三片，大枣一枚，水煎。临服入竹沥、童便、姜汁少许，同服。

加减：骨蒸劳热者，阴虚火动也，加地骨皮、柴胡；如服药数剂热不退，加炒黑干姜三分；盗汗不止者，气血衰也，加黄芪、炒酸枣仁；痰火咳嗽、气急生痰，加桑白皮、紫菀、片芩、竹沥；咳嗽痰中带血者，加片芩、牡丹皮、阿胶、栀子、紫菀、犀角、竹沥；干咳嗽无痰及喉痛生疮、声哑者，加片芩、瓜蒌仁、贝母、五味子、杏仁、桑白皮、紫菀、栀子；咳嗽痰多，津液生痰不生血者，加贝母、款冬花、桑白皮；喉痛生疮，声音不清，或咽干燥，虚火盛者，用山豆根磨水噙之，再用吹喉散、噙化丸；若见咽喉疼火壅喉热肿不下者，同治；痰火作热，烦躁不安，气随火升并痰火怔忡嘈杂者，加酸枣仁、黄芩、炒黄连、竹茹、辰砂、竹沥；痰火惊悸，同治；血虚腰痛，加牛膝、杜仲；血虚，脚腿枯细无力、痿弱者，加黄芪、牛膝、防己、杜仲，去天门冬；梦遗泄精者，虚火动也，加山药、牡蛎、杜仲、破故纸、牛膝，去天门冬；小便淋浊者，加车前、瞿麦、草解、萹蓄、牛膝、山栀，去芍药；阴虚火动，小腹痛者，加茴香、木香（少许），去麦门冬。

如虚劳属阴虚火盛，脾虚者，宜滋阴降火健脾也。方宜清离滋坎汤，治阴虚火动，咳嗽发热、盗汗痰喘心慌，肾虚脾弱等症。

清离滋坎汤组成： 生地黄、熟地黄、天门冬（去心）、麦门冬（去心）、当归（酒洗）、白芍（酒炒）、干山药、山茱萸（酒蒸，去核）、白茯苓（去皮）、牡丹皮、白术（去芦）、泽泻、黄柏、知母、甘草（炙）。

清离滋坎汤加减法： 盗汗，加酸枣仁、牡蛎；嗽盛，加五味子、款冬花；痰盛，加贝母、瓜蒌仁；热盛，加地骨皮、玄参；心慌，加远志、酸枣仁；遗精，加煅龙骨、煅牡蛎；胸中不快，加陈皮；泄泻，加莲肉、陈皮，去知母、黄柏。上锉剂。水一碗半，煎至一碗。空心温服。痰盛，加竹沥一盏，姜汁一二匙；热，加童便一盏，入药同服；如吐血咯血，加鲜生地黄（捣）汁一盏同服。此病阴血太虚，每日五更饮人乳汁一盅，甚妙；与汤药相间服之，久久奏效。

龚廷贤认为，阴虚火动为诸症者，除服其他滋阴降火药之外，宜兼服六味地黄丸而济之。

六味地黄丸治形骸瘦弱，无力多困，肾气久虚，寝汗发热，五脏俱损，遗精便血，消渴淋浊等症。龚廷贤认为，六味地黄丸不燥不温，专补左尺肾水，兼理脾胃。如果是少年水亏火旺阴虚之症，最宜服之。

加减：治心肾不交，消渴引饮，加五味子二两，麦门冬三两，名肾气八味丸；虚劳，加紫河车一具；兼补右尺相火，加附子、官桂各二两，名八味丸；如遇伤于阴，致相火盛者，加黄柏（酒炒）三两，知母（盐水炒）三两。上为细末，炼蜜为丸，如梧桐子大。每服七八十九，空心淡盐汤下。肾水不能摄脾土，多吐痰唾，姜汤下。

龚廷贤认为，凡年幼被诱欲太早者，根本受伤及禀赋薄者，又斫丧之过，隐讳不敢实告，以致元气虚惫，或遗精盗汗，神疲力怯，饮食不生肌肉，面白，五心发热，夏先畏热，冬先怕寒，腰疼膝重，头晕目眩，故曰水一亏则火必胜，火旺则肺金受克而痰嗽矣。或劳汗当风，面出粉刺。如有以上现象，就表明虚损内伤，宜以六味地黄丸服之，可保无虞矣。

作为一位临证经验丰富的医家，龚廷贤常用膏方治疗虚劳。膏方，又称"煎膏""膏滋"，是最古老的方剂剂型之一，属于中药丸、散、膏、丹、汤、酒、露、锭八种剂型之一，是将中药饮片反复煎煮，去渣取汁，经蒸发浓缩后，加糖或蜂蜜等制成的半流体状剂型，主要针对慢性虚损性疾病的长期调理及滋补养生，有滋补强身、抗衰延年、治疗疾病的作用。

龚廷贤治疗虚劳的膏方主要有玄霜雪梨膏、滋阴清化膏、坎离膏、宁嗽膏等。玄霜雪梨膏生津止渴，消痰止嗽，清血归经，除咯血、吐血、嗽血久不止，治劳心动火，劳嗽久不愈。

玄霜雪梨膏组成： 雪梨（去心、皮，取汁二十盅。酸者不用）六十个，藕汁十盅，鲜生地黄（捣取汁）十盅，麦门冬（捣烂煎汁）五盅，萝卜汁五盅，茅根汁十盅。

上六汁再重滤去滓，将清汁再入火熬炼，入蜜十六两，饴糖八两，姜汁半酒盏，入火再熬如稀糊，则成膏矣。如血不止，咳嗽，加侧柏叶（捣）汁一盅，韭白汁半盅，茜根汁半盅（俱去滓），入前汁内煎成膏服之。

滋阴清化膏清痰火，滋化源。肺肾乃人身之化源。

生地黄（酒洗）一两，熟地黄（酒浸）一两，天门冬（去心）一两，麦门冬（去心）一两，白茯苓（去皮）一两，山药（炒）一两，枸杞子一两，白芍药（酒炒）一两，五味子七钱，黄柏（盐酒炒）一两，知母（盐水炒）一两，玄参一两，薏苡仁（炒）一两，生甘草五钱。

上为细末，炼蜜为丸，如弹子大。每服一丸，空心津液噙化咽下。有盗汗，加黄芪（蜜炙）七钱；痰嗽甚，加陈皮、贝母各一两。

坎离膏治劳瘵发热，阴虚火动，咳嗽吐血、唾血、咯血、咳血、衄血、心慌、喘急、盗汗。

坎离膏组成： 黄柏四两，知母四两，生地黄二两，熟地黄二两，天门冬（去心）二两，麦门冬（去心）二两，杏仁（去皮）七钱，胡桃仁（去皮尖，净仁）四两，蜂蜜四两。

先将黄柏、知母，童便三碗，侧柏叶一把，煎至四碗去渣；又将天门冬、麦门冬，生地黄、熟地黄入汁内，添水二碗，煎汁去渣，再捣烂如泥；另用水一两碗熬熟，绞汁，入前汁。将杏仁、桃仁用水擂烂再滤，勿留渣，同蜜入前汁内。用文武火熬成膏，瓷罐收贮封口，入水内去火毒。每服三五匙，侧柏叶汤调，空心服。忌铜铁器。

宁嗽膏治阴虚咳嗽，火动发热，咯血吐血，大敛肺气。

宁嗽膏组成： 天门冬（去心）八两，杏仁（去皮）四两，贝母（去心）四两，百部四两，百合四两，款冬花蕊五两，紫菀三两，雪白术（去芦油）八两。上俱为粗末，长流水煎三次，取汁三次，去渣；入饴糖八两，蜜十六两，再熬；又入阿胶四两，白茯苓四两为末（水飞过，晒干）；三味入前汁内，和匀如糊，成膏。每服三五匙。

龚廷贤还自创清离滋坎汤与三和汤治疗虚劳。

清离滋坎汤（云林制），治阴血虚相火旺，盗汗潮热，咳嗽吐痰，一切虚劳等症。

清离滋坎汤组成： 生地黄二钱，熟地黄二钱，天门冬一钱，麦门冬一钱，当归（酒洗）一钱，白芍（酒炒）一钱，山茱萸（酒蒸，去核）一钱五分，干山药一钱，白茯苓八分，白术（土炒）一钱，牡丹皮一钱二分，泽泻八分，黄柏（蜜炒）八分，知母（蜜炒）八分，甘草（炙）七分。

加减：嗽盛，加紫菀、款冬花；痰盛，加贝母、瓜蒌仁；热盛，加地骨皮；心下怔忡，加远志、酸枣仁；吐血，加山栀子、茅花；鼻衄，加桑白皮、韭汁。

三和汤（云林制）治咳嗽痰盛，潮热阴虚。

三和汤组成： 当归一钱五分，川芎五分，白芍药一钱，熟地黄二钱，陈皮八分，制半夏八分，茯苓一钱，黄连（姜汁炒）一钱，枯芩八分，黄柏（炒）八分，山栀（炒）八分，枳壳八分，桔梗、杏仁（去皮尖）、桑白皮、五味子（去梗）、知母（去毛）、贝母（去心）、玄参、白术（土炒）、阿胶（蛤粉炒，或面炒成珠子）、马兜铃、甘草各等份。上锉一剂，生姜三片，水两碗，煎八分，空心服。

龚廷贤治虚劳方还有许多，如痰嗽喘热而泄泻者，此脾急也，参苓白术散主之；瑞莲丸治元气大虚，脾胃怯弱，泄泻不止，不思饮食；和中汤治虚劳赤白痢疾，或腹痛里急后重；驻车丸治下利赤白，腹痛甚者及休息痢；坎离既济丸治阴虚火动、劳瘵之疾。

对于虚劳的治疗，龚廷贤提醒患者切莫大意，也不可操之过急，要谨慎三事，一要遇明医，二要肯服药，三要能禁戒。他说："予观近世阴虚火动之疾，十无一活，何也？盖由色欲劳役之过，七情五味之偏，遂致真元渐耗，虚火上炎，劳瘵之疾作矣。方履霜之始，饮食如旧，起居如常，惟咳嗽一二声，自谓无恙，且讳疾忌医，灭身无悟，及蔓延日久，倒卧于床，而坚冰已至矣。良可哀哉！若遇明医，必用滋阴降火健脾之药，以培其本，缓缓投以数十剂，庶可少济。如求医心亟，效期旦夕，服药未几数剂，遂谓无功，躁急火热而阴火愈动。有等医者，见其无回生之理，遽用峻药劫之，以纾目前之急，则将不俟终日而死期将至矣。以余意揆之，方疾之始作，必致谨于三事而后可。三者维何？一要遇明医，二要肯服药，三要能禁戒，三者缺一不治也。"

对于虚劳的防护和调养，龚廷贤告诫世人要节欲，不可恣意妄为，伤精损身。他说："世人惟知百病生于心，而不知百病生于肾。饮酒食肉，醉饱入房，不节欲，恣意妄为，伤其精，肾水空虚，不能平其心火；心火纵炎，伤其肺金，是绝肾水之源。金水衰亏，不能胜其肝木，肝木盛则克脾土而反生火；火独旺而不生化，故阳有余而阴不足。其病独热而不久矣。"为此，他还专门作诗《警示二绝》以提醒世人，其云：

酒色财气伤人贼，多少英雄被他惑；若能摆脱这尘凡，便是九霄云外客。

浮生何事多偏性，酷贪花酒伤生命；一朝卧病悔噬脐，使尽黄金药不应。

案例1

太学刘诚庵乃郎，年十八岁，患虚劳热嗽痰喘，面赤自汗，昼夜不能倒卧，痰不绝口。如此旬日，命在须臾，一家彷徨，诸医措手。召予诊视，六脉微数，乃阴虚火动之症。予令其五更将壮盛妇人乳汁一盅，重汤煮温，作三四十口服之，至天明服河车地黄丸一服，少顷，将大小米入山药、莲肉、红枣、核桃仁数个，煮稀粥食之；半晌，又煎清离滋坎汤二剂，加竹沥、童便、姜汁少许，频频服之。服至午，又进前粥碗许，加白雪糕食之，过半晌，又照前药二剂频服至尽。将晚，又进前粥碗许，又煎前药二剂，夜间睡则药止，醒则即服。如此三昼夜，药不住口，火乃渐息，方得卧倒。以后减却前药一半，过半月，病减十之六七。每日只服汤药一剂，调理数月而愈。此症危急至甚，非予用此法救之，若照寻常，日服一二剂者，几乎不起。夫一杯之水，不能救舆薪之火，正此之谓也。令后患此症者，当照此服药，医者当照此治之，未有不愈者也。其有脾胃弱而作泻者，不在此限。（《万病回春·卷之四》）

案例2

一妇人为哭母，吐血咳嗽，发热盗汗，经水不行。此悲伤肺，以补中益气汤加桔梗、贝母、知母多服，归脾汤送下六味丸。（《寿世保元·庚集七卷·虚劳》）

案例3

一妇人热来复去，昼见夜伏，不时而动，或无定处，而作口舌生疮者，若从脚起，乃无根之火也，以十全大补汤加麦门冬、五味子。（《寿世保元·庚集七卷·虚劳》）

案例 4

一妇人患劳嗽，不时发热，或时寒热，或用清热之药，其热益甚，盗汗口干，两足如炙，遍身皆热，昏愦如醉，良久热止方醒，或晡热至旦方止。此乃阴血虚而阳气弱也，朝用六味丸料，夕用十全大补汤，月余诸症稍愈，更兼以补中益气汤，两月余而愈。(《寿世保元·庚集七卷·虚劳》)

（八）咳嗽

咳嗽是指由外感、内伤等病因导致肺失宣降、肺气不利或上逆从而发出咳声，或咳吐痰液的一种肺系病证。咳嗽既是多种肺系疾病的一个症状，又是具有独立性的证候。历代一般将有声无痰称为咳，有痰无声称为嗽，有痰有声称为咳嗽。临床上多声痰并见，很难截然分开，所以一般统称咳嗽。

《内经》以咳名之，书中对咳嗽的病位、病因、症状、证候分类、病理转归及治疗等均有较为详细的论述。如《素问·宣明五气》云："五气所病……肺为咳。"《素问·咳论》既认为咳嗽是由于"皮毛先受邪气"所致，又指出"五脏六腑皆令人咳，非独肺也"，强调外邪犯肺或脏腑功能失调，病及于肺，均可以导致咳嗽。

咳嗽的分类，历代由于方法不同所用名称甚多。《素问·咳论》以脏腑命名，分为肺咳、心咳、肝咳、脾咳、肾咳等，并且描述了各类不同证候的特征。《诸病源候论·咳嗽候》有十咳之称，除五脏咳外，尚有风咳、寒咳、久咳、胆咳、厥阴咳等。金元时代，刘河间《素问病机气宜保命集·咳嗽》强调咳与嗽有别，"咳谓无痰而有声，肺气伤而不清也。嗽是无声而有痰，脾湿动而为痰也。咳嗽谓有痰而有声，盖因伤于肺气，动于脾湿，咳而为嗽也"。

龚廷贤亦对咳与嗽作了区分，并指出咳嗽是因为肺气动脾湿导致的。"夫咳谓有声，肺气伤而不清，嗽谓有痰，脾湿动而生痰。咳嗽者，因伤肺气而动脾湿也"。又指出，咳嗽之因虽然有六气五脏病的区分，但主要在肺，"病本须分六气五脏之殊，而其要皆主于肺。盖肺主气而声出也"。他又引用南宋永嘉名医戴煟（号复庵）的话，对五种类型咳嗽作了区分。云："因风寒者，鼻塞、声重、恶寒者是也；因火者，有声痰少面赤者是也；因劳者盗汗出，兼痰者多作恶热；肺胀者动则喘满，气急息重；痰者，嗽动便有痰声，痰出嗽止。五者大概耳，亦当明其是否也。"

关于咳嗽的辨治，历代医家各有建树，张仲景的《伤寒论》《金匮要略》从表里寒热虚实列述咳嗽的病证，既体现咳嗽是肺系疾病的主要症状，也说明凡内外之邪，如痰饮、热邪、燥邪、风邪、寒邪等伤肺，均可致咳。金元时期，刘河间强调湿在咳嗽辨治中的重要一面。《河间六书·咳嗽》指出，"六气皆令人咳，惟湿病痰饮入胃，留之而不行，止于肺则为咳嗽"，提出"咳嗽者治痰为先，治痰者下气为上"。朱丹溪治疗内伤咳嗽喜从痰火论治，并强调按照咳嗽发作的季节、时间用药。《济世全书·卷二·咳嗽》引述朱丹溪之论曰："丹溪曰：肺为五脏之华盖，声音之所从出，皮毛赖之而润泽，肾水由之而生养，腠理不密，外为风寒暑湿之气所干而疾作。伤风则脉浮，伤寒则脉紧，伤热则脉数，伤湿则脉细。上半日嗽者，为胃中有火；午后嗽者，属阴虚；五更嗽多者，此胃中有食即至此时滞。肺气不利，诸邪或痰皆然。春是春升之气或外感，夏是火炎上最重，秋是湿热伤肺，冬是风寒外束也。"

龚廷贤吸取了朱丹溪治咳嗽经验，并有所发挥，提出治咳嗽大法："治法须分新久虚实。新病风寒则散之，火热则清之，痰涎则化之，湿热则泻之。久病便属虚属郁，气虚则补气，血虚则补血，兼郁则开郁，滋之润之，敛之降之，则治虚之法也。"

龚廷贤论治咳嗽主方推崇参苏饮。曰："四时感冒，发热头痛，咳嗽声重，涕唾稠黏，中脘痞满，呕吐痰水，宽中快膈，不致伤脾，此药大解肌热潮热，将欲成劳，痰嗽喘热并效，用参苏饮。"

参苏饮组成：紫苏叶、前胡、桔梗、枳壳（去瓤）、干葛、陈皮、半夏（汤泡）、白茯苓（去皮）各一钱，甘草三分，人参五分，木香三分（初病热嗽去之）。上锉一剂，姜、枣煎服。

加减：若天寒感冒，恶寒无汗，咳嗽喘急，或伤风无汗，鼻塞声重，加麻黄一钱，杏仁一钱，金沸草一钱以汗散之；若初感冒，肺多有热，加杏仁、桑皮、黄芩、乌梅；胸满痰多，加瓜蒌仁；气促喘嗽，加知母、贝母；肺寒咳嗽，加五味子、干姜；心下痞闷，烦热嘈杂恶心，停酒不散，加姜炒黄连、枳实、干葛、陈皮倍用之；鼻衄，加乌梅、麦门冬、白茅根；火盛发热，加柴胡、黄芩；头痛，加川芎、细辛；咳嗽吐血，加升麻、牡丹皮、生地黄；心热咳嗽久不愈，加知母、麦门冬；见血，加阿胶、生地黄、乌梅、赤芍、牡丹皮；吐血痰嗽，加四物汤，名茯苓补心汤；妊娠伤寒，去半夏，加香附。

龚廷贤治咳嗽的其他验方。

清肺汤治一切咳嗽，上焦痰盛。

清肺汤组成：黄芩（去朽心）一钱半，桔梗（去芦）、茯苓（去皮）、陈皮（去白）、贝母（去心）、桑白皮各一钱，当归、天门冬（去心）、山栀、杏仁（去皮尖）、麦门冬（去心）各七分，五味子七粒，甘草三分。上锉，生姜、枣子煎，食后服。

加减：痰咳不出加瓜蒌、枳实、竹沥，去五味子；咳嗽喘急加苏子、竹沥，去桔梗；痰火咳嗽、面赤身热、咳出红痰，加芍药、生地黄、紫菀、阿胶、竹沥，去五味子、杏仁、贝母、桔梗；久嗽虚汗多者，加白术、芍药、生地黄，去桔梗、贝母、杏仁；久嗽喉痹、声不清者，加薄荷、生地黄、紫菀、竹沥，去贝母、杏仁、五味子；嗽而痰多者，加白术、金沸草，去桔梗、黄芩、杏仁；咳嗽身热，加柴胡；咳嗽，午后至晚发热者，加知母、黄柏、生地黄、芍药、竹沥，去黄芩、杏仁；咳嗽痰结胁痛者，加白芥子、瓜蒌、枳实、砂仁、木香、小茴香、竹沥、姜汁少许，去贝母、杏仁、山栀，亦加柴胡引经。

上气喘逆，咽喉不利，痰滞咳嗽，口舌干渴，方用二母清顺汤。

二母清顺汤组成：天门冬（去心）一钱，麦门冬（去心）一钱，知母（姜汤浸）二钱，贝母（甘草汤洗）二钱，人参五分，当归身一钱，枯芩一钱，元参一钱，山栀子（炒）一钱，桔梗一钱，天花粉一钱，薄荷七分，生甘草三分。上锉。水煎服。

清热宁嗽化痰定喘丸

橘红五钱，青黛三钱，贝母七钱，胆星一两，天花粉七钱，桑白皮七钱，杏仁（去皮尖）七钱，桔梗七钱，黄芩五钱，前胡七钱，甘草三钱。

上为细末，炼蜜为丸，如龙眼大。每服一丸，淡姜汤化下。

清上噙化丸清火化痰，止嗽定喘。

组成：瓜蒌霜、天门冬（去心）、橘红、枯芩（去朽，酒炒）、海石（煅）、柿霜各一两，桔梗（去芦）、连翘、玄参、青黛各五钱，风化硝三钱。上为细末，炼蜜为丸，如龙眼大，食远噙化。

龚廷贤自创治咳嗽方——润肺豁痰宁嗽汤，按此方治痰嗽兼阴虚者宜之。

润肺豁痰宁嗽组成：陈皮五分，半夏（姜制）五分，白茯苓四分，甘草（炙）三分，黄柏（酒炒）五分，黄芩（酒洗）三分，知母（酒炒）五分，贝母（去心）五分，天冬（去心）三分，麦门冬（去心）三分，紫菀（酒洗）三分，款冬花（酒洗）三分，桔梗三分，熟地黄五分，当归三分。上锉一剂，生姜三片，水煎温服。

案例 1

周藩海阳王昆湖公，患痰嗽喘热，左足肿痛，日轻夜重。每年发一两次，已经三十年，遍治弗效。余诊左脉微数、右脉弦数，此血虚有湿痰也。以四物汤加苍术、黄柏、木瓜、槟榔、木通、泽泻，空心服以治下元，以茯苓补心汤临卧服以治上焦。各三服而愈。后以神仙飞步丸空心服，清气化痰丸临卧服，各一料，永不再发。(《万病回春·卷之二》)

案例 2

一儒者，每至春咳嗽，用参苏饮之类乃愈。后复发，仍用前药，反喉喑，左尺洪数而无力。余以为肾经阴火刑克肺金，以六味丸料加麦门冬、五味子、炒山栀，以补中益气汤而愈。(《万病回春·卷之二》)

案例 3

一人时唾痰涎，内热作渴，肢体倦怠，劳而足热，用清气化痰，益甚。余曰：此肾水泛而为痰，法当补肾。不信，另进滚痰丸一服，吐泻不上，饮食不入，头晕眼闭，始信。余用六君子汤数剂，胃气渐复，却用六味丸月余，诸症悉愈。(《寿世保元·丙集三卷·咳嗽》)

案例 4

一人咳嗽气喘，鼻塞流涕，余用参苏饮一剂，以散寒邪，更用补中益气，以实腠理而愈。后因劳怒乃作，自用前饮益甚，加黄连、枳实，腹胀不食，小便短少。二陈、四苓，前症愈剧，小便不通。余曰：腹胀不食，脾胃虚也；小便短少，肺肾虚也，悉因攻伐所致。投以六君子加黄芪、炮姜、五味二剂，诸症顿退。再用补中益气加炮姜、五味，数剂痊愈。(《寿世保元·丙集三卷·咳嗽》)

（九）眩晕

眩晕是指因清窍失养或邪扰清空而引起的一种病证。眩即眼花或眼前发黑，视物模糊；晕是头晕，感觉自身或外界景物旋转，站立不稳。两者常同时并见，故统称为眩晕。其轻者闭目即止，重者如坐舟车，旋转不定，不能站立，常伴恶心、呕吐、汗出、面色苍白等症状。

眩晕一证最早见于《内经》，称为"眩""眩冒"，认为与肝风、虚损及外邪有关。如《素问·至真要大论》云："诸风掉眩，皆属于肝。"《灵枢·卫气》说："上虚则眩。"《灵枢·口问》又云："上气不足，脑为之不满，耳为之苦鸣，头为之苦倾，目为之眩。"《灵枢·海论》亦云："髓海不足，则脑转耳鸣，胫酸眩冒，目无所视。"《灵枢·大惑论》又说："故邪中于项，因逢其身之虚……入于脑则脑转，脑转则引目系急，目系急则目眩以转矣。"汉代张仲景对眩晕没有专论，但认为痰饮是本证的主要原因，所创的苓桂术甘汤、泽泻汤、小半夏加茯苓汤等是治疗痰饮眩晕常用而有效的方剂，为后世"无痰不作眩"的论述奠定了理论基础。唐宋以降，基本继承了《内经》的观点，但强调风邪入侵致眩晕。元代朱丹溪力倡痰火致眩说。如《丹溪心法·头眩》云："头眩，痰夹气虚并火，治痰为主，夹补气药及降火药。无痰不作眩，痰因火动；又有湿痰者，有火痰者。"

龚廷贤认为，眩晕与冒眩同义，"眩者言其黑，晕言其转，冒言其昏，眩晕之与冒眩，其义一也。"临床表现，"其状目闭眼眩，身转耳聋，如登舟车之上，起则欲倒"。

对于眩晕的病因病机，龚廷贤认为主要由于诸"虚"导致。"盖虚极乘寒得之，亦不可一途而取轨也"。由"虚"致眩晕途径不一，如外感淫邪，风、寒、暑、湿四种邪气乘虚侵入人体，影响清窍而致眩晕。云："风则有汗，寒则掣痛，暑则热闷，湿则重滞，此四气乘虚而眩晕也。"

内伤七情，喜、怒、哀、乐、悲、恐、思等情志改变，影响气机，郁而生痰，痰气上逆，影响清窍而致眩晕。云："喜怒哀乐，悲恐忧思，郁而生痰，随气上厥，七情致虚而眩晕也。"

肾精不足，淫欲过度，肾阴不充，或老年肾亏，不能纳气归原，清窍失养而致眩晕。云："淫欲过度，肾家不能纳气归原，使诸气逆奔而上，此眩晕之出于气虚也明矣。"

气血亏虚，吐衄崩漏，肝藏血失司，诸血失道妄行；或妇人新产，气血虚弱，或血瘀不行，清窍失养而致眩晕。云："吐衄崩漏，肝家不能收摄荣气，使诸血失道妄行，此眩晕之生于血虚也又明矣。以至新产之后，血海虚损，或瘀不行，皆能眩晕。"

对于眩晕的治疗，龚廷贤重视痰在眩晕发病中的作用，主张"治眩晕法，尤当审谛，先理痰气，次随症治""治法随机应敌，其间以升降镇坠行焉，最不可妄施汗下"。并创制清晕化痰汤为治眩晕主方，"治眩晕之总司"，并辨证灵活用药。

清晕化痰汤组成：陈皮（去白）、半夏（姜汁炒）、白茯苓（去皮）各一钱半，防风、羌活各七分，甘草三分，枳实（麸炒）一钱，川芎、黄芩（酒炒）各八分，白芷、细辛、南星（姜汁炒）各七分。上锉一剂，生姜三片，水煎服。以此作丸，亦可。

加减：气虚，加人参七分，白术（去芦）一钱；血虚，加当归，倍川芎；有热，加黄连（姜炒）七分。

龚廷贤还指出，肥胖色白之人，若日常头眩眼花，猝时晕倒者，名痰晕，治疗可用清痰祛眩汤。

清痰祛眩汤组成：天南星（姜泡）、半夏（姜汁制）、天麻、苍术（米泔浸）、川芎、陈皮、茯苓（去皮）、桔梗、枳壳（去瓤）、乌药、酒芩、羌活各八分，甘草三分。上锉一剂，生姜水煎，临服，入竹沥、姜汁同服。

此外，如眩晕属胃气虚损，风痰上扰，表现为头旋眼黑，恶心烦闷，气短促上喘，乏力，懒言，心神颠倒，目不敢开，如在风云中，头若裂，身重如山，四肢厥冷，不得安睡，治以燥湿祛痰，健脾和胃；用半夏白术天麻汤。方中半夏燥湿化痰，降逆止呕；天麻平肝息风而止头眩，两者合用为治风痰眩晕之要药。白术为臣健脾燥湿；与半夏、天麻配伍，祛湿化痰、止眩之功亦佳。佐以茯苓健脾渗湿，与白术相伍，尤能治生痰之本；

陈皮理气化痰以使气顺则痰消。使以甘草调药和中，姜枣调和脾胃。

如眩晕属劳役过度，中气虚损，表现为眩晕，乏力，神疲，纳呆，脉虚弱，治以补中益气，健脾养血，方用补中益气汤加白芍、熟地黄、半夏、天麻。方中黄芪、人参补中益气，陈皮理气和胃，半夏健脾燥湿，当归、地黄、白术补血养血，天麻息肝风，升麻、柴胡升清阳之气到头目，甘草调和诸药。若气虚兼有湿痰者，补中益气汤去升麻、柴胡，加茯苓、川芎、半夏、桔梗理气化痰，行气活血；气虚痰火上炎，用清阳除眩汤（人参、白术、陈皮、半夏、天麻、槟榔、旋覆花、甘草、生姜）益气健脾化痰，平肝息风。

如眩晕属气血（阴）两虚，表现为眩晕，畏寒肢冷，脉细微，治以益气补血，方用十全大补汤。方中黄芪、人参、白术、茯苓、甘草补气，当归、川芎、白芍、熟地黄、麦门冬养阴生津，五味子生津敛汗，肉桂补火助阳，温经通脉。若失血过多，眩晕不醒者用芎归汤（当归、川芎）养血活血。

如眩晕属肾气虚衰，症见眩晕，气短，痰盛，遗尿，舌淡，两尺脉浮大，按之如无，治当补肾气，滋肾阴，方用金匮肾气丸。方中六味地黄丸滋补肾阴，附子味辛大热温阳散寒，肉桂引火归原，阳中求阴泉源不竭。

眩晕属阴虚火热，症见头目眩晕，兼见阴虚火旺之象，脉数，治以滋补肾阴，清热降火，方用清离滋坎汤（怀生地黄、怀熟地黄、山药、牡丹皮、茯苓、泽泻、山茱萸、麦门冬、天门冬、当归、白芍、炙甘草、白术、黄柏、知母）加川芎、天麻、栀子、竹沥。方中六味地黄汤滋补肾阴；麦门冬、天门冬、白芍、黄柏、知母、栀子养阴清热降火；当归、川芎行气活血；天麻平肝息风；竹沥清热化痰。

眩晕属阳气暴脱，症见如坐舟车，气短自汗，上气喘急，手足冷，虚急欲倒，脉沉细，治以益气回阳固脱，方用参附汤，生姜为引。方中人参味甘微苦，性微温，归心、肺、脾经，大补元气；附子辛甘，大热，入心、脾、肾三经，温阳散寒，上助心阳，中助脾阳，下助肾阳；生姜温中散寒，助附子温阳，并调和二药。

对于眩晕的预后，龚廷贤常以汗出来判断。他认为，眩晕伴有轻微自汗为邪去正复，是眩晕将愈之征；如果目眩并出现谵语，自汗出量大，为虚极而脱，病热加重。其曰："然而眩晕欲解，自汗则有之。若诸逆发汗，剧者言乱目眩。与夫少阴病下利止而头眩，时时自汗者，此虚极而脱也，识者将有采薪之忧。"

案例 1

一人气短痰晕，服辛香之剂，痰盛遗尿，两尺浮大，按之如无。予以为肾家不能纳气归原，香燥致甚耳，用八味丸料，三剂而愈。(《寿世保元·戊集五卷·眩晕》)。

案例 2

一人形体丰厚，劳神喜怒，面带阳色，口渴吐痰，或头目眩晕，或热从腹起，左三脉洪而有力。予以为足三阴亏损，用补中益气汤加麦门冬、五味，及加减八味丸而愈。(《寿世保元·戊集五卷·眩晕》)

案例 3

一生圆形体魁梧，不慎酒色，因劳怒头晕仆地，痰涎上涌，手足麻痹，口干引饮，六脉洪数而虚。余以为肾经亏损，不能纳气归原而头晕，不能摄水归原而为痰，阳气虚热而麻痹，虚火上炎而作渴，补中益气合六味丸料治之而愈。其后或劳役，或入房，其病即作，用前药而愈。(《寿世保元·戊集五卷·眩晕》)

案例 4

孙都宪，形体丰厚，劳神喜怒，面带阳色，口渴吐痰，或头目眩晕，或热从腹起，左三脉洪而有力，右三脉洪而无力，余谓足三阴亏损，用补

中益气加麦门、五味及加减八味丸而愈。(《寿世保元·戊集五卷·眩晕》)

案例 5

大学士中玄高公，患头目眩晕，耳鸣眼黑如在风云中，目中溜火，一医以清火化痰，一医以滋补气血，俱罔效。余诊六脉洪数，此火动生痰。以酒蒸大黄末三钱，茶下。一服而愈。盖火降则痰自消矣。(《万病回春·卷之四》)

案例 6

熊槐二官，年六十余，身体胖大。余诊其脉，下手即得五至一止。余乃惊曰：君休矣! 渠曰：连日微觉头晕，别无恙也，何故出此，愿实教焉。予曰：越十日用药，相哂而退。少顷间中痰，求救于余。见其必不可治，令以香油灌之，即醒。逾十日果卒。(《万病回春·卷之四》)

案例 7

一妇人素头晕不时而作，月经足而少，此中气虚弱，不能上升而头晕，不能下化而经少，用补中益气汤而愈。后因劳仆地，月经如涌，此劳伤火动，用前汤加五味子一剂而愈。前症虽云气无所附，实因脾气亏损耳。(《济世全书·卷六》)

（十）汗证

汗证是指由于阴阳失调，腠理不固，而致汗液外泄失常的病证。其中，不因外界环境因素的影响，面白昼时时汗出，动辄益甚者，称为自汗；寐中汗出，醒来自止者，称为盗汗，亦称为寝汗。

正常的出汗是人体的生理现象。自汗、盗汗均为汗液过度外泄的病理现象。龚廷贤在《寿世保元·汗证》中对自汗、盗汗的名称作了恰当的说明："自汗者，无时而濈濈然出，动则为甚，属阳虚，卫气之所司也；盗汗者，寐中出，通身如浴，觉来方止，属阴虚，荣血之所主也。"

自汗、盗汗是临床杂病中较为常见的一个病证。对于前人的自汗属阳虚、盗汗属阴虚之说，龚廷贤作了具体说明："阴蒸阳分而液出者，为自汗；阳蒸阴分而液出者，为盗汗。故阴虚阳必凑，发热而盗汗；阳虚阴必乘，发厥而自汗，此阴阳偏胜之所致也。"但自汗阳虚、盗汗阴虚之说，系指自汗、盗汗发病的一般规律，并不能概况全部，为此，龚廷贤又有所补充。他说："又有惊怖，房室，劳极，历节，肠痈，痰饮，产蓐及伤寒，风温等病，皆能令人自汗。其盗汗乃心虚所致也。"另外，龚廷贤还赞同元代朱丹溪对自汗、盗汗病理属性的概括，"自汗、盗汗之症，原由心肾二经，人虚则为此症"。

对于汗证的治疗，龚廷贤提出"大抵自汗宜补阳调卫，盗汗宜补阴降火"之治则。对于心虚而冷汗自出者，理宜补肝，此为"益火之源，以消阴翳也"。阴虚火炎者，法当补肾，此为"壮水之主，以制阳光"。又有火气上蒸胃中之湿，亦能生汗，龚廷贤以凉膈散主之。对于汗证的预后，龚廷贤提示："凡汗出发润，汗出如油，汗缀如珠者，皆不治也。"另外，他还提出自汗要特别忌生姜，因为"以其开腠理故也"。

在治疗盗汗的方剂中，龚廷贤尤为推崇当归六黄汤。他说："此方治盗汗之圣药也。"

当归六黄汤组成：当归（酒洗）、黄芪（蜜炙）、生地黄、熟地黄各二钱、黄柏、黄连、黄芩各一钱。

在治疗自汗的方剂中，龚廷贤推崇补中益气汤。云："治自汗，效捷影响"（《济世全书·自汗盗汗》）。"凡内伤及一切虚损之症，自汗不休者，总用益气汤，加熟附子、麻黄根、浮小麦，其效捷于影响。"特别注意的是，龚廷贤强调在治疗自汗的补中益气汤方中，升麻、柴胡俱要用蜜水炒过，"以杀其升发勇悍之性"，同时又可以引参、芪等药至肌表，是不可缺之药。

对于自汗，龚廷贤以脉象为主要依据，运用补中益气汤，灵活加减。如左寸脉浮洪而自汗者，此为心火炎上，补中益气汤倍参、芪，加麦冬、五味子、黄连各五分；如左关脉浮弦而自汗者，夹风邪也，补中益气汤加桂枝、芍药；若不阴虚，只用桂枝可。左尺脉浮洪无力而有汗者，水亏火盛也，补中益气汤加黄柏、知母各五分，熟地一钱，此乃"壮水之主，以制阳光"之法。右关脉浮洪无力而自汗者，补中益气汤倍参、芪即可。右尺脉洪数无力而自汗者，或盗汗，此为相火夹心火之势而上伐肺金也，宜用当归六黄汤。

自汗属阳虚，时常而出也，宜参芪汤。

参芪汤组成：黄芪（蜜炙）一钱，人参一钱，白术（去芦，炒）一钱，白茯苓（去皮）一钱，当归（酒洗）一钱，熟地黄一钱，白芍（酒炒）一钱，酸枣仁（炒）一钱，牡蛎（煅）一钱，陈皮七分，炙甘草二分，乌梅一枚，枣一枚，浮小麦一撮。水煎，温服。

自汗虚弱之人，可服大补黄芪汤。

大补黄芪汤组成：黄芪（蜜炒）一钱，人参一钱，白术（去芦，炒）一钱，白茯苓（去皮）一钱，当归（酒洗）一钱，白芍（酒炒）一钱，熟地黄一钱，山茱萸（酒蒸去核）一钱，肉苁蓉（酒洗）一钱，五味子十粒，肉桂五分，防风七分，炙甘草三分，枣二枚。水煎，温服。

盗汗属气血两虚者，宜滋阴益阳汤。

滋阴益阳汤组成：当归（酒洗）一钱，熟地黄一钱，生地黄一钱，白芍（酒炒）一钱，黄柏（蜜水炒）八分，知母（蜜水炒）八分，人参五分，白术（去芦）一钱，白茯苓（去皮）一钱，黄芪（蜜水炒）一钱，陈皮八分，炙甘草八分，枣二枚，净小麦一撮。水煎，温服。

对于特别部位或特征的异常出汗症，龚廷贤也有具体论述及治疗。如心汗，即心孔有汗，别处无有，宜茯苓补心汤。

茯苓补心汤组成：白茯苓（去皮）、人参、白术（去芦）、当归、生地黄、炒酸枣仁、麦门冬（去心）、陈皮、黄连（炒）各等份，炙甘草八分，辰砂（研末，临服调入）五分，枣二枚，乌梅一个，浮小麦一撮。水煎，食远服。另，心热则汗出，亦有火气上蒸胃中之湿，亦作汗，凉膈散主之。

无论冬夏，额上常有汗出者，龚廷贤认为此是得之醉后当风所致。因为头乃诸阳之会，酒乃发阳之物，所以饮酒必见汗者，醉后阳气上升，头面之阳气因之而开。再加上当风坐卧，风时入之，以致头面出汗，名曰漏风，宜黄芪六一汤。

黄芪六一汤组成：黄芪六两，甘草一两，加肉桂、白芍，各用蜜炙十余次，出火毒，每服一两，水煎，温服。

如头汗，症见渴饮浆水，小便不利，此因为温热之故，当发黄，可以根据虚实之别，用茵陈汤或五苓散治之。

至于黄汗者，汗出染衣，黄如柏汁是也。龚廷贤则直接引用《金匮要略·水气病脉证并治》之论："问曰：黄汗之为病，身体肿，发热汗出而渴，状如风水，汗染衣，色正黄如柏汁，脉沉，何从得之？师曰：以汗出时入水中，浴水从汗孔入得之。"《金匮要略》中治黄汗之方为黄芪芍药桂枝苦酒方，然龚廷贤稍做变化，将之命名为二仙酒方，亦治黄汗。二仙酒方用蜜炒黄芪、酒炒白芍各五钱，桂枝三钱，水煎，温服。

脚汗，方用白矾、干葛各五钱，为末水煎，逐日洗，连续五日。

案例1

一人四时出汗，畏风不敢当，虽炎天必须棉衣。冬天气喘，气不相接，遇夏热淋白浊。服八物汤不效，服补中益气汤少已。予以荆芥、防风、桂枝、薄荷、甘草、羌活，一剂而痊。（《寿世保元·丁集四卷·汗症》）

案例2

一人血气大虚，形体羸瘦，大汗如雨不止，命在须臾，诸医弗效。以十全大补汤倍用参、芪，以童便制附子，一剂即效，服不数剂，痊安。（《古今医鉴·卷七》）

（十一）不寐

不寐，即一般所谓失眠，是因阳不入阴所引起的、以经常不易入寐为特征的病证。轻者入寐困难，有寐而易醒，有醒后不能再寐，亦有时寐时醒等，严重者则整夜不能入寐。古代文献亦称为"目不瞑""不得眠"等。

不寐之病名首见于《难经·四十六难》。其认为，老人"卧而不寐"是因为"气血衰，肌肉不滑，荣卫之道涩"。《灵枢·大惑论》详细论述了"目不瞑"的病机，认为"卫气不得入于阴，常留于阳。留于阳则阳气满，阳气满则阳跷盛；不得入于阴则阴气虚，故目不瞑矣"。卫阳盛于外，而营阴虚于内，卫阳不能入于阴故不寐。后世医家，如隋·巢元方《诸病源候论·大病后不得眠候》曰："大病之后，脏腑尚虚，荣卫未和，故生于冷热。阴气虚，卫气独行于阳，不入于阴，故不得眠。若心烦不得眠者，心热也。若但虚烦，而不得眠者，胆冷也。"指出脏腑功能失调，营卫不和，卫阳不能入于阴是不寐的主要病机所在。

龚廷贤认为，不寐可以分为两种，一者有疾后虚弱及年高阳衰以致不寐；二者有痰在胆经，神不守舍，亦令不寐。前者用六君子汤，加炒酸枣仁、黄芪。后者因痰而用温胆汤，减竹茹一半，加南星、炒酸枣仁。如果是伤寒不寐者，当具体辨证论治。

龚廷贤还强调惊悸、健忘、怔忡、失志不寐、心风，皆是胆涎沃心，以致心气不足。若治疗用药凉剂太过，则心火愈微，痰涎愈盛，而病益深，因此宜治痰理气为要。

治疗不寐，龚廷贤以安神复睡汤为主方。

安神复睡汤组成：当归、川芎、酒炒白芍、熟地黄、益智仁、炒酸枣仁、远志（甘草水泡，去心）、山药、龙眼肉各等份，姜、枣煎服。

龚廷贤还创制了高枕无忧散，以治"心胆虚弱，昼夜不眠"。他自称百方无效者，服此方如神。

高枕无忧散组成：人参五钱，软石膏三钱，陈皮一钱五分，姜半夏一钱五分，白茯苓（去皮）一钱五分，麸炒枳实一钱五分，竹茹一钱五分，麦门冬（去心）一钱五分，炒酸枣仁一钱五分，甘草一钱五分，龙眼五个。水煎服。

如勤于事务而劳心，痰多少睡，心神不定，宜养心汤。

养心汤组成：人参、麦门冬（去心）、黄连（微炒）、白茯苓（去皮）、白茯神（去皮、木）、当归（酒洗）、白芍（酒炒）、远志（去心）、陈皮、柏子仁、酸枣仁、甘草各等份，莲子肉五个去心。水煎，温服。

如心气不足，恍惚多忘，或劳心胆冷，夜卧不睡，龚廷贤以加味定志丸治之。他认为，"此药能安神定志"。

加味定志丸组成：人参三两，白茯神（去皮、木）二两，远志（甘草水泡，去心）二两，石菖蒲二两，炒酸枣仁二两，柏子仁（炒去壳）二两。上为细末，炼蜜为丸，如梧桐子大，朱砂、乳香为丸。每服五十丸，临卧，枣汤送下。

如胆虚常多畏恐，不能独卧，如人捕状，头目不清，宜用人参汤。

人参汤组成：人参三分，枳壳（去瓤）三分，五味子三分，桂心三分，甘菊花三分，白茯神三分，枸杞子三分，山茱萸（去核）三分，柏子仁一钱，熟地黄一钱。为细末，每服二钱，温酒调服。

多睡及不睡，方选用酸枣仁汤。

酸枣仁汤组成：酸枣仁（和皮微炒）、人参、白茯苓（去皮）各等份。水煎服。如不要睡即热服，如要睡即冷服。

如果是心下怔忡，睡倒即大声打鼾睡，醒即不寐。龚廷贤以羚羊角、乌犀角各用水磨浓汁，入前所用汤药内。他认为，"盖打鼾睡者，心肺之火也"，因此用羚羊角、犀角清心肺之火。

龚廷贤还巧用酸枣仁治疗胆虚不眠与胆实多睡之症。他认为，胆虚不眠属于寒也，用炒酸枣仁为末，竹叶煎汤调服。胆实多睡属于热也，用生酸枣仁为末，茶、姜汁调服。酸枣仁炒熟，补胆虚寒不眠；生用，泻胆实热而多睡。龚氏对同一味酸枣仁，生熟功用之不同，可谓经验之谈。

关于睡觉姿势对睡眠质量的影响，龚廷贤亦有论述。他认为，睡时姿势应以屈膝蜷腹，以左右侧卧为好，这是养生家所谓的狮子眠。如此"气海深满，丹田常暖，肾水易生，益人多宏"。四肢伸展，舒体而卧，则"气宣而寡蓄，神散而不潜"，这只是在清醒时身体舒服而已，因此有"睡不厌踧，觉不厌舒"之说。另外，龚廷贤还认为睡时应闭口为好，因为口开会失真气，且邪易从口入。凡睡而张口者，牙齿无不早落，这是可以从实际生活中得到验证的。

案例

一小儿十五岁，因用心太过，少寐惊悸，怔忡恶寒。先用补中益气汤、茯苓、酸枣、远志，恶寒渐止；又用加味归脾汤，惊悸少安；又用养心汤而痊。（《万病回春·卷之四》）

（十二）淋证

淋证是以小便频急，淋沥不尽，尿道涩痛，或伴有小腹拘急，痛引腰腹为典型临床表现的病证。多为肾虚、湿热下注引起的膀胱气化失司、水道不利所致。

淋之名始见于《内经》，如"淋""淋溲""淋满"等。《金匮要略·消渴小便不利淋病脉证并治》曰："淋之为病，小便如粟状，小腹弦急，痛引脐中。"这是对淋证临床表现比较具体的描述。对于淋证的分类，历代医家主要是根据病因和不同的临床特征进行划分的，具体分类方法仁智各见。如《中藏经》将淋证分为冷淋、热淋、气淋、劳淋、膏淋、砂淋、虚淋、实淋八种。巢元方《诸病源候论·淋病诸候》将淋证分为石淋、劳淋、气淋、血淋、膏淋、寒淋、热淋七种。唐·孙思邈《备急千金要方》有"五淋"之称。王焘《外台秘要》曰:"《集验》论五淋者,石淋、气淋、膏淋、劳淋、热淋也。"其所述为北周姚僧坦《集验方》"五淋"的具体含义。宋代严用和《济生方·淋利论治》曰:"淋之为病,种凡有五,气、石、血、膏、劳是也。"其所述"五淋"具体含义与前者又有不同。

龚廷贤认同"五淋"之说,在《种杏仙方·淋证》有"气砂血膏劳五淋"之言,在《万病回春·淋证》的"五淋"分别为气淋、沙淋、血淋、膏淋、劳淋,《寿世保元·诸淋》有气淋、砂淋、膏淋、劳淋、血淋,《济世全书·淋闭》有气淋、石淋、血淋、膏淋、劳淋。在龚廷贤的著作中,"五淋"实际是统一的,砂淋、沙淋、石淋其实是一种,在晚年他直言:"夫五淋者,气、石、血、膏、劳是也。"并对"五淋"作了具体说明:"气淋,为病小便涩,常有余滴;石淋,茎中痛,尿不得卒出;膏淋,尿似膏出;劳淋,劳倦即发,痛引气冲;血淋,遇热即发,甚则尿血。候其鼻头色黄者,小便难也。"

对于淋证的病因病机,龚廷贤认为大抵由心肾不足,积蕴热毒,或酒后房劳,服食热燥,七情郁结所致。其言:"夫淋者……皆由膏粱之味、湿热之物或烧酒炙肉之类过多,或用心太过,或房劳无节,以致心肾不交,水火无制,而成五淋之证。名虽有五,大概属热者居多,故有新久虚实之不同耳,学者审症而变通焉,慎毋胶柱以调瑟也。"

对于淋证的治疗,龚廷贤将海金砂散作为治疗五淋的主方,认为该方为"治五淋神方",在该方下加按语云:"上方治诸淋,不问虚实,宜之。"该方为当归(酒浸)、雄黄、川牛膝(去芦,酒浸)、大黄(酒浸)、木香、海金砂各等份,为细末,每服一钱半,临卧酒调服。龚廷贤认为,服用海金砂散,小便内打下砂石子后,继服六味地黄丸收功,或加车前子、牛膝(去芦)。

如心经蕴热,脏腑闭结,小便赤涩,癃闭不通,及热淋尿淋,如酒后恣欲而得者，则小便将出而痛，既出而痒，以此八正散主之，龚廷贤认为此方"诸淋属实热者宜之"。

八正散组成：大黄三钱，瞿麦二钱，木通二钱，滑石三钱，萹蓄二钱，栀子二钱，车前三钱，甘草八分。灯心草水煎，空心服。

如肺气不足，膀胱有热，水道不通，淋沥不出，或尿如豆汁，或如沙石，或冷淋如膏，或热淋尿血，治以五淋散。

五淋散组成：赤茯苓六两，赤芍十两，山栀十两，当归（去芦）五两，黄芩三两，生甘草五两。水煎，空心服。

龚廷贤亦将必效散作为"治一切淋症"之方，只不过在应用时要随症加减。

必效散组成：当归、生地黄（酒洗）、赤茯苓（去皮）、滑石、牛膝（去芦）、山栀、麦门冬（去心）、枳壳、酒炒黄柏、酒炒知母、萹蓄、木通各等份，生甘草减量，灯草一团，水煎，空心服。

加减：血淋，加菖蒲、茅根汁；膏淋，加萆薢；气淋，加青皮；劳淋，加人参；热淋，加黄连；石淋，加石苇；尿淋，加车前；死血淋，加桃仁、牡丹皮、延胡索、琥珀，去黄柏、知母；老人气虚作淋，加人参、黄芪、升麻少许，去黄柏、知母、滑石、萹蓄。

若纵欲强留不泄，淫精渗下而作淋者，宜益元固精汤（《寿世保元》为此名，《万病回春》名为益元固真汤）。

益元固精汤组成：人参二钱，白茯苓二钱，莲心二钱，巴戟天二钱，升麻二钱，益智仁二钱，酒炒黄柏二钱，山药一钱五分，泽泻一钱五分，甘草梢三钱。

龚廷贤还推崇补中益气汤、六味地黄丸、八味丸（即金匮肾气丸）方用于治疗淋证。如补中益气汤，他认为淋证多是膀胱之气虚损，不能运行水道，故滞而不通而成诸淋，补中益气汤补元气，补元气则水道运行而淋不作矣，故有大效；六味地黄丸方治尿血，该病因心肾气结所致，或忧、劳、房事过度而得之，实由精气滑脱，阴虚火动，荣血妄行，尿行则不痛，尿淋血行则痛，依六味地黄丸加黄柏、知母、海金砂、琥珀作汤药服之，颇有效；八味丸方，若老人阴痿，思色精不出而内败，小便道涩痛如淋，依八味丸加车前子、牛膝；若老人精已竭而复耗之，大小道牵痛，愈痛愈欲便，愈便则愈痛，龚氏认为服用八味丸方最有效。

案例 1

男子茎中痛，出白津，小便闭，时作痒，用小柴胡加山栀、泽泻、炒黄连、木通、胆草、茯苓，又兼六味丸而痊。(《万病回春·卷之四》)

案例 2

李司马，茎中作痛，小便如淋，口干唾痰，此思色，精降而火败，用补中益气汤、六味地黄丸而愈。(《万病回春·卷之四》)

案例 3

一儒者，发热无时，饮水不绝，每登厕，小便涩痛，大便牵痛。此精竭复耗所致，用六味丸加五味子，及补中益气，喜其谨守，得愈。若肢体畏寒，喜热饮食，用八味丸。(《寿世保元·戊集五卷·诸淋》)

案例 4

一老人，阴痿思色，精不出，内败小便，水道涩痛如淋，用八味丸加车前、牛膝，立效。(《寿世保元·戊集五卷·诸淋》)

（十三）血证

凡各种原因，引起火热熏灼或气虚不摄，致使血液不循常道，或上溢于口、鼻、眼、耳诸窍或下泻于前、后二阴，或渗出肌肤之外所形成的病证，统称血证。常见的血证包括：血从鼻腔渗出者为鼻衄；从牙龈渗出者为齿衄；血从肺或气道经咳嗽而出，或痰中带有血丝，或痰血相兼，或纯血鲜红，间夹泡沫，为咯血；血从胃或食道经呕吐而出，血色紫红或紫暗，常夹有食物残渣，称吐血或呕血；血从肛门排出，或在便前，或在便后，或单纯下血，或血与粪便夹杂而下，称便血、圊血或清血；血从尿道排出或尿中夹有血丝、血块而无疼痛，称尿血、溲血或溺血；血溢于肌肤之间，皮肤出现青紫瘀斑、瘀点，称紫斑、肌衄或葡萄疫；口、鼻、眼、耳、皮肤出血和咳、呕、便、尿血一并出现，临床称之为大衄。

古代医家对血证论述较多。早在《内经》即对血证所涉及的衄血、咯血、呕血、溺血、便血等有关病证作了论述。直到明代虞天民（1438—1517）在所著的《医学正传·血证》中才把多种出血病证归纳在一起，统称为血证。关于血证产生的病因病机，《内经》强调其发病与饮食、起居、伤力等因素有关。《灵枢·百病始生》曰："卒然多食饮，则肠满，起居不节，用力过度则络脉伤。阳络伤则血外溢，血外溢则衄血，阴络伤则血内溢，血内溢则后血。"宋代《济生方·吐衄》则强调，血证"所致之由，因大虚损，或饮酒过度，或强食过饱，或饮啖辛热，或忧思恚怒"。该书特别强调火热在血证发病中的作用。云："夫血之妄行也，未有不因热之所发。盖血得热则淖溢，血气俱热，血随气上乃吐衄也。"金元医家朱丹溪在《平治荟萃·血虚阴难成易亏论》中强调，阴虚火旺是导致出血的重要原因。

血证的治疗最早见于《金匮要略·惊悸吐衄下血胸满瘀血病脉证治》篇。张仲景创立了泻心汤、柏叶汤和黄土汤等治疗吐血、便血的有效方剂。《备急千金药方》收录了诸如犀角地黄汤等治疗血证确有其效的著名方剂数首。《先醒斋医学广笔记·吐血》提出了治吐血三要法，即"宜行血不宜止血""宜补肝不宜伐肝""宜降气不宜降火"。这三种治法一直为后代医家所推崇。

龚廷贤在《万病回春》中将血证称之为"血症"，并以"失血"统称，包括吐血、衄血、咳血、咯血、唾血、溺血、便血、肠风、脏毒等。其对血的生理作了详细的说明。云："血症者，人身之血，血为荣，气为卫；心主血，肝藏血，脾为总管；血随气行，气逆则血逆；脏得血而能津，腑得血而能润，目得血而能视，舌得血而能言，手得血而能握，足得血而能摄。荣卫昼夜循环，运行不息。"

在病机方面，龚廷贤继承了朱丹溪对出血原因的认识，引"丹溪曰：血从上出，皆是阳盛阴虚，有升无降，血随气上，越出上窍，法当补阴抑阳，气降则血归经"，并有所发挥。认为血证主要由热所引起，指出"若是劳伤火动，皆令失血。一切血症，皆属于热"（《万病回春·失血》）。血证虽由热引起，但又有阴阳虚实之别，因此在多年后，龚廷贤在《济世全书》中有所修正，指出："大概俱是热症，但有新久虚实之不同耳。或妄言寒者，误也。"

对于血证的治疗，龚廷贤明确主张药用清凉。其云："俱是阳盛阴虚，火载血上，错经妄行而为逆也。用犀角地黄汤随症加减。鲜血者，新血也，用止之；紫黑成块者，瘀血也，宜去之；已后俱用补荣汤加减调理。失血脉沉细和缓，不宜浮大实大。血得热则行，得冷则凝；赤属火而黑属水也。见黑必止，理之自然。如或暴吐紫血，多者无事，是平昔热伤死血在胃口，吐出为好。若止早，吐不尽，后成血结块痛难治，用活血汤加减；若先吐血后见痰者，是阴虚火动，用滋阴降火汤加减；若先痰后见血者，是积热，清肺汤加减治之。"

龚廷贤创制了全生饮（《古今医鉴》）作为治疗血证的主方。他在全生饮的眉批是："此方治诸失血之总司也。"止吐血、衄血、嗽血、咯血、唾血。

全生饮组成： 藕汁（磨墨）一寸，梨汁一两，茅根汁一两，韭汁一两，生地黄汁一两，刺刺菜汁、萝卜汁、白蜜、竹沥、生姜汁、童便各半盏。上合一处，频频冷服。后龚氏对此方稍作调整，除去刺刺菜汁、生姜汁，以京墨磨藕汁，取名"十汁饮"（《寿世保元》）。

　　龚廷贤认为，治疗诸虚证之吐、衄、咯血，药中每入童便半盏，其效神速，或单用，以重汤炖服，无不应效。龚氏说："盖溲溺降火滋阴，又能消瘀血，止吐衄。诸血，先贤有言：凡诸失血，服寒凉十无一生，服溲者，百无一死。斯言信矣。每用童便一盏，少入姜汁二三点搅匀，徐徐服之，日进二三次。如天寒，却以重汤煮，温服。此但要与饮食相远为佳。"

　　关于吐血，龚廷贤曰："吐血，吐出全是血者，是火载血上，错经妄行，其脉必芤。身热脉实大者，难治；身凉脉微细者，易治。血症复下恶痢者，其邪易去。"

　　治疗方一：加味犀角地黄汤（《济世全书》），治上焦火盛，口舌生疮，发热，或血热妄行，或吐血或吐衄，或下血及不嗽血自来者。

　　加味犀角地黄汤组成：乌犀角（镑）二钱，怀生地黄二钱半，赤芍一钱半，牡丹皮二钱，黄连一钱，黄芩一钱，玄参一钱。上锉，水煎服。如吐血成块，加大黄一钱，桃仁十个。

　　治疗方二：凉血地黄汤（《寿世保元》），吐血皆因虚火妄动血得热而妄行此方主之。

　　凉血地黄汤组成：犀角（乳磨汁，临服入药内，或锉末煎用）四分，生地黄（酒洗）一钱，牡丹皮二钱，赤芍七分，黄连（酒炒）一钱，黄芩（酒炒）一钱，黄柏（酒炒）五分，知母一钱，玄参一钱，天门冬（去心）一钱，扁柏叶三钱，茅根二钱。

　　加减：吐血成块者，加大黄一钱，桃仁十个（去皮尖，研如泥）；衄血，加栀子、沙参、玄参；溺血，加木瓜、牛膝、条芩、荆芥穗、地榆，倍知、柏；便血，加黄连、槐花、地榆、荆芥穗、乌梅；善酒者，加葛根、天花粉。

　　关于衄血，龚廷贤曰："衄血者，鼻中出血也。阳热怫郁，致动胃经，胃火上烈，则血妄行，故衄也，治以凉血行血为主。"他还介绍了简便的手中指扎紧治鼻衄法："如左孔流，用线将右手中指根紧扎；右孔流，扎左手中指。血自止。如两孔俱流两手俱扎。"治衄血方用生地黄汤。

生地黄汤组成：生地黄三钱，川芎一钱，枯芩一钱，桔梗一钱，栀子一钱，蒲黄一钱，阿胶（炒）一钱，侧柏三钱，牡丹皮一钱，茅根三钱，甘草三分，白芍一钱。上锉一剂，水煎，温服。

关于咳血，龚廷贤曰："咳血出于肺，咳嗽痰中带血也。"他强调，咳血不易治，喉不容物，毫发即咳血，即渗入喉，愈渗愈咳，愈咳愈渗。治疗方用清咳汤。

清咳汤组成：当归一钱，白芍一钱，桃仁（去皮）一钱，贝母一钱，白术（去芦）五分，牡丹皮五分，黄芩五分，栀子（炒）五分，青皮（去瓤）三分，甘草三分，桔梗五分。上锉一剂，水煎服。

加减：潮热，加柴胡、赤茯苓。

如果因咳而吐痰，痰中有血者，用当归一钱，白芍一钱，生地黄一钱五分，贝母一钱二分，知母一钱，白茯苓八分，天花粉一钱五分，桔梗一分，麦门冬（去心）一钱，甘草五分。水煎，温服。

关于咯血，龚廷贤曰："咯血者，出于肾，咯出血屑者是也，亦有痰带血丝出者。"方治宜清咯汤。

清咯汤组成：陈皮、半夏（姜汁炒）、白茯苓、知母、贝母（去心）、生地黄各一钱，桔梗、栀子（炒）各七分，杏仁（去皮）、阿胶（炒）、甘草、柳桂各五分，桑白皮一钱五分。生姜煎服。

关于呕血，龚廷贤曰："先恶心而呕出血，成升碗者是。多因怒气逆甚所致。"方用当归、川芎、芍药、生地黄、山栀（炒）、郁金，水煎，临服入童便、韭汁、姜汁少许服。有痰加竹沥。

关于唾血，龚廷贤曰："血随唾而出者，是也。此出于肾，亦有瘀血内积，肺气壅遏不能下降。唾血宜沉弱，忌实大。"方治用天门冬、麦门冬、知母、贝母、桔梗、黄柏、熟地黄、远志各等份，或加炒黑干姜减半，水煎服。

关于溺血，龚廷贤曰："溺血者，小便出血也，乃心移热于小肠，故血从精窍中出而不清。"方用当归、生地黄（焙）、山栀（炒黑）、蒲黄（炒）、小蓟根、滑石、通草（炒）、藕节、淡竹叶、甘草各七分，水煎，空心服。

又方，清肠汤：当归、生地黄（焙）、栀子（炒）、黄连、芍药、黄柏、瞿麦、赤茯苓、木通、萹蓄、知母各一钱，甘草减半，麦门冬（去心）一钱。锉一剂，灯心、乌梅，水煎，空心服。溺血茎中痛，加滑石、枳壳，去芍药、茯苓。

又方，金黄散：治尿血，槐花（净炒）一两，郁金（湿纸包火煨）一两。为细末，每服二钱，豆豉汤送下。

关于便血，在龚廷贤医书中，常将便血与肠澼混称，将其视为同一种病。其父龚信在《古今医鉴》即说："夫肠澼者，大便下血也。又谓肠风、脏毒是也。"在《古今医鉴》《万病回春》和《寿世保元》中各列有"痢疾"一节，可见龚氏将肠澼与痢疾分为两种性质的疾病。

龚廷贤曰："大便出血也，乃脏腑蕴积湿热之毒而成，或因气郁，酒色过度，及多食炙爆热毒之物，或风邪之冒，或七情六淫所伤，使气血逆乱，营卫失度，皆能令人下血。"方用解毒四物汤主治。龚廷贤认为，此方"治大便下血，不问粪前粪后，并肠风下血，皆治"。

解毒四物汤组成：当归（酒洗）五分，川芎五分，炒白芍六分，生地黄一钱，炒黄连一钱，炒黄芩八分，炒黄柏七分，栀子（炒黑）七分，地榆八分，炒槐花五分，阿胶（炒）六分，侧柏叶六分。

加减：腹胀，加陈皮六分；气虚，加人参三分，白术三分，木香三分；肠风下血，加荆芥五分；气下陷，加升麻五分；心血不足，加茯苓六分；虚寒，加炒黑干姜五分。一方，去阿胶，加苦参七分。

大便下血，去多心虚，四肢无力，面色萎黄，宜滋阴脏连丸。

滋阴脏连丸组成：怀生地黄、怀熟地黄各四两，山茱萸（酒蒸去核）、牡丹皮、白茯苓（去皮）各二两，川黄连（酒炒）、泽泻各三两，山药四两，槐花（拌蒸）、大黄（酒蒸九次，极黑）各三两。上为细末，装入雄猪大肠头内，两头扎住，糯米三升，水浸透米。去水，将药肠藏糯米甑内，蒸一炷香时为度，捣药肠为丸，如梧桐子大。每服八十丸，空心，盐汤复下。

柏叶汤治肠风下血。

柏叶汤组成：侧柏叶、当归、生地黄、黄连、麸炒枳壳、槐花、地榆、荆芥、川芎各等份，甘草减半，加入乌梅一个，生姜切片，水煎，空心服。

另有槐角丸治肠风下血，不问粪前粪后，远年近日。

槐角丸组成：槐角子一两，枳壳（麸炒）五钱，黄芩（酒炒）五钱，地榆五钱，荆芥五钱，黄连五钱，侧柏叶（酒浸）五钱，黄柏（酒浸）四钱，防风四钱，当归尾（酒洗）四钱。诸药为细末，酒糊为丸，如梧桐子大，每服五七十丸，空心米汤送下。忌生冷烧酒蒜毒等物，戒房事。

案例1

一童子年十四，发热吐血，余谓宜补中益气汤，兼滋化源。伊信用寒凉降火，愈甚。始谓余曰：童子未室，何肾虚之有？参、芪补气，奚为用之？余述丹溪先生云：肾主闭藏，肝主疏泄，二脏俱有相火，而其系上属于心，心为君火，为物所感，则易于动，心动则相火翕然而随，虽不交会，其精亦暗耗矣。又精血篇云：男子精未满而御女以通其精，则五脏有不满之处，异日有难状之疾。遂用补中益气汤及六味地黄丸，加麦门冬、五味，治之而愈。后因劳怒，忽吐紫血块，先用花蕊石散，又用独参汤，渐愈。后劳则咳嗽吐血一二口，脾、胃、肾三脉皆洪数，用补中益气汤、六味地黄丸而痊愈。（《寿世保元·丁集四卷·衄血》）

案例 2

一男子咳嗽吐血，热渴痰盛，盗汗遗精。余以为肾水亏损，用六味丸料加麦门、五味，以壮水而愈。后因劳怒，忽紫血成块上涌。先用花蕊石（火煅存性为末）三钱，童便、黄酒温热调服以化之；又用独参汤以补之；仍用前药调理，遂愈。后每劳则咳嗽，有痰，吐血，脾、肺、肾三脉皆洪数。用补中益气汤加贝母、茯苓、山茱萸、山药、麦门冬、五味子，与前药间服之而愈。(《万病回春·卷之四》)

案例 3

一人年近五旬，素禀怯弱，患衄血，长流五昼夜，诸药不止，六脉洪数无力。此去血过多，虚损之极，以八物汤加龙骨、熟附子等份，又加真茜草五钱，水煎服，连进两剂，其血遂止，又依前方去茜草、龙骨，调理十数剂而痊。(《寿世保元·丁集四卷·衄血》)

案例 4

一儒者素勤苦，因饮食失节，大便下血，或赤或黯，半载之后，非便血则盗汗，非恶寒则发热，血汗二药，用之无效，六脉浮大，心脾则涩。此思伤心脾，不能摄血归原。然而即汗，汗即血，其色赤黯，便血盗汗，皆火之升降微甚。恶寒发热，气血俱虚也。在午前，用补中益气汤，以补肺脾之源，举下陷之气；午后，用归脾加麦冬、五味，以补心脾之血，收耗散之液。不两月而诸症悉愈。(《寿世保元·丁集四卷·衄血》)

（十四）痰证

龚廷贤强调痰生于脾胃。其云："痰者，病名也，生于脾胃。然脾胃气盛，饮食易克，何痰之有？或食后因之气恼劳碌，惊恐风邪，致饮食之精华不能传化而成痰饮矣。"(《寿世保元·丙集三卷·痰饮》)

关于痰的致病特点，龚廷贤指出："有流于经络皮肤者，有郁于脏腑肢节者。游溢遍身，无所不至。痰气既盛，客必胜主。或夺于脾之大络，气则倏然仆地，此痰厥也。升于肺者，则喘急咳嗽；迷于心者，则怔忡恍惚；走于肝，则眩晕不仁，胁肋胀满；关于肾，则咳而多痰唾；流于中脘，则呕泻而作寒热；注于胸，则咽膈不利，眉棱骨痛；入于肠，辘辘有声；散于胸背，则揪触一点疼痛，或塞于手足，或背痹一边。散则有声，聚则不利，一身上下，变化百病。"（《寿世保元·丙集三卷·痰饮》）

对于痰证的治则，龚廷贤认为，"治当各从所因，是以虚宜补之，火宜降之，气宜顺之，郁宜开之，食宜导之，风寒湿热宜发散清燥以除之。故曰治病必求其本。一论有湿痰、热痰、风痰、老痰、寒痰、食积痰，宜后方（二陈汤）加减"（《寿世保元·丙集三卷·痰饮》）。明清众多医家关于痰证治疗的思想、法则及圆机活法，遣方用药之法度，大都颇具特色。龚廷贤在诊治痰证方面也具有丰富的实践经验，且颇显个性，善用二陈汤加减化裁，治疗诸多由痰所致病证。

龚廷贤在《寿世保元》《万病回春》《鲁府禁方》等书中记有二陈汤、加减二陈汤、开结化痰汤、清湿化痰汤、清热导痰汤、家传清气化痰丸、千金化痰丸、金珠化痰丸、治痰壅方、白丸子、钓痰仙方、涤痰散、竹沥化痰丸、瓜蒌枳实汤、加减温胆汤、神异痰火膏子、法制陈皮、治痰火方、秋露白、瓜蒌膏、通关散、省风清痰转舌汤、清痰顺气汤、清晕化痰汤、追风祛痰丸、清心滚痰丸等诸多治痰方，给后世医家以理论与实践的启迪。

龚廷贤将二陈汤治痰予以灵活运用，诸多由痰所致病证，皆以此方加减化裁。如湿痰，身软而重，加苍术、白术；热痰，加黄连、黄芩；痰因火盛而逆上，降火为先，加白术、黄芩、软石膏、黄连；眩晕、嘈杂者，乃火动其痰，加山栀、黄连、黄芩；风痰，加天麻、枳壳、南星、白附子、僵蚕、牙皂之类；气虚者加竹沥，气实者加荆沥，俱用姜汁；老痰，用海石、半夏、瓜蒌、香附、连翘之类；喉中有物，咳不出，咽不下，此属痰结，用药化之，加咸药软坚之类，宜瓜蒌、杏仁、海石、桔梗、连翘、香附，少佐朴硝、姜汁，炼蜜和丸，噙服之；寒痰痞塞胸中，倍加半夏，甚者加麻黄、细辛、乌头之类；痰厥头痛，加半夏；食积痰，加神曲、麦芽、山楂、炒黄连、枳实以消之，甚者必用攻之，宜丸药；血虚有痰，加天门冬、知母、瓜蒌仁、香附、竹沥、姜汁；带血者，更加黄芩、白芍、桑皮；血滞不行，气虚有痰，加人参、白术；脾虚者，宜补中气以运痰；降下，加白术、白芍、神曲、麦芽，兼用升麻提起；内伤夹痰，加人参、黄芪、白术之类，姜汁传送，或加竹沥尤妙；痰在膈上，必用吐法，泻之不去，胶固稠浊者，必用吐，脉浮者宜吐；痰在经络间，非吐不可，吐中就有发散之义；凡用吐药，宜升提其气，便吐，加防风、川芎、桔梗、茶芽、生姜、齑汁之类，或瓜蒂散；痰在肠胃间，可下而愈，枳实、甘遂、巴豆、大黄、芒硝之类；痰在胁下，非白芥子不能达；痰在皮里膜外，非姜汁、竹沥不可及；在四肢非竹沥不开，在经络亦用竹沥，必佐以生姜、韭汁；膈间有痰，或癫狂，或健忘，或风痰，俱用竹沥，与荆沥同功，气虚少食，用竹沥；气实能食，用荆沥（《寿世保元·丙集三卷·痰饮》）。

此外，龚廷贤在妇科方面，对痰所导致的月经病有其独特认识。如在《经血辨色方论》中说："过期而血淡色者，痰多血少也。"在《辨经期论》中说："肥盛妇人经水或三两个月一行者，痰盛而躯脂闭塞经脉。""经水常过期而来者……肥人大概是气虚夹痰，阻滞升降然也，去地黄，加参、芪、甘草、茯苓、半夏、陈皮、香附。"（《寿世保元·庚集七卷·调经》）

案例 1

信陵府桂台殿下夫人，患因性气不好，一怒即便呕吐、胸膈不利、烦躁不睡、腹痛便闭、食下即吐，已经八日，心慌喘急垂危，后事已备，举家哭泣。召余诊，六脉虚微，此血虚胃弱，气郁痰火也。以二陈汤加姜连、酒芩、炒栀、当归、酒芍、香附、竹茹、白术，入竹沥、姜汁，二服而安。（《万病回春卷之三·呕吐》）

案例 2

一人年过五十，得噎证，胃脘作痛，食不下，或食下良久复出，大便结燥，人黑瘦甚。诊其脉，右关弦滑而洪，关后略沉小，二部俱沉弦带芤。此中气不足，木来侮土。上焦湿热郁结成痰，下焦血少，故大便结燥，阴火上冲吸门，故食不下。用四物汤以生血，四君子汤以补气，二陈汤以祛痰，三合成剂，加姜炒黄连、麸炒枳实、瓜蒌仁，少加砂仁。又间服润肠丸，百余剂痊安。(《寿世保元·丙集三卷·翻胃》)

案例 3

一妇人有孕，呕吐不止，予用二陈汤，半夏姜汁炒用一半，甘草用一半，陈皮、茯苓、生姜七片，煎服，立止。(《寿世保元·庚集七卷·妊娠》)

二、妇科病诊治

（一）妇科诊疗思想

妇人疾病与天癸、气血有密切的关系。《素问·上古天真论》云："二七天癸至，任脉通，太冲脉盛，月事以时下，故有子。"龚廷贤阐释说："其天癸者，天一生水也。任脉通者，阴用之道泰也。太冲脉盛者，血气俱盛也"(《寿世保元·庚集七卷·妇人总论》)。龚廷贤诊治妇科病证，注重固护脾胃，调治气血，并提出产后治病慎用凉药。

1. 重视固护脾胃

龚廷贤认为，脾胃之气盛衰关乎人之气血虚实。在妇科病证诊治中，他十分重视固护脾胃。其云："夫妇人乃众阴所集，常与湿居，荣卫和平，诸病无由而生，荣卫虚弱则百病生焉。"又云："况心主血，脾统之，胃为之元也。养其心则血生，实其脾则血足，气胜则血行矣。安得独耗其气哉！此调经之要法也"(《寿世保元·庚集七卷·妇人总论》)。其所用方剂多效法李东垣，善用补中益气汤加减化裁，广泛治疗经期延长、崩漏、闭经、带下、虚劳、胎漏、子宫脱垂、产后泄泻等病证。

案例 1

一妇人多怒，经行旬余方止，后淋沥无期，肢体倦瘦，口干内热，盗汗如洗，日晡热甚，皆由肝脾亏损，无以生发元气，以补中益气汤加茯神、远志、麦门冬、酸枣仁、五味、牡丹皮、龙眼肉。(《寿世保元·庚集七卷·调经》)

案例 2

一妇人性沉多虑，月经不行，胸满食少，或作胀，或吐酸，予以中气虚寒，用补中益气汤加砂仁、香附、煨姜，二剂而胸膈和，饮食进，更加六君加川芎、当归、贝母、桔梗、生姜、大枣，数剂脾胃健而经自调矣。(《寿世保元·庚集七卷·经闭》)

2. 先治气后治血

龚廷贤强调，"人之一身，调气为上，调血次之，先阳后阴也"。其治疗气血失常所致妇科病证时常常是先治气后治血，兼补脾胃。如治疗"室女十七八岁，经脉不通，或百日，或半年，颜色青黄，饮食少进，寒热往来，四肢困倦，头痛目眩，肚疼结块，五心烦热，呕吐膨胀"，诊为脾胃元气不足，经脉不通，寒邪凝滞之证，治以逍遥散疏肝理脾养血，散凝滞之寒邪，而后用加味八物汤、调经丸养血益气以助脾胃元气。

针对某些治疗月经不调的古方，往往是"耗其气以调其经"。龚廷贤指出："人之正气不宜耗也""夫冲脉，气也；任脉，血也；气升则升，气降则降；血随气行，无有暂息。若独耗其气，血无所施，正气既虚，邪气必胜，故百病生焉。其经安得调乎！"

对于产后诸病，龚廷贤认为在祛除内外之邪的同时，也应当兼顾调理气血。特别是"产后半月之前，虽祛内外之邪，亦当兼行血气"。

3. 产后治病慎用凉药

龚廷贤认为，妇人"大凡产前不可用热药，产后不可服凉药"，并批评金代医家张子和对于妇人产后的寒凉治法。其云："又如产后脾胃既虚，或多食鸡子、冷物，所伤脾胃，遂称伤食，以致身热，气口脉盛，当行消食之药。世人多因身热，便为外感，遂行温凉之药，发汗退热，胃气转伤，岂无死者。"故龚廷贤常用温热之剂治产后诸病，使血得暖以流通，恶露自尽，避免遗留后患。他总结说："余每经历新产，月里用温暖治效者十多八九，用温凉治效者百无二三。"同时也提出，当斟酌病情，辨证施治。

案例 1

一产后恶寒发热，余欲用八珍汤加炮姜治之，其家知医，以为风寒，用小柴胡汤。余曰：寒热不时，乃气血虚。不信，仍服一剂，汗出不止，谵语不绝，烦热作渴，肢体抽搐。余用十全大补汤二剂益甚，脉洪大，重按如无，仍以前汤加附子，四剂稍缓，数剂而安。(《寿世保元·庚集七卷·产后》)

案例 2

一产妇泻痢年余，形体骨立，内热晡热，自汗盗汗，口舌糜烂，日吐痰三碗许，脉洪大重按全无。此命门火衰，脾土虚寒而假热。然痰者，乃脾虚不能统摄归原也，用八味丸补火以生土，用补中益气汤兼补肺金而健其脾胃。(《寿世保元·庚集七卷·产后》)

（二）妇科病证诊治

1. 月经不调

月经不调主要指月经的周期和经量的异常。以周期改变为主的包括月经先期、月经后期、月经先后不定期、经期延长，以经量改变为主的包括月经过多、月经过少等。同时，常伴有经色、经质改变的证候及其他症状。

中医学早在秦汉时期就已对女子生理的月经问题有了相当的认识。《素问·上古天真论》曰："女子二七天癸至，任脉通，太冲脉盛，月事以时下，故有子……七七任脉虚，太冲脉衰少，天癸竭，地道不通，故形坏而无子。"其充分说明了妇女的月经机制，自成熟而至退化的整个过程和作用。《内经》中并出现了对月经病的认识，如"月事不以时下""月事衰少""崩血"等。汉代张仲景《金匮要略》中提到了"经水不利""经候不匀"，晋代《脉经》中出现了"月使不调"，隋代《诸病源候论》中论述了"月水不调"，而"月经不调"之名，始见于唐·孙思邈《备急千金要方·妇人方下·月经不调第四》，其中杏仁汤主治"月经不调，或一月再来，或两月三月一来，或月前或月后，闭塞不通"，另一无名方则主治"月经不调，或月头，或月后，或如豆汁，腰痛如折，两脚疼，胞中风寒"，可见其所指为一类月经不正常的疾病，而非确指某一种月经病。这一病名，并未被唐代之后的医家普遍接受，如宋代《圣济总录》中仍使用了"经水不调""月经不匀""经血不定""经脉不调""经候不调"等名称，明代《景岳全书》中称为"经不调""经乱"，清代《女科要略》则称"失信"。

　　龚廷贤对月经不调之类疾病称"经行不调"，在其医书中统以"调经"名来调治之。他说："经者，常候也。谓候其一身之阴阳，愆伏知其安危，故每月一至，太过不及皆为不调。"他认为，无论先期而至，还是后期而至，都因阴阳盛衰所致，阳太过则先期而至，阴不及则后时而来，大抵经病趱前为热，退后为虚。并对月经先期而至与后期而至分别予以论述，同时给出了治法。

　　先期而至者，血热也。因脾经血燥，加味逍遥散；因脾经郁火，归脾汤；因肝经怒火，加味小柴胡汤；因血分有热，加味四物汤；因劳役动，补中益气汤。

　　后期而至者，血虚也。因脾经血虚，人参养荣汤；因肝经血少，六味地黄丸；因气虚血弱，八珍汤。盖血生于脾土，故云脾统血。凡血病，当用甘苦之剂，以助阳气而生阴血也。他还补充说："血滞宜行，血枯宜补；常时与经前作痛为血积，经后作痛为血虚；晡时发热为血虚有积，经行发热为血虚有热；此大法也。"

龚廷贤在《济世全书·卷六·调经》中专列"经行不调或紫或黑论"，对月经不调中的气血关系作了论述。他引用朱丹溪之论，认为经水者，阴血也，阴必从阳，故其色红，禀火色也。血为气之配，因此气热则血热，气升则血升，气降则血降，气凝则血凝，气滞则血滞，气清则血清，气浊则血浊。上应于月，其行有常，名之月经，为气之配，因气而行。故月经中成块者，气之凝也；月经将行而痛者，气之滞也；月经来后作痛者，气血俱虚也；月经色淡者，亦虚也，而有水混之也；月经错经妄行者，气之乱也；月经中紫色者，气之热也；黑者，为热甚也。

他指出了当时医生治月经不调的一大误区。当时医生但见月经其紫者、黑者、作痛者及成块者，都认为是风冷侵袭的缘故，均用温热之剂治疗，结果祸不旋踵。龚廷贤认为，这是由《诸病源候论·月水不调候》所误导的，故言"良由《病原论》月水之病，皆曰风冷乘之，宜相习而成俗也"。

对于他人的疑问，"或曰黑者，北方水之色也，紫者，黑之渐也，非冷而何？"龚廷贤则回答说："予曰：《经》云亢则害，承乃制。热甚者，必兼水化，所以热则紫，甚则黑也。况妇人性执而鄙，嗜欲加倍，脏腑厥阳之火无日不起，非热而何？若曰风冷，必须外得，设或有之，吾恐一百而一二也。"他认为，月经不调因风冷得之者，必须有外邪侵入，即使有之，也是很少的。

对于月经不调的治疗，龚廷贤推崇四物汤作为主方进行加减。

四物汤治血虚，或因失血或因克伐，或因疮毒溃后，以致晡热内热，烦躁不安。若脾虚不能生血者，宜四君加当归、炒白术，以补脾土，其血自生。若血虚发热，误服寒凉克伐之剂，以致发热作渴，目红面赤，脉洪大而虚，此血脱烦躁，急用当归补血汤。

四物汤组成：当归（酒洗）、川芎、白芍（酒炒）、怀生地黄（酒拌碗盛，入砂锅内蒸黑，忌铁器。诸症用熟地黄俱用此法制）。

加减：经水将来作痛者，血实气滞也。或心腹连腰作痛，熟地黄改生地黄，加黄连、香附、桃仁、红花、玄胡、牡丹、莪术、青皮。

经水过期不来作痛者，血虚有寒，加桃仁、红花、香附、肉桂、苏木、木通、甘草。

经水先期来者，血虚有热，熟地黄改用生地黄，加黄芩、香附、黄连、阿胶、艾叶、黄柏、知母、甘草。

经水过期而来，紫黑成块者，气郁血滞也，熟地黄改生地黄，加桃仁、红花、牡丹、青皮、香附、玄胡、甘草。

经水去多久不止，发肿满者，是脾经血虚也，加白术、茯苓、砂仁、大腹皮、木香、陈皮、厚朴、苏子、猪苓、木通、香附、延胡索、牛膝、甘草。

经水月久不行，发肿者，是瘀血渗入脾经也，去地黄，加桃仁、红花、牡丹、干姜、肉桂、厚朴、枳壳、木香、香附、牛膝、延胡索。

经水先期而至，血紫有块，腰腹痛，手足冷痹，口干头眩，熟地黄改生地黄，加黄芩、荆芥、香附、小茴香、延胡索、续断、杜仲、地榆、甘草。

错经妄行于口鼻者，是火载血上，气之乱也，熟地黄改生地黄，加黄芩、栀子、牡丹、犀角、阿胶、茯苓、麦冬、陈皮。凡经血逆行，或血腥或吐血、衄血，用汁服自清。

经水行后作痛者，气血虚也，加四君子汤，二方合剂服之，加炒干姜妙。

经水过期而来，色淡者，痰多也，加陈皮、半夏、茯苓、甘草，生姜煎服。

经水适来适断，或有往来寒热，先宜服小柴胡汤，后以此汤和之。

肥白人经水过期者，为痰多，用二陈汤加南星、苍术、滑石、川芎、当归、香附。

经水过多，久不止者，成血崩，熟地黄改生地黄，加白术、黄芩、阿胶、茯苓、山栀、地榆、荆芥、香附、甘草。久不止，加茅根、磨墨同服；骨蒸劳热，加地骨皮、知母、柴胡、黄芩；妊娠胎动不安，下血不止，加艾叶、阿胶、黄芩；血脏虚冷，崩中去血过多，加阿胶、艾叶；血崩，加生地、蒲黄、黄芩，一方阿胶、艾叶、黄芩；风虚眩晕，加秦艽、羌活；发热心烦不得眠，加黄连、栀子；虚寒脉微，自汗气短，自利，加干姜；中湿身重无力，身凉微汗，加白术、茯苓；筋骨肢节疼及头疼憎寒，加羌活、防风、藁本、细辛；脐中虚冷，腹疼，腰脊间痛，加延胡索、川楝子；经水过多，加黄芩、白术；经水涩少，加葵花、红花；赤白带下，加香附、白芷；血痢，加阿胶、黄连；产后血痢腹痛，加槐花、黄连、罂粟壳；血热相搏，舌干口渴，加天花粉、麦冬；大渴引饮，加知母、石膏；腑脏秘涩，加大黄、桃仁；虚烦不眠，加竹叶、人参、酸枣仁；目暴赤作翳痛，加羌活、防风、防己、酒浸龙胆草；因热生风，加川芎二钱半，柴胡五钱；虚热口干，加麦门冬、黄芩；产后恶露不通，加桃仁、苏木、牛膝。

加味四物汤即四物汤加柴胡、牡丹皮、栀子。

按上方，治诸病属血虚者，宜之。

千金调经散治妇人经水不调，或曾经小产，或带下二十六病，腹痛口干，或发热、小腹痛急、手足烦热、六腑不调、时时泄血、久不怀孕。

千金调经散组成：当归二钱，川芎二钱，白芍（酒炒）二钱，人参一钱，阿胶（炒）一钱，牡丹皮一钱，肉桂一钱，吴茱萸（炒）一钱，麦门冬（去心）一钱五分，半夏（姜制）一钱五分，甘草五分。上锉一剂，生姜煎服。

调经大补汤（《万病回春·卷之六·调经》中作"大补经汤"，两方主治相同，药物组成仅一味之别，调经大补汤中将大补经汤中的肉桂改为黄芩，其余十七味药物完全相同）治妇人血海虚冷，经脉不调，或时心腹疼痛，或下白带如鱼脑髓或似米泔，不分信期，每月淋沥不止，肌肉消瘦，面色萎黄，四肢无力，头目昏眩。此乃气血大虚，宜服此方。

调经大补汤组成：黄芪四分，人参三分，白术（去芦）四分，当归六分，川芎五分，白芍（酒炒）六分，熟地黄五分，陈皮四分，砂仁三分，香附六分，阿胶（炒）三分，白茯苓四分，沉香（另研）三分，小茴香三分，玄胡索四分，吴茱萸三分，黄芩（酒炒）四分，粉草二分。上作一剂，水煎温服。

经验调经汤治妇人经水或前或后、或多或少。

经验调经汤组成：当归一钱二分，熟地黄一钱二分，香附一钱二分，白芍（酒炒）一钱，吴茱萸（炒）一钱，大腹皮一钱，紫荆皮一钱，肉苁蓉一钱，川芎七分，黄芩七分，粉草五分。上锉一剂，生姜三片、枣一枚，水煎，待经至之日服起，一日一剂，服至四剂而止，即经对期。

艾附暖宫丸治妇人经水不调，小腹时痛，赤白带下，子宫虚寒。

艾附暖宫丸组成：南香附米一斤六两（四两醋浸，四两汤浸，四两童便浸，四两酒浸，各浸一宿，焙干），北艾叶（焙干捣烂，去灰，醋浸炒）四两，当归一两，川芎一两，白芍（酒炒）一两，熟地黄（姜汁炒）一两，玄胡索子（炒）二两，甘草（生用）八钱。上为细末，醋糊为丸，如梧桐子大。每服七八十丸，空心米汤下，酒亦可。

调经八物丸养血调经，如期，除赤白带，久服立孕。

调经八物丸组成：当归（酒洗）二两，川芎（盐汤浸，切）一两，白芍（酒炒）一两半，熟地黄（酒浸）二两，白茯苓（去皮）一两，白术

（米泔浸焙）一两，橘皮（盐汤洗晒）一两，牡丹皮一两，黄芩（酒炒）一两，延胡索（酒炒）一两。上为末，炼蜜为丸，如梧桐子大。每服八九十丸，空心，淡盐汤下；寒月酒下。

三分散治妇人室女月事不调，寒热往来，痰嗽虚损，状若劳症，迁延岁月，不能孕育。匀经，消痰，祛热，和表里，养阴阳，倍饮食。小柴胡汤合四物汤，加白术、白茯苓、姜、枣，煎服。

小柴胡汤治肝胆经症，寒热往来，晡热，潮热，身热，默默不食，或怒火口苦耳聋，咳嗽发热，胁下作痛，甚者转侧不便，两胁痞闷，或泻痢咳嗽，或吐酸食苦水，皆用此药主之。

小柴胡汤组成：柴胡二钱，黄芩一钱半，人参七分，半夏七分，甘草（炙）五分。上姜、枣水煎服。依本方加炒山栀、炒龙胆草、当归、芍药，名九味柴胡汤。治肝经湿热下注，便毒肿痛，或小腹胁肋结核，凡肝胆经部分一切疮疡，或风热结核瘰疬。

加味小柴胡汤治肝胆经风热，耳前后肿痛，或结核焮痛，或寒热，晡热，或经候不调等症。即小柴胡汤加山栀、牡丹皮。

加味小柴胡汤又治妇女经行感冒发热，热入血室，寒热如疟，昼则安静，夜则发热，妄语，或素血虚大劳，大怒火动，热入血室。即小柴胡汤加生地黄。一室女寒热，肝脉弦长而出寸口，用小柴胡汤加生地、乌梅治之而愈，既嫁而诸症悉痊。

按上方，治肝胆经诸病寒热，潮热晡热，口苦耳聋，胁痛痰嗽，宜照各病选用。

加味调经汤治经水不及期，有热，经行色紫黑或淋沥妄行，夏月尤宜服之。

加味调经汤组成：当归身（酒洗，上）、川芎（中）、白芍（中）、生地黄（上）、黄连（上）、黄芩（上）、栀子（上）、香附（上）、青皮（中）。

上用荆芥穗七个，水煎，空心服。忌油腻、葱、蒜。

按上方，治经水不及期而来，属血虚有热者，宜之。

加味八珍汤治经水过期者，用此方即能调正。

加味八珍汤组成：当归一钱半，川芎七分，白芍（酒炒）一钱，熟地黄一钱半，人参一钱，白术（去芦）一钱，白茯苓（去皮）一钱，香附八分，陈皮八分，甘草五分。上锉，水煎服。腹痛加艾叶四分，小茴香四分，延胡索四分。或为末，炼蜜为丸亦可。

按上方，治经水过期，属气血两虚者，宜之。

加减益气汤治妇人多怒，经行旬余方止，淋沥无期，肌体倦瘦，口干内热，盗汗如洗，日晡热甚，皆由肝脾亏损，无以生发元气。

加减益气汤组成：黄芪、人参、当归、白术、茯神（去皮、木）、远志（甘草水泡，去心）、麦门冬、五味子、牡丹皮、龙眼肉、柴胡、升麻、酸枣仁、炙甘草。锉作剂，枣二枚，水煎服。

按上方，治怒伤元气，淋沥无期，肝脾亏损宜之。

加减五积散治妇人经脉来沿身疼痛，手足麻痹，或生寒热，头疼目眩，此乃触经感冒。依本方去干姜，加羌活、独活、牛膝、姜、葱煎服。咳嗽加杏仁、五味子；泄泻，去枳壳，加白术、肉豆蔻；治妇人筋骨、肢节痛及遍身、头痛，两手脉弦，憎寒如疟，每以散风止痛之剂罔效，以四物汤加羌活、防风、秦艽、官桂立已。治妇人腹中常常作痛，上下不定，经年死血也。

加减五积散组成：青皮（去瓤）、陈皮、三棱（煨）、莪术（煨）、香附（炒）、乌药、干姜各等分。上用醋煮，焙干为末，每服二钱，空心陈皮汤调下。

流经散治妇人脚疼，腰痛，皆因气血凝滞。多因经行之际，水湿所触，住而不行，流入脚经，故此疾甚，不能转侧，日夜呻吟不止，或有发热。

流经散组成：当归三钱，川芎三钱，京芍四钱，地黄二钱，黑丑（炒）三钱，威灵仙三钱，乌药半钱，肉桂三钱，牡丹皮二钱，黑豆半钱。半水半酒煎服。

散瘀消滞汤治妇人因气恼起，患遍身前后、胸腹胁皆作痛，手足肢节筋骨肿痛，流注左右上下，痛不可忍，口干，胸满，腹胀闷痛，月经忽至。用此消瘀血，散滞气，一服而瘥。

散瘀消滞汤组成：当归、川芎、赤芍、生地黄、青皮、木香、槟榔、桃仁、红花、大黄。上各等份，锉一剂，水煎温服。

案例1

一治妇人因怒吐痰，胸膈作痛，服四物、二陈、芩、连、枳壳之类不应，更加祛风之剂，半身不遂，筋渐挛搐，四肢痿软，日晡益甚，内热口干，形体倦怠，予以为郁怒伤脾肝，气血复损而然，遂用逍遥散、补中益气汤、六味丸调治，喜其谨疾，年余悉愈，形体康健。（《寿世保元·庚集七卷·调经》）

案例2

一妇人晡热，形体倦瘦，饮食少无味，月经不行，或鼻衄，或血崩已久，或用顺气清热等剂不应，更加寒热，且时欲作呕，此乃郁怒亏损，脾胃虚火，错经妄行而然耳，以补中益气汤，兼进六味丸。（《寿世保元·庚集七卷·调经》）

案例3

一妇人多怒，经行旬余方止，后淋沥无期，肢体倦瘦，口干内热，盗汗如洗，日晡热甚，皆由肝脾亏损，无以生发元气，以补中益气汤加茯神、远志、麦门冬、五味子、酸枣仁、牡丹皮、龙眼肉。（《寿世保元·庚集七卷·调经》）

案例 4

一妇人，晡热，肢体倦瘦，食少无味，月经不行，或鼻衄，或血崩，半载矣。或用顺气、清热等剂不应，更加寒热，且时欲作呕。余以为郁怒亏损，脾胃湿火，错经妄行而然耳。遂朝用补中益气汤，夕用六味丸，各数剂，半载而痊。(《万病回春·卷之六》)

案例 5

一妇人，经行遇怒，其经即止，甚则口噤、筋挛、鼻衄、头痛、痰气搐搦、瞳子上视，此肝火炽甚。以小柴胡汤加熟地黄、山栀、钩藤而愈。(《万病回春·卷之六》)

案例 6

一妇人，经行感冒风邪，昼则安静，夜则谵语，此热入血室也。用小柴胡汤加生地黄治之顿安。但内热头晕，用补中益气加蔓荆子而愈。后因怒恼寒热、谵语、胸胁胀痛、小便频数、月经先期，此肝火血热妄行。用加味逍遥加生地黄而愈。(《万病回春·卷之六》)

2. 闭经

女子年逾 16 周岁，月经尚未来潮，或月经来潮后又中断 6 个月以上者，称为"闭经"。前者称原发性闭经，后者称继发性闭经。古称"女子不月""月事不来""经水不通"等。妊娠期、哺乳期、更年期的月经停闭，或月经初潮后一年内月经不行，不伴其他不适者，属生理现象，不作闭经论。

本病始见于《黄帝内经》。《素问·阴阳别论》云："二阳之病发心脾，有不得隐曲，女子不月。"其后各家对本病的病机证治多有论述。《金匮要略方论》云："妇人病，因虚、积冷、结气，经水断绝。"《诸病源候论·卷三十七》：云"妇人月水不通者，由劳损血气，致令体虚受风冷，风冷邪气客于胞内，伤损冲任之脉……又云肠中鸣则月事不来，病本于胃，所以然者，风冷干于胃气，胃气虚不能分别水谷，使津液不生，血气不成故也。又云醉以入房，则内气竭绝伤肝，使月事衰少不来也……又先经唾血及吐血、下血，谓之脱血，使血枯，亦月经不来。"《丹溪心法·妇人》云："躯脂满经闭者，以导痰汤加黄连、川芎，不可服地黄，泥膈故也。"

龚廷贤的医书中，将闭经称为经闭。

龚廷贤引朱丹溪之论，对闭经的几种表现作了介绍：经候有枯闭不通者，有不及期与过期者，有妄行者，有色紫黑及淡者，有成块者，有作痛者。关于闭经的原因，龚廷贤认为或因堕胎，及多产伤血，或因久患潮热消血，或因久发盗汗耗血，或因脾胃不和，饮食少进，而不生血，或因痢疾下血。治宜生血补血，除热调胃之剂随病用之。如果是因七情伤心，心气停结，血闭而不行，宜调心气，通心经，使生血而经自行矣。

清热通经汤治妇女经闭，无论虚实寒热新久，服此方，殊多功效。

清热通经汤组成：当归（酒洗）一钱，川芎一钱，白芍（酒炒）一钱，生地黄一钱半，大黄七分，官桂四分，厚朴（姜炒）八分，枳壳（麸炒）一钱，苏木一钱，枳实（麸炒）一钱，黄芩一钱，红花五分，乌梅一个，桃仁（去皮、尖）十个。上锉，生姜三片，水煎，空心热服，不数剂而奏效。

妇女经水不通，腹中结块，癥瘕攻注刺痛，宜服归术破癥汤。

归术破癥汤组成：当归尾（酒洗）一钱，赤芍一钱，白芍一钱，青皮一钱，三棱（醋炒）一钱，莪术（醋炒）一钱，香附（醋炒）一钱半，乌药七分，官桂五分，苏木五分，红花五分。上锉一剂，水煎，入酒一盏，空心服。

妇女经闭，一二年不通，脐左下一块如碗口大，间或吐血或便血，发热咳嗽，吐痰盗汗等症，宜养血调经丸。

养血调经丸组成：当归（酒洗）二两，川芎一两，熟地黄四两，山茱黄（酒炒，去核）二两，怀山药二两，生地黄（酒洗）二两，益母草二两，白芍（酒炒）二两，牡丹皮一两，白茯苓（去皮）一两五钱，栀子仁（炒）一两五钱，香附米（酒炒）二两，泽泻一两五钱，陈皮一两五钱。上为末，炼蜜为丸，如梧子大，每服三钱，空心，淡姜汤送下。

室女经闭，咳嗽发热，属虚弱者，宜服养血通经汤。

养血通经汤组成： 牡丹皮一钱五分，当归一钱五分，白芍一钱，陈皮一钱，白术（去芦）一钱，香附一钱，川芎七分，柴胡七分，黄芩七分，甘草四分，生地黄一钱。上锉一剂。水煎。空心热服。

通经调气汤治证同前。

通经调气汤组成： 当归（酒洗）一两，川芎一两，白芍（酒炒）一两，生地黄一两，香附米（童便炒）一两，牡丹皮八钱，柴胡三钱，黄柏（酒浸炒）六钱，知母（童便炒）八钱，牛膝（酒洗）八钱，桃仁（去皮、尖）、红花二味量加。上锉十剂，水煎，空心一服，食远一服。

妇人经闭不通，不论新久，下取良法。

下取通经丸组成： 乳香五分，没药五分，孩儿茶五分，巴豆（去壳）五分，血竭五分，葱白五分，斑蝥五个。上为末，共捣为丸，绵裹三层，系放筒口，上将线捆住，送入阴户内三四寸许，俟一炷香，经水即下。

通经丸治经闭并干血气。

通经丸组成： 斑蝥（糯米炒）二十个，大黄五钱，桃仁四十九个。上为末，酒糊为丸，如梧桐子大。空心，酒下五七丸；甚者十五丸。如血枯经闭者，四物汤送下。

通经甘露丸治妇人经血不通，崩漏肠风，赤白带下，血气五淋，产后积血，男女五劳七伤及小儿骨蒸劳热，夫妇阴血阳精不交，诸疾神效。

通经甘露丸组成： 大黄（四两，用头红花四两，入水取汁浸一日，不用红花；四两，童便入盐二钱，浸一日取出晒干，不用童便；四两，用好酒浸一日，令软，切片如杏核大，晒干，入巴豆，去皮，三十五粒，同炒黄色，去巴豆不用；四两，用当归四两，入淡醋浸一日，晒干，不用当归）。上四分共合一处，入南木香二两，百草霜五钱，共为细末，以当归、醋红花水煮米糊为丸，如梧桐子大。每服三四十丸，空心温酒下。

反经丸治妇人经闭不通，不论新久。

反经丸组成： 乳香五分，没药五分，孩儿茶五分，巴豆（去壳）五分，葱白五分，斑蝥五个。上为末，共捣为丸，绵裹三层，系放筒上，将线系住，送入阴户内三四寸许，俟一炷香时，经水即下。

一粒仙丹治妇人干血痨，并赤白带下，种子如神。

一粒仙丹组成： 巴豆（去壳，用新砖一块，将豆纸包放砖上，捶去油，令净如面白，方好用）一百二十个，斑蝥（去翅足为末）六十个，穿山甲（油煎过，为末）五钱，皂角（刮粗皮，火炮为末）一两，苦葶苈（末）一两，大黄（末）一两。

上合一处，以枣煮，去皮、核，丸药如弹子大。用绵茧张开裹药在内，穿入三寸竹简上，头后仍留系二三寸余，挽一转，不令药气出外。用时先以温水洗阴内，令洁净拭干；却以葱汁浸湿药头，送入子宫极深处整一日一夜取出，药不用。此药用后，少间耳，冷气下行，发寒发热如伤寒之状不怕，饮食任意食用无妨，半日即通，或鲜血，或死血，一切恶物悉下。忌生冷发物。自此，子宫和暖而交媾则有孕矣。

牡丹皮汤治室女经闭，咳嗽发热。

牡丹皮汤组成： 牡丹皮一钱半，当归一钱半，川芎八分，白芍一钱，生地黄一钱，陈皮一钱，白术一钱，香附一钱，柴胡一钱，黄芩一钱，甘草四分。上锉一剂，水煎服。

养真汤治妇人经闭不通，脐下一块，已经三载，颜色如故，百药无功。服此数剂经行，又投数服而块消矣。

养真汤组成：当归（酒洗）、川芎、白芍（酒炒）、益母草、香附（酒、醋、米泔、童便同浸，炒）、熟地黄（姜汁炒）、山茱萸（去核）、白茯苓（去皮）、栀子（炒）、小茴香（酒炒）、陈皮各等份。上锉六剂，水煎服尽。经通后，此作丸服。

六味地黄治妇女经闭发热或咳嗽等症。

妇人半虚半实经闭着，宜攻补兼施。通经汤治妇女经闭者。

通经汤组成：当归、川芎、白芍、生地黄、大黄、官桂、厚朴、枳壳、枳实、黄芩、苏木、红花、乌梅。上锉一剂，姜、煎服。

调经养血丸治妇女经脉不行或不调，或前或后，赤白带下，久不成孕。服此有孕，任服。

调经养血丸组成：香附（酒、醋、盐汤、童便各浸三日，取出，炒）十二两，当归（酒洗）二两，白芍（酒炒）二两，川芎一两，生地黄（酒洗）二两，茯苓（去皮）一两，白芷一两，牡丹皮（酒洗）二两，干姜（炒）一两，肉桂一两，红花一两，桃仁（泡去皮）一两，延胡索六钱，没药一两，半夏（香油炒）一两，甘草（蛤粉炒成珠）一两，小茴香（炒）三钱，莪术（煨，醋炒）五钱，阿胶（炙）五钱。上为末，醋糊丸。每服八十丸，空心，白汤、黄酒任下。

妇女经闭有积块者，宜养血破积也。四物调经汤治妇女或十五六岁经脉不行，日夜生寒热，手足麻痹，饮食少进，头痛恶心呕吐，腹中忽然结一块。冲动痛者宜。此误食生冷感而致也。

四物调经汤组成：当归（酒洗）八分，川芎八分，白芍（酒炒）八分，柴胡八分，枳壳（去瓤，麸炒）八分，黄芩五分，熟地黄（酒浸）五分，陈皮五分，莪术（醋炒）五分，三棱（醋炒）五分，白术（去芦）五分，白芷五分，小茴香（盐水炒）五分，延胡索五分，香附（童便炒）一钱二分，青皮（麸炒）四分，砂仁四分，红花四分，甘草四分。上锉一剂，生姜三片，葱白三根，水煎温服。

若有块不通，须与调经丸间服；遍身疼痛，加羌活、独活；咳嗽，加杏仁五分，五味子五分；肚痛，加炒干漆七分；疟疾，加草果、常山；泄泻去枳壳，加肉蔻。

调经丸组成：当归（酒洗）二两，川芎一两，熟地黄（姜汁炒）一两，青皮（麸炒）一两，陈皮一两，枳壳（去瓤炒）一两，白术（去芦）一两，厚朴（姜汁炒）一两，小茴香（炒）一两，艾叶（去筋）一两，香附（醋炒）五两，三棱（煨醋炒）一两，莪术（煨醋炒）一两，砂仁一两，白芷一两，牛膝（去芦，酒洗）一两，延胡索一两，粉草五钱，琥珀（另研入）五钱。上为末，醋打糊为丸，如梧桐子大。每服八九十丸，米汤下，酒亦可。若肚痛，加苍术、白术。

对于闭经若属虚弱者，龚廷贤依据不同病机，列举了不同方治：损其肺者，益其气；损其心者，调其荣卫；损其脾者，调其饮食，适其寒温；损其肝者，缓其中；损其肾者，益其精。

若脾胃虚弱，不能生血而月经不通者，六君子汤加当归。

若脾胃郁火，内耗其血而月经不通者，归脾汤。

若肝脾郁怒，气血伤而月经不通者，加味归脾汤。

若肝脾虚热，血伤而月经不通者，加味逍遥散。

若肝肾亏损，阴虚发热，月经不调，或崩漏带下，或吐衄便血，小便淋沥，或晡热内热，寒热往来，或盗汗自汗，不时候热，宜六味丸。若兼脾气不足，饮食少思者，佐以六君子汤。

若脾经虚热，肝经怒火，宜四君子佐以加味逍遥散。

若脾经气虚血弱兼晡热内热，宜八珍汤加柴胡、丹皮。

若元气下陷而致诸症，宜补中益气汤。

案例 1

一妇人经闭八月，肚腹渐大，面色或青或黄，用胎症之药不应，余诊视之曰：面青脉涩，寒热往来，肝经血病也。此郁怒伤脾肝之症，非胎也。不信，仍用治胎散，不应。余用加味归脾、逍遥之药各二十余剂，诸症稍愈。彼欲速效，别服通经丸药一服，下血昏愦，自汗恶寒，手足俱冷，呕吐不食，余用人参、炮姜二剂渐愈，又用十全大补汤五十剂而安。(《寿世保元·庚集七卷·经闭》)

案例 2

一妇人久患疟，形体怯弱，内热晡热，自汗盗汗，饮食少思，月事不行，或用通经丸，虚症悉具，此因虚而致疟，因疟以闭经也。用补中益气汤及六味地黄丸，疟愈经行。(《寿世保元·庚集七卷·经闭》)

案例 3

一妇人素有胃火，或用清胃散而安。后因劳役，燥渴内热，肌肉消瘦，月经不行，此胃火消烁阴血，用逍遥散加牡丹皮、炒栀子以清胃热，用八珍汤加茯苓、远志以养脾，而经自行矣。(《寿世保元·庚集七卷·经闭》)

案例 4

一妇人胃气素弱，为哭母，吐血咳嗽、盗汗发热、经水三月不行。余以为悲则伤肺，思则伤脾，遂朝服补中益气汤加桔梗、贝母、知母；夕用归脾汤服六味丸而愈。(《万病回春·卷之六》)

案例 5

魏宪副宠夫人，患逆经吐血不止。予诊六脉微涩有力，此血虚火盛也。以四物去熟地、用生地共一两，加酒蒸大黄一两同煎，入童便服之。服后，血止经通矣。(《万病回春·卷之六》)

案例 6

徐宪副宠夫人，患经闭，人皆拟有孕。乃七八个月渐觉黄瘦，腹中左右有块如鼓，发热面赤，不思饮食。余诊六脉微涩，此血枯气郁也。以四物汤加香附、牡丹皮、白术之类十数服，又加桃仁、红花又数服，方与四炒枳壳丸，不三四服，打下血块若许，始愈。(《万病回春·卷之六》)

3. 崩漏

妇女不在行经期间，阴道突然大量出血，或淋漓下血不断者，称为"崩漏"。前者称为"崩中"，后者称为"漏下"。若经期延长达两周以上者，应属崩漏范畴，称为"经崩"或"经漏"。

一般突然出血，来势急，血量多的叫崩；淋沥下血，来势缓，血量少的叫漏。崩与漏的出血情况虽不相同，但其发病机理是一致的，而且在疾病发展过程中常相互转化，如血崩日久，气血耗伤，可变成漏；久漏不止，病势日进，也能成崩。所以临床上常常崩漏并称。正如《济生方·卷六》说："崩漏之病，本乎一证，轻者谓之漏下，甚者谓之崩中。"

崩的记载最早见于《黄帝内经》《素问·阴阳别论》说"阴虚阳搏谓之崩"，明确指出崩的发病机理是阴虚阳亢。漏，始见于汉代《金匮要略·妇人妊娠病脉证并治》。隋代巢元方《诸病源候论》首列"漏下候""崩中候"，指出崩中、漏下属非时经血，明确了崩漏的概念，并概括其病机是"伤损冲任之脉……冲任气虚，不能制约经血"。同时指出："崩而内有瘀血，故时崩时止，淋沥不断，名曰崩中漏下。"说明崩、漏可相互转化。元代李东垣在《兰室秘藏》中指出："肾水阴虚，不能镇守胞络相火，故血走而崩也。"至明代龚廷贤之前，医家对崩漏有了更充分的认识，万全《万氏女科·卷之一》云："妇人崩中之病，皆因中气虚，不能收敛其血，加以积热在里，迫血妄行，故令经血暴下而成崩中。崩久不止，遂成漏下……治法有三，初止血，次清热，后补其虚，未有不痊者也。"方约之在《丹溪心法附余》中提出治崩三法："初用止血以塞其流，中用清热凉血以澄其源，末用补血以还其旧。"其"塞流""澄源""复旧"治疗崩漏三法，至今仍为临床医家所推崇。

龚廷贤认为，崩漏主要由劳伤气血、冲任之脉虚损所导致，因为冲脉、任脉为经脉之海，皆起于胞内。而手太阳小肠之经也，手少阴心之经也，此二经上为乳汁，下为月经。妇人经脉调适，则月水依时。若劳伤冲任之脉，气虚不能制其经脉，血非时而下，淋沥而不断，谓之崩漏。其在《万病回春》中的"血崩"亦属于崩漏范畴。

龚廷贤又将崩漏分为阴阳，若妇人年五十之后，经止数年，忽经又行兼腹痛或身热口渴者曰崩，阴证也；若妇人年三十、四十后，经行三十日，涌暴不止者曰漏，属阳证也。崩漏亦有新久虚实之不同。

对于崩漏的治疗，龚廷贤认为，如果崩漏之初，不问虚实，先用四物汤加荆芥穗（灯上烧）、防风、升麻煎服。如崩漏不止，加炒蒲黄、白术、升麻，并诸止血药止之。如果崩漏初起属湿热者，宜先行解毒，黄连、黄芩、黄柏、生地黄、蒲黄，水煎服。

若崩漏稍久属虚热者，宜养血而清火，方用温清散。温清散治妇人经脉不住，或如豆汁，五色相杂，面色萎黄，脐腹刺痛，寒热往来，崩漏不止。

温清散组成： 当归一钱半，白芍一钱，半熟地黄一钱，半川芎一钱半，黄连一钱半，黄芩一钱半，黄柏一钱半，栀子一钱半。

若崩漏日久属虚寒者，宜温补也，方用益母汤。该方治妇人血崩。

益母汤组成： 当归一钱，川芎一钱，白芍（酒炒）一钱，熟地黄（姜汁炒）一钱，黄芩一钱，陈皮一钱，香附（醋炒）一钱，阿胶（蛤粉炒）一钱，益母草一钱半，白术（去芦）一钱半，玄参八分，蒲黄（炒）八分，甘草四分。

若血不止成血崩，用五灰散治之。

五灰散组成： 莲蓬壳、黄绢、血余、百草霜、棕皮各烧灰，加山栀炒黑、蒲黄炒黑、墨、血竭，共为细末调入，煎药服之。或炼蜜为丸，每服五十丸，清米汤送下。

如崩漏属饮食不节，劳倦所伤，症见月事不调，或暴崩不止，多下水浆之物；或崩漏属心火乘脾，心气不足，症见怠惰嗜卧，困倦乏力，气短气急，当除湿去热，抑风气上升，以胜其湿。《内经》云"火郁则发之"，故以上二证宜用升阳除湿汤。

升阳除湿汤组成：当归（酒洗）五分，黄芪一钱五分，苍术（米泔浸）一钱半，柴胡一钱五分，升麻一钱，藁本一钱，防风一钱，羌活一钱五分，独活五分，蔓荆子七分，甘草（炙）一钱。上锉，作一剂，水煎，空心温服。少时以早饭压之，可一服而愈。又炙足太阴脾经血海穴二七壮。

龚廷贤认为，升阳除湿汤治崩漏乃是从权之法，因风胜湿，为胃气下陷，而气迫于下，所以以升阳除湿汤收其血之暴崩。因为本证乃是气虚下陷，因此嗣后必须服黄芪、人参、当归、炙甘草之类药，数服以补之。

若妇人经候凝结，黑血成块，左厢有血瘕，水泄不止，食有时不化，后血块暴下，并水泄俱作，是前后二阴有形血脱，竭于下。既久，经候犹不调，水泄日三四行，食罢烦心，饮食减少，人形瘦弱。对此应当遵循古圣人"血脱益气"之法，先补胃气，以助生发之气，以使阳生阴长。应用诸种甘药为优先考虑，因为"甘能生血，阳生阴长之理，人身以谷气为宝，故先以理胃气为要"。方用益胃升阳汤，益气健脾，补气升阳。治血崩日久，真气下陷，宜升提之剂止之。

益胃升阳汤组成：黄芪（蜜炙）一钱半，人参一钱二分，甘草（炙）一钱，陈皮一钱，白术（去芦炒）二钱，当归一钱，柴胡五分，升麻五分，神曲（炒）一钱，生黄芩二分。上切作一服，水煎服。腹中痛，加白芍三分，中桂少许；口渴或口干，加葛根。

对于四十岁以上者的崩漏，龚廷贤认为应当结合该年龄阶段的生理及患病实际综合考虑。凡妇人四十五六，经水断绝，五十二三复来，或淋沥或成片条，漏下不止，"此乃阴阳相返，气血妄行，调理最难"，此种情况，应先服和经汤三剂，继进调经大补汤予以治疗。

和经汤组成：当归、川芎、白芍、熟地黄、白术、白茯神、白芷、香附、黄芩、酸枣仁（炒）、阿胶（炒）、蒲黄（炒）。上锉，生姜煎服。

龚廷贤对和经汤治崩漏比较推崇，他在和经汤方下的按语中说："按上方，治血崩漏下，任意选用。"

如妇人年四十以上，悲哀太甚，则心闷急，肺叶举焦，而上焦不通，热气在中，故血走崩而面黄肌瘦，慎不可服燥热之药。盖血热而流行，先以黄连解毒汤，后以凉膈散合四物汤调治。

如妇人五十以上经脉暴行。《内经》曰火主速。不可以冷，病治之，如下峻药即死。只可用黄连解毒汤以清其上，加棕灰、莲壳灰以渗其下，然后用四物汤凉血和经。

妇人血崩而心痛甚，名曰杀血心痛，这是由心脾血虚导致的。若小产，去血过多而心痛甚者亦然，用乌贼鱼骨炒为末，醋汤调下收敛之。若瘀血不散，用失笑散行散之；若心血虚弱，用芎归汤补养之；若郁结伤血，用归脾汤调补之。

案例1

一妇人崩漏，面色黄，或赤，时觉腰间脐下痛，四肢困倦，烦热不安，其经行先发寒热，两胁如束，此脾胃亏损，元气下陷，与相火湿热下迫所致，以益气汤加防风、白芍、黄柏（炒），兼服归脾汤而愈。（《寿世保元·庚集七卷·崩漏》）

案例2

一妇人经行太过，血气虚耗，胃气不足，故经水妄来，可以十全大补汤去桂、芪，加香附。（《寿世保元·庚集七卷·崩漏》）

案例 3

一妇人患崩,过服寒凉之剂,其症益甚,更加肚腹痞闷,饮食不入,发热烦躁,脉洪大而虚,此脾经气血虚而发躁也。急用八珍汤加炮姜以温补之,缓则不救。不信,乃服止血降火之剂,虚症蜂起,始信予言,缓不及治矣。(《寿世保元·庚集七卷·崩漏》)

案例 4

一妇人血崩,兼心痛三年矣,诸药不应,每痛甚,虚症悉俱,面色萎黄。余曰:心主血。盖由去血过多,心无所养,以致作痛,宜用十全大补汤,参、术倍之,三十余剂稍愈,百余剂痊安。(《济世全书·卷六》)

案例 5

西园公(龚信)治一妇人,年六十二岁,患血崩不止,以黄连解毒汤四帖,后服凉膈散合四物汤,六帖即愈。(《古今医鉴·卷十一》)

4. 带下

带下病是指带下量增多,色、质、气味发生异常,外阴、阴道肿痛或瘙痒,或伴全身症状的一种疾病。本病因带脉失约,所下物连绵不断而得名。带下病历代名称不一,《神农本草经》称"沃"(白沃、赤沃),或称"漏下赤白",《针灸甲乙经》称"沥"(白沥、赤沥),《金匮要略》称"下白物",至隋代《诸病源候论》始称"带下病"。

带下有广义带下和狭义带下之分。广义带下泛指妇科的经、带、胎、产疾病而言,因这些疾病均发生在束带以下的部位。如《史记·扁鹊仓公列传》记载:"扁鹊名闻天下,过邯郸,闻(赵)贵妇人,即为带下医。"所谓带下医,即妇科医生。《金匮要略心典·妇人杂病脉证并治第二十二》曰:"带下者,带脉之下,古人列经脉为病,凡三十六种,皆谓之带下病,非今人所谓赤白带下也。"

狭义带下是指妇女阴道内流出的一种黏稠液体,如涕如唾,通常称为

"白带"，并有生理性带下和病理性带下的区别。正常女子自青春期开始，肾气充盛，脾气健运，任脉通调，带脉健固，阴道内即有少量白色或无色透明无臭的黏性液体，特别是经期前后、月经中期及妊娠期量增多，以润泽阴户，防御外邪，此为生理性带下。王孟英所说的"带下女子生而即有，津津常润，本非病也"之带下是指生理性带下。如果带下量多，或色、质、气味发生变化，并伴有局部或全身症状者则为病理性带下，临床称为带下病。诚如《沈氏女科辑要笺正·带下》所说："如其太多，或五色稠杂及腥秽者，斯为病候。"

本病始见于《黄帝内经》。《素问·骨空论》说："任脉为病……女子带下瘕聚。"其后历代各医家对本病的因机证治多有论述。张仲景在《金匮要略·妇人杂病脉证并治》中提出："妇人经水不利……下白物，矾石丸主之。"隋代巢元方在《诸病源候论·妇人杂病诸候·带下候》中除明确提出"带下病"之病名外，还将带下分为白带、赤带、黄带、黑带、青带。金元时期，刘完素在《素问玄机原病式·附带下》中指出，因"任脉湿热甚者，津液涌溢而为带下"。朱丹溪在《丹溪心法》中指出，带下与湿痰有关，主张以燥湿化痰为先，佐以升提之法治疗。明代薛己《女科撮要》则提出，带下过多系脾胃亏损、阳气下陷所致，提出应健脾升阳止带。

龚廷贤认为，妇人赤白带下者，皆因月经不调、房色过度，或产后血虚、胃中湿痰流下，渗入膀胱而导致带下之病，症见腰酸、头晕、眼花、小腹胀痛、四肢无力、困倦而虚。他还将带下分为白淫与带下：妇女下白而不甚稠者，曰白淫，与男子白浊同，系出于相火，如龙雷之扰而不澄清故耳，属于足少阴太阳，治当清补为主。其下赤白稠黏者，谓之带下，属于心包手厥阴少阳，即若男子自遗之精，甚至如砂石之淋。

龚廷贤又认为，妇人带下颜色赤属血，白属气。带下湿热为病，应燥湿为先。如漏与带俱是胃中痰积流下，渗入膀胱，法当升之，甚者，用吐以提其气。另外，须禁忌膏粱厚味。带下属虚寒者，临证应仔细审察。

对于日久之带下，龚廷贤引用晋·王叔和之论，认为崩中日久，为白带漏下，多时骨髓枯。因此，治宜血肉之剂以培之。他推崇王氏之论与法，"此乃穷源探本之论。百世不易之法。"并批评时人皆泥于常套，作湿痰以治，又以牡蛎、龙骨、地榆、胶艾之类涩之，和以四物汤之类，兼以用提升之药。他说："殊不知根本损伤，以致腐败而来，彼塞滞不消之物，则益加其滞。升提不正之气，则增剧其郁。噫，或非医者之过，抑求治者之不贤也，凡遇是病，必以六龙固本丸、十六味保元汤主之。"

十六味保元汤组成： 黄芪一钱，石斛七分，巴戟肉二钱，白茯苓一钱，升麻七分，圆眼肉三钱，贯仲（去根土）三钱，人参二钱，山药一钱，川独活一钱，当归身二钱，莲心一钱，黄柏（酒炒）八分，生甘草三分，杜仲（小茴盐醋汤浸炒）一钱五分，骨碎补（先以稻草火上烙去毛以粗布拭净）二钱。上锉一剂，水煎，空心温服。

加减：潮热，加柴胡八分，黄芩（酒炒）一钱；带甚者，月经必少，其有聚而反来者，色紫，适来适断，沥沥拉拉不净者，加荆芥一钱，黄连（酒炒）七分，地榆八分；若五心烦躁而口舌干者，加知母一钱，麦门冬一钱，地骨皮八分；大便涩而燥者，乃血少，火燥阳明也，四物汤加麻仁、大黄等份，研如泥，半夜，热服之。

带下久不能止，服前药不能奏效者，宜六龙固本丸大效。

六龙固本丸组成： 怀山药四两，巴戟肉四两，山茱萸四两，川楝子肉二两，黄芪一两，补骨脂（青盐三钱煎汤拌半日，搓去皮，黄柏五钱酒煎拌骨脂炒）二两，小茴香（盐二钱煎汤拌楝肉同炒干）一两，人参二两，莲肉二两，木瓜二两，当归身二两，生地黄二两，白芍一两，川芎一两。

上药十四味，用水三碗，童便二盅，好酒一盅，拌浸一日，烘，又浸又烘干。上为细末，用斑龙胶一料，和丸如梧子大，每服百丸，空心，淡盐汤送下。

龚廷贤认为，六龙固本丸能生血固真，补心益肾，带不漏则经水自调，月经调准，则有孕。男妇元气充足，产子少疾而有寿矣。此方不特赤白带下有效，凡小产后虚者，血出崩虚者，五劳七情，劳怯者，一切不足之症，并欲求嗣得孕，妇女诸虚，皆有殊效者也。

清玉散治妇人赤白带下，上热下寒，口出恶气，或咽干，或牙痛，或耳鸣，或遍身流注疼痛，发热憎寒，或口吐酸水，或心腹气痛，或下五色腥臭用。

清玉散组成：当归（酒洗）、川芎、生地黄、牡丹皮、陈皮、黄连、升麻、甘草、半夏（姜制）、白茯苓、赤芍、苍术（米泔浸）、香附、黄芩柴胡（去芦）。上锉一剂。生姜煎服。

带下属气血虚者，加减八物汤治妇人赤白带下。

加减八物汤组成：当归、川芎、白芍（酒炒）、生地黄、人参（去芦）、白术（去芦）、茯苓（去皮）、山药、杜仲（酒炒）、香附（炒）各等份，甘草减半，乌梅一个。上锉一剂，姜、枣煎，食前温服。

肥人，加半夏；瘦人，加黄柏；饱闷，去人参，加砂仁；腹痛，加小茴香、玄胡，去人参；冬月，加煨干姜少许。

止带丸组成：当归（酒洗）、川芎、白术（去芦）、人参（去芦）、山药、杜仲（姜汁，酒炒去丝）、香附（醋炒）、青黛（减半）、牡蛎（火煅）、破故纸（酒炒）、续断、椿根皮（此药大治白带，酒炒）各等份。上为细末，炼蜜为丸，如梧桐子大。每服五十丸，空心清米汤吞下。

腹痛，加延胡索、小茴香，去人参；饱闷，加砂仁，去人参；夏月，加黄柏；冬月，加煨干姜少许；肥人，加姜汁、半夏；瘦人，加酒炒黄柏。

带下属虚寒者，五积散治妇人赤白带下（方见中寒）。依本方加香附子、小茴香、吴茱萸。

带下属湿痰者，加味二陈汤。

带下属湿热者，治以固经丸。

固经丸组成：黄柏（酒浸炒）一两，香附（炒）一两，山栀（炒黑）二两，苦参五钱，白术（去芦）七钱半，白芍（酒炒）七钱半，山茱萸（酒蒸去核）五钱，椿根皮（酒炒）五钱，贝母（去心）二钱，干姜（炒）二钱，败龟板（酒炙）二两。上为末，酒糊为丸，如梧桐子大。每服八十丸，空心，白滚水下。

加减六合汤治妇人上有痰火，下有白带，腹痛。

加减六合汤组成：当归（酒洗）一钱，白芍（酒炒）八分，川芎（盐水浸）八分，熟地黄（酒洗焙）一钱，橘红（盐水洗去白）八分，白茯苓（去皮）七分，甘草（炙）四分，半夏（姜制）七分，贝母（去心）七分，糯米（拌炒）七分，白术（去芦）二钱，黄柏（酒浸）七分，知母（酒浸）七分，椿根皮（酒炒）一钱。上锉一剂，生姜三片，水煎，空心热服。

若上痰火盛，加枯芩七分，临卧服。

收带六合丸，一名益气固肠丸，和脾胃，燥中宫之湿，提下陷之气，化痰清火。治赤白带下，肚腹疼痛。

收带六合丸组成：白术（米泔浸焙）二两，苍术（米泔浸焙）二两，白茯苓（去皮）二两，陈皮（盐水炒去白）二两，当归（酒洗）二两，白芍（酒炒）二两，熟地黄（酒洗）一两半，半夏（姜制）一两半，椿根白皮（洗炒）一两二钱，牡丹皮一两二钱，黄柏（酒炒）一两二钱，防风九钱，甘草（炙）一两，升麻八钱。上为末，酒糊丸，如梧桐子大。每服百丸，空心米汤下，盐汤亦可。一方加香附、枳壳。

滋荣收带丸治崩后气下陷，或白带，小腹胀满痛甚等症。

滋荣收带丸组成：当归（酒洗）一两，白芍（酒炒）一两，苍术（米泔制）一两，白茯苓（去皮）一两，黄柏（酒炒）一两，椿根皮（焙）一两，白术二两，半夏（姜制）八钱，川芎（盐汤浸，切）七钱，香附米（盐水浸，炒）六钱，防风五钱，升麻五钱，青皮（醋炒）五钱，木香四钱，大甘草（炮）四钱。上为细末，酒打糊为丸，如梧桐子大。每服一百二十丸，空心，盐汤、米汤、白汤送下。

升阳除湿汤治妇人诸虚百损，经水不调，赤白带下。

升阳除湿汤组成：当归（酒洗）、川芎、白芍（酒炒）、怀生地黄（酒蒸黑，姜汁炒）、白术（去油芦炒）、白茯苓（去皮）、苍术（泔浸炒）、陈皮、半夏（姜汁炒）、香附米（酒炒）、砂仁、干姜（炒）、黄柏（酒炒）、知母（酒炒）、柴胡（酒炒）、升麻（酒炒）、甘草（炙）。上生姜、枣水煎，空心服。

按上方，治赤白带下，属血虚脾弱，湿痰渗下，升提之剂。

案例 1

一妇人久患白带，瘦削无力，倦怠欲睡，腰酸腿痛，饮食无味，面黄，日晡烦热，小水淋沥，以十全大补汤去桂，加车前子、地骨皮、鹿角胶，大获全效。（《寿世保元·庚集七卷·带下》）

案例 2

一妇人带下，四肢无力，盖四肢者，土也，此脾胃虚弱，湿痰下注，以补中益气汤兼归脾汤二药治之，即愈。（《寿世保元·庚集七卷·带下》）

案例 3

一妇人年已六旬，内热口干，劳则头晕，吐痰带下，或用化痰行气，前症益甚，饮食愈少，肢体或麻木，恪服祛风化痰，肢体常麻，手足或冷或热，日渐消削。此症属脾气虚弱，而不能生肺，祛风之剂，复损诸经也，当滋化源，以补中益气汤加白茯苓、半夏、炮干姜。（《寿世保元·庚集七卷·带下》）

案例 4

一妇人头晕吐痰、胸满气喘，得食稍缓，苦于白带二十余年，诸药不应。此气虚而痰饮也，痰饮愈而带自愈。遂朝用六君子汤，夕用六味丸，不月而验。(《万病回春·卷之六》)

案例 5

一妇人带下，四肢无力。余曰：四肢者，土也。此脾胃虚弱，湿痰下注。以补中益气、归脾二药治之而愈。(《万病回春·卷之六》)

案例 6

一妇人，年逾六十，内热口干，劳则头晕吐痰、带下。或用化痰行气，前症益甚，饮食愈少，肢体或麻；恪服祛风化痰、肢体常麻，手足或冷或热，日渐消瘦。余曰：症属脾气虚弱而不能生肺，祛风之剂复损诸经也，当滋化源。遂用补中益气加茯苓、半夏、炮姜，二十余剂，脾气渐复，饮食渐加，诸症顿愈。(《万病回春·卷之六》)

5.妊娠

妊娠期间，发生与妊娠有关的疾病，称为妊娠病，也称胎前病。妊娠病不但影响孕妇的健康，还可妨碍胎儿的正常发育，甚至造成堕胎、小产。临床常见的妊娠病有妊娠恶阻、妊娠腹痛、胎漏、胎动不安、滑胎、堕胎、小产、胎死不下、异位妊娠、胎萎不长、鬼胎、胎气上逆、胎水肿满、妊娠肿胀、妊娠心烦、妊娠眩晕、妊娠痫证、妊娠咳嗽、妊娠失音、妊娠小便淋痛、胎位不正、过期不产等。

龚廷贤的医著中，论治妊娠，既有医治之法，又有保养之方，特别是《寿世保元·妊娠》篇中，对妊娠期的各个阶段生理及保养均作了详细说明。

（1）妊娠期各阶段的生理与保养

①妊娠期脉诊男女及脉诊情况

龚廷贤曰："《经》云：阴搏阳别，谓之有子。此是气血调和，阳施阴化也。诊其手少阴脉动甚者，妊子也。少阴心脉也，心主血脉。又，肾名胞门子户，尺中，肾脉也。尺中之脉，按之不绝者，妊娠之脉也。三部浮沉正等，按之无断绝者，有娠也。"

通过脉诊，可判别男女及孕育数量，如"又，左手沉实为男，右手浮大为女，左右俱沉实，生二男，左右俱浮大。生二女。又，尺脉左偏大为男，右偏大为女，左右俱大产二子。又，左右两尺脉皆浮，为产二男，不尔，女作男生，俱沉为产二女，不尔，男作女生。又，左手尺脉浮大者男，右手尺脉沉细者女。又，得太阴脉为男，得太阳脉为女，太阴脉沉，太阳脉浮"。以上脉诊男女的论述，可作为实践的参考。

除此之外，龚廷贤还补充了判别妊娠期男女的方法，如孕妇上厕所时，丈夫从后面急喊其名，如果孕妇左回首，则孕男孩；右回首，则孕女孩。妇人妊娠时，其丈夫左边乳房有核，则孕育的是男性，右边乳房有核则是女性。

②妊娠期的饮食

妊娠一月，在饮食上，"饮食精熟，酸美受御，宜食大麦，毋食腥辛之物"；妊娠二月，"毋食腥辛之物"；妊娠三月，"毋食姜、兔""欲令子美好端正者……食鲤鱼""欲令儿多智有力，则啖牛心，食大麦"；妊娠四月，"其食宜稻粳，其羹宜鱼雁"；妊娠五月，"其食宜稻麦，其羹宜牛羊，和以茱萸，调以五味，是谓养气，以定五脏者也"；妊娠六月，"宜食惊鸟猛兽之肉，是谓变腠臂筋，以养其爪，以牢其背膂"；妊娠七月，"常宜食稻粳，以密腠理，是谓养骨牢齿者也"；妊娠九月，"饮醴食甘，缓带自持而待之，时谓养毛发，多才力"。

③妊娠期的胎教

龚廷贤强调妊娠三月为胎教的最重要时期，此期为"始胎""当此之时，血不流，形像始化，未有定仪，见物而变"，因此孕妇要格外注意视、听、坐、卧、行等方面的行为方式，以免影响胎儿的健康发育。如"欲令见贵盛公主好人，端坐庄严，不欲令见伛偻侏儒丑恶之人，及猿猴之类""欲令子美好端正者，数视白璧美玉，看孔雀，食鲤鱼。"

④妊娠期各个阶段的主养经脉

妊娠一月，足厥阴肝经养之。"足厥阴者，肝之脉也，肝主血，一月之时，血流涩如不出，故足厥阴养之"。

妊娠二月，足少阳胆经养之。"足少阳者，胆之脉也，主于精，二月之时，儿精成于胞里，故足少阳养之"。

妊娠三月，手少阴心经养之。"手心主养之，手心主者，脉中精神，内属于心，能混神，故手心主养之"。

妊娠四月，手少阳三焦经养之。"手少阳养之，手少阳者，三焦之脉也，内属于腑，四月之时，儿六腑顺成，故手少阳养之"。

妊娠五月，足太阴脾经养之。"足太阴养之，足太阴脾之脉主四季，五月之时，儿四肢皆成，故足太阴养之"。

妊娠六月，足阳明胃经养之。"足阳明养之，足阳明胃之脉，主其口目，六月之时，儿口目皆成，故足阳明养之"。

妊娠七月，手太阴肺经养之。"手太阴养之，手太阴肺脉主皮毛，七月之时，儿皮毛已成，故手太阴养之"。

妊娠八月，手阳明大肠经养之。"手阳明养之，手阳明者大肠脉，大肠主九窍，八月之时，儿九窍皆成，故手阳明养之"。

妊娠九月，足少阴肾经养之。"足少阴养之，足少阴者肾之脉，肾主续缕，九月之时，儿脉续缕皆成，故足少阴养之"。

⑤验孕

龚廷贤认为，妇人经水不行，已经三月者，尺脉跳动明显且连续应是受孕之脉；可用验胎散验孕。

川芎为末，每服一钱，空心艾叶煎汤调下。如觉腹内微动，则有胎也。若服后一日不动，则非受孕，应该是经闭。

如果妇人经水过月不来，难明有无胎孕，可用艾醋汤验孕。

用好醋炒艾，服半盏后，腹中翻大痛，乃有孕；不为痛，则无孕。

（2）妊娠期病证的治疗

①妊娠恶阻

妇人经水不行，身无病似病，脉滑大而六脉俱匀乃孕妇之脉也。精神如故，恶闻食气或但嗜一物，或大吐，或时吐清水，为妊娠恶阻。龚廷贤强调，切勿作病寒治之，宜服保生汤。

保生汤组成： 人参二钱，白术五钱，橘红五钱，香附子五钱，乌药五钱，甘草一钱，生姜五片，去渣温服，不拘时候，或为末，姜汤调亦可。

如觉恶心呕吐，可加丁香、生姜同煎。

妇人有孕，恶心阻其饮食，宜服养胃汤。

养胃汤组成： 当归（酒洗）、白芍（酒炒）、白术（去芦炒）、白茯苓（去皮）、陈皮、藿香、砂仁、神曲（炒）、半夏（汤泡透，切片，用香油炒过，不伤胎气）、香附（炒）各等份，甘草减半，加生姜三片、枣二枚同煎服。

②妊娠心烦

妊娠期间，烦闷不安，郁郁不乐，或烦躁易怒者，称妊娠心烦，亦称子烦。龚廷贤论治子烦，选用竹叶汤。云："子烦，谓妊娠烦躁而闷乱心神也，宜进竹叶汤。"

竹叶汤组成： 白茯苓（去皮）一钱，防风（去芦）一钱，麦门冬（去心）一钱半，黄芩一钱半，竹叶五片。水煎，温服。

③妊娠痫证

妊娠晚期，或临产时及新产后，眩晕头痛，突然昏不知人，两目上视，牙关紧闭，四肢抽搐，腰背反张，少顷可醒，醒后复发，甚或昏迷不醒者，称妊娠痫证，亦称子痫。龚廷贤曰："子痫，谓妊娠痰涎潮涌，目吊口噤，不省人事也。"治子痫用羚羊散。

羚羊散组成： 当归（酒洗）、川芎、防风、独活、白茯苓（去皮）、五加皮、薏苡仁、酸枣仁（炒）、杏仁（去皮）、木香、甘草、羚羊角。生姜五片，水煎温服。

④胎气上逆

妊娠期胸腹胀满，甚或喘急，烦躁不安者，称胎气上逆，亦名胎气上逼、子悬。该病是血气失和，以致胎气上逆，气机不利，壅塞胸腹而致。龚廷贤以紫苏和气饮加减治疗子悬。曰："子悬，谓妊娠心胃连痛，兼治胎气不和，心腹胀满疼痛，或临产惊恐气结，连日不下，及胎前一切诸疾，悉宜此方加减治之。"

紫苏和气饮组成： 当归（酒洗）、川芎、白芍（酒炒）、人参、紫苏、陈皮、大腹皮、甘草，生姜五片，葱白五寸，水煎温服。

加减：腹痛，加香附、木香；咳嗽，加枳壳、桑白皮；发热，加黄芩；呕吐，加砂仁；泄泻，加白术（去芦，炒）、白茯苓（去皮）；感冒，加羌活、麻黄；伤食，加山楂、香附；气恼，加香附、乌药。

⑤妊娠肿胀

妊娠中晚期，肢体面目发生肿胀者，称妊娠肿胀，亦称子肿。根据肿胀部位和程度之不同，可分为子气、子肿、皱脚、脆脚等。头面遍身浮肿，小水短少者，属水气为病，曰子肿；自膝至足肿，小水长者，属湿气为病，曰子气；两脚肿而皮肤粗厚者，属湿，曰皱脚；两脚肿，皮薄光亮者，属水，曰脆脚。龚廷贤时代只将妊娠肿胀分为子肿和子气，未将皱脚、脆脚列出，将其归为子气一并治疗。

龚廷贤曰："子肿，谓妊娠七八月前后，面目虚浮，肢体肿满也，宜茯苓汤。""子气，谓妊娠自三月成胎以后，两足自脚面渐肿腿膝以来，步艰难，以至喘闷，似水气之状，至于脚趾间有黄水出者，谓之子气。"子肿治以茯苓汤，子气治以天仙散。

茯苓汤组成：当归、川芎、白芍（炒）、熟地黄、白术（去芦炒）、白茯苓、泽泻、黄芩、栀子（炒）、厚朴（姜炒）、甘草、麦门冬（去心）。

天仙散组成：天仙藤（青木香藤，洗清，略炒）、陈皮、香附（炒）、乌药、木瓜、甘草。生姜煎服。加苍术、紫苏尤妙。

⑥妊娠小便淋痛

妊娠期间，尿频、尿急、淋漓涩痛者，称妊娠小便淋痛，亦称子淋。龚廷贤曰："子淋，谓妊娠小便涩痛频数也。"治以子淋散。

子淋散组成：麦门冬（去心）、赤茯苓、大腹皮、木通、甘草。淡竹叶十片，水煎，空心服。

⑦妊娠转胞

妊娠转胞是妊娠后期，以小便不通，甚则小腹胀急疼痛，心烦不得卧为主要临床表现的妇科病证，又称妊娠小便不通，是妊娠期的常见病，由胎气下坠压迫膀胱、水道不通所致。

妊娠小便不通有小便次频、量少淋沥之症，与子淋相似，但前者以尿液潴留，膀胱憋胀，小腹拘急，排尿量甚少为特征，与子淋小便排出淋沥涩痛不畅有别。龚廷贤在《寿世保元》中对二者的区别有明确的论述。他说："转胞，谓妊娠卒不得小便也。因胎长逼近于胞，胞为所逼而侧，令人数溲，胞即膀胱也。然子淋与转胞相类，但小便频数，点滴而痛谓子淋；频数出少而不痛，为转胞，间有微痛，终是与淋不同。"

龚廷贤主张转胞用五苓散加阿胶治疗，亦可用冬葵散。冬葵散也可治男子小便不通。

冬葵散组成：冬葵子五钱，山栀子（炒研）五钱，木通三钱，滑石（研）五钱。

龚廷贤在此方下有备注，提出此方的禁忌："此药滑胎，临月可用，六七月以前不可用。"除冬葵散内服外，还外以冬葵子、滑石、栀子为末，田螺肉捣膏，或生姜汁调膏，贴脐下，以使小便通畅。

⑧胎漏

妊娠期阴道少量出血，时下时止，或淋沥不断，而无腰酸腹痛者，称胎漏，亦称胞漏或漏胎。龚廷贤曰："胎漏下，谓妊娠有胎而血漏下，属气血虚而有热也。"其用芎归汤、胶艾四物汤治疗。

芎归汤组成：当归尾五钱，川芎五钱。好酒煎，入童便一盏同服。

胶艾四物汤组成：当归（酒洗）一钱，川芎八分，白芍（酒炒）一钱，怀熟地黄（酒蒸）二钱，黄芩一钱五分，白术（去芦，炒）二钱，砂仁（炒）一钱，香附（炒）一钱，艾叶少许，真阿胶（炒成珠）八分，粳米一撮。

一方加炒蒲黄一钱，陈皮七分，杜仲（盐水炒）一钱，续断一钱，甘草（炒）四分，去艾叶不用，只用水煎服。

⑨胎动不安

妊娠期出现腰酸腹痛，胎动下坠，或阴道少量流血者，称胎动不安，又称胎气不安。龚廷贤认为，安胎有两个原则，"有因病而胎动者，但疗母病，其胎自安；有胎不应，妄触母病，但安胎气，母病自瘥"。

因胎动不安，动撞不已，及下血欲堕者，四物汤合四君子汤，加黄芩、阿胶、砂仁、白芷、桑寄生。

孕成之后，觉气不安，或腹微痛，或腰间作痛，或饮食不美，或胎动，及五六个月，可服安胎饮。

安胎饮组成：当归身（酒洗）一钱，川芎八分，白芍（酒炒）一钱，黄芩一钱五分，白术（去芦，炒）二钱，砂仁（微炒）二钱，陈皮一钱，苏梗八分，甘草四分，熟地黄（酒蒸）。水煎，温服。

如下血不止，加蒲黄炒一钱，阿胶（炒）一钱；腹痛，加醋炒香附一钱，麸炒枳壳一钱。

⑩堕胎与小产的预防

对于堕胎与小产，当代《中医妇科学》（马宝璋主编）定义为："凡妊娠 12 周内，胚胎自然殒堕者，称为'堕胎'；妊娠 12～28 周内，胎儿已成形而自然殒堕者，称为'小产'。"而堕胎、小产连续发生三次或以上者，称为"滑胎"，亦称"数堕胎"。

堕胎、小产、滑胎在龚廷贤医书中皆有出现，且无严格鉴别，而且"小产"与"半产"常混用。他在《万病回春·妊娠》中"芎归补中汤"条中定义"半产"说："芎归补中汤治妇人怀孕，血气虚弱，不能荣养，以致数月而堕，名半产。"在《寿世保元·妊娠》亦说："半产，谓妇人怀孕，气血虚弱，不能荣养，以致数月而堕也。"半产即小产，小产又相对于"大产"——自然生产而言，他在《万病回春·小产》中对小产与大产作了区分："大产乃栗熟自脱，小产如采生栗，破其皮壳，去其根蒂，非自然者。"

无论堕胎、小产还是滑胎、半产都属于非正常足月生产，如出现流产先兆及既往有堕胎、小产史，龚廷贤强调都要予以预防与治疗。

芎归补中汤组成：黄芪（蜜水炒）、人参、白术（去芦，炒）、当归、川芎、白芍（炒）、干姜（炒）、阿胶（炒）、五味子、木香、杜仲（姜汁炒）、甘草（炙）。

安胎丸组成：当归（酒洗）一两，川芎一两，白芍（酒炒）一两，黄芩一两，白术（去芦，炒）一两。为细末，酒糊为丸，如梧子大，每服五十丸，茶汤任下，空心日服。

此可妊娠宜常服之，养血清热之剂也。瘦人血少有热，胎动不安，素惯半产者，皆宜服此，以清其源而后无患也。

千金保孕丹组成：当归（酒洗）一两，熟地黄（酒蒸）一两，黄芩一两，陈皮一两，香附子（童便浸）一两，人参一两五钱，续断（酒浸）一两五钱，白术（去芦，炒）四两，杜仲（盐酒炒）一两半。为细末，糯米饭为丸，如梧子大，每服七十丸，白汤送下。

一方，去人参，加砂仁、川芎、阿胶、艾叶、益母草，枣肉为丸。此治妇人惯常小产，久而不蓄者可服，过七个月不必服。

千金保胎丸组成：当归（酒洗）二两，川芎一两，熟地（姜汁炒）四两，阿胶（蛤粉炒）二两，艾叶（醋煮）五钱，砂仁（炒）五钱，黄芩（炒）二两，益母草二两，杜仲（去粗皮，姜汁、酒炒）四两，白术（土炒）四两，陈皮一两，续断（酒洗）一两，香附米（酒、醋、盐水、童便各浸二日炒）二两。共为细末，煮枣肉为丸，如梧桐子大，每服百丸，空心，米汤服下。

凡女人受胎经二月而胎堕者，虽气血不足，乃中冲脉有伤。中冲脉，即阳明胃脉，供应胎孕。至此时，必须节饮食、绝欲、戒怒，庶免小产之患，服千金保胎丸可以保全。

加味八珍汤组成：黄芪二钱，人参二钱，白术（去芦）一钱，当归（酒洗）一钱，山药一钱，黄柏（酒浸炒）一钱，熟地黄（酒洗）一钱，知母一钱，白芍（酒炒）一钱，甘草（炙）三分，防风七分，川芎七分，益智仁（研）八分，升麻四分。妇人曾经小产，今有孕，预先培补为妙。大凡妇人堕胎，只是奇经废弛，冲任带脉受亏而然，宜服此汤大有益。

案例 1

一论阳施阴化，胎孕乃成，血气虚乏，不足荣养，其胎则堕。又有劳恐伤情，内火便动，亦能堕胎。火能消物，造化自然。余见一妇，但有孕及至三个月左右必堕。诊其脉，左手大而无力，重按则涩，知其血少，以其壮年，只补中气，使血自荣。时正初夏，教以浓煎白术汤下黄芩末一钱，与数十剂，得全而生一子也。盖孕至三月上属相火，所以易堕。(《寿世保元·庚集七卷·妊娠》)

案例2

一妊娠下血，服凉血之药，下血益甚，食少体倦，此脾气虚而不能摄血，以补中益气汤治乃愈。(《寿世保元·庚集七卷·妊娠》)

案例3

一治妇人堕胎昏愦，不时吐痰，自用养血化痰之剂，昏愦不知，自汗发搐，痰涎壅出，彼以为中风，欲用祛风化痰药。予曰：此属脾气虚寒所致。遂用十全大补汤去桂加知母、防风、山药、升麻、黄柏、益智仁。(《寿世保元·庚集七卷·妊娠》)

案例4

一妊娠气喘痰盛，诸药不应，问治于余。询之云：素有白带，始于目下浮，两月余，其面亦然。此阴虚有痰饮也。用六味丸料，数剂而愈。

案例5

一妊娠每至五月，肢体倦怠，饮食无味，先两足肿，渐至遍身，后及头面，此是脾肺气虚，朝用补中益气，夕用六君子加苏梗而愈。凡治妊娠，毋泥其月数，但见某经症候，便用某药为善。(《寿世保元·庚集七卷·妊娠》)

案例6

一妊妇下血，服凉血之药，下血益甚，食少体倦，此脾气虚而不能摄血。余用补中益气汤而愈。后因怒而寒热，其血仍下，此肝火旺而血沸腾。用加味逍遥散血止，用补中益气汤而安。(《万病回春·卷之六》)

案例 7

一妊妇下血，发热作渴、食少体倦，属脾气虚而肝火所侮。用四君加柴胡、山栀，血止。因怒复作，用六君加柴胡、山栀、升麻而安。(《万病回春·卷之六》)

案例 8

一妊妇胎六月，体倦懒食、面黄晡热而胎不长，因劳欲堕，此脾气不足也。用八珍汤倍加参、术、茯苓三十余剂，脾胃渐健，胎安而长矣。(《万病回春·卷之六》)

案例 9

一妊妇，堕胎昏愦、不时吐痰，自用养血化痰之剂，昏愦不省，自汗发搐，痰涎壅出。彼以为中风，欲用祛风化痰。予曰：此属脾气虚寒所致。遂用十全大补汤加炮姜，二十余剂，旬愈。(《万病回春·卷之六》)

验案 10

一妊妇，因怒吐血，两胁胀痛，小便淋涩，此怒而血蓄于上，随火出也。用小柴胡合四物，四剂血止；用六君子、安胎饮调理而安。(《万病回春·卷之六》)

验案 11

一妇人，经闭八月，肚腹渐大，面色或青或黄，用胎症之药不应，余诊视之曰：面青脉涩、寒热往来，肝经血病也。此郁怒伤脾肝之症，非胎也。不信，仍用治胎散不验。余用加味归脾、逍遥二药各二十余剂，诸症稍愈。彼欲速效，别服通经丸一服，下血、昏愦、自汗、恶寒、手足俱冷、呕吐不食。余用人参、炮姜二剂渐愈，又用十全大补汤五十余剂而安。(《万病回春·卷之六》)

验案 12

刘尚书宠夫人，有孕患恶阻，呕吐不止、饮食不下、心中烦躁、头目眩晕。诸医以和脾胃之药，二陈汤、藿香正气散、保生汤之类，遍投罔效。
余诊左脉微数、气口数，此血虚气盛有火也。若不养血则火不降，火不降
则呕不止。以茯苓补心汤加姜汁、炒黄连、竹茹，二服痊愈。(《万病回
春·卷之六》)

验案 13

一妇人，每怀孕至三个月必堕，不肯服药。余以四五年老母鸡煮汤，
入红谷、小黄米煮粥食之，不数次而胎固，至月满而生男。(《万病回春·卷
之六》)

三、老年病防治

（一）力倡"衰老论"

龚廷贤认为，人体衰老的主要机理是"真阳元精内乏"和"脾胃气
弱"。他重视肾气对衰老的影响，认为肾气虚损是老年病及衰老的根本所
在。同时，亦十分强调脾胃的作用，认为年老之人如不注意调摄脾胃会损
伤元气。

1. 元气虚衰

龚廷贤在《寿世保元》中专立"衰老论"，采诸家之说，参以己意，阐
发肾间动气在人体生命活动中的重要作用，以及与衰老的关系。他提出：
"夫二五之精，妙合而凝，两肾之间，白膜之内，一点动气，大如箸头，鼓
舞变化，开阖遍身，熏蒸三焦，消水谷，外御六淫，内当万虑。"即肾间动
气具有主持生命活动、屏障防御等功能。若不知撙节，"所虑昼夜无停，八
面受攻"，使"神随物化"，导致"气逐神消，营卫告衰"，可出现一系列诸
如"七窍反常，啼号无泪，笑如雨流，鼻不喷而涕，耳无声蝉鸣，吃食口
干，寐则涎溢，溲不利而自遗，便不通而或者泄"的衰老征象。

龚廷贤将衰老责之于"肾间动气"。他说，"精藏两肾之间，为之命门""元气者，肾间动气也"，说明元气实质上是由元精所化。对于"肾间动气"的属性，龚廷贤指出："肾，坎象也，一阳居于二阴为坎，故肾中有命门之火焉。"明确指出"肾间动气"的属性，是命门之火即元气、元阳，亦称真火、真阳。但是龚廷贤认为这种动气是由真阴化生的，指出其元阳一衰，必损及阴。云："盖肾水一虚，则相火妄动，相火上炎，熏克肺金，肺受火邪所克，所以为咳，为嗽，为热，为痰，为喘息，为盗汗，为吐血衄血，为便血尿血，为四肢倦怠，为五心烦热，为咽干声哑，为耳鸣眼花，为遗精便浊，为蛊胀肿满，为一切难状之证。"（《寿世保元·丁集四卷·劳瘵》）此即阴虚火旺、下虚上实的证候。

2. 脾胃虚损

龚廷贤十分重视脾胃后天之本和升降枢纽的重要作用。云："夫脾胃者，仓廪之官也。属土以滋众脏，安谷以济百骸。故位于中宫，职司南政，旺于四季，体应四肢。胃形如囊，名水谷之海。脾形若掌，乘呼吸而升降，司运化之权。其致呼吸者，元气也。脾居其间，附胃磨动，所以谷气消而转输也。胃属于戊，脾乃己也。至哉坤元，万物滋生，人之一元，三焦之气，五脏六腑之脉，统宗于胃，故人以胃气为本也。"（《寿世保元·甲集一卷·脾胃论》）又云："人之一身，以脾胃为主，脾胃气实则肺得其所养，肺气既盛，水自生焉，水升则火降，水火既济，而全天地交泰之令矣。脾胃既虚，则四脏俱无生气。"（《寿世保元·乙集一卷·内伤》）明确指出脾胃为人身元气之本，又是人身阴阳水火既济之根本，为一身气机升降之中枢。脾胃健运，能使心肺之阳降，肝肾之阴升，而成天地交泰。若脾胃虚损，五脏之间升降失常，就会产生一系列的病变，从而影响健康长寿。年高之人，气血既弱，若因"饮食劳倦伤脾""思欲伤脾""饮食自倍伤脾"，则可导致"气血亏损，脏腑虚弱，六脉沉细，微涩而数，百病由是次第而生"。临床可见头痛、头晕、耳鸣、泄泻、痢疾、中风等病。如一男子，年六十余，素善饮，两臂作痛，服祛风治痹之药，更加麻木发热，体软痰壅，腿膝拘痛，口斜语涩，头目晕重，口角流涎，身如虫行，搔起白屑。龚氏认为："臂麻体软，脾无用也。痰涎自出，脾不能摄也。口斜语涩，脾气伤也。头目晕重，脾气不能升也。痒起白屑，脾气不能营也。"（《寿世保元·戊集五卷·臂痛》）诊断其为脾虚失运，气虚不摄而致，投以补中益气加神曲、半夏、茯苓，三十余剂，诸症悉退，又用参术煎膏，治之而愈。

（二）注重调补脾肾

龚廷贤在继承前人学术思想和实践经验的基础上，结合自己的临床实践，对老年病的预防、诊治进行了深入的研究，创制了许多有效方药。他在防治老年病时重视预防，注重调补脾肾，强调药食结合，并采用多种外治方法。

1. 药物调补

龚廷贤认为，脾肾虚衰是导致老年病的主要原因，故其在临床辨治老年病时注重脾肾，以温补脾胃，滋补肾脏为特点。

脾胃虚弱不仅可导致元气亏损、百病由生，还可招致早衰。因此，龚廷贤提出"老年之人，四时宜制健脾理气补养之药"服之。对于老年麻木、中风、积聚、虚怯、衄血等症，龚廷贤善从脾胃入手进行调理。认为"调理脾胃为医中之王道"。在具体调治上，龚廷贤主张"三因"论治，即从劳倦伤脾、嗜欲伤脾、饮食自倍伤肠胃三个方面治疗。对劳倦伤脾、气血不足、胃脘之阳不举者，投以补中益气汤主之；对思欲、厚味伤脾，生痰泥膈，吞酸便难，胸膈不爽者，治宜六君子汤加红花、盐炒知母；对饮食自倍、肠胃乃伤者，宜保和丸、三因和中丸消而导之。

虽然龚廷贤主张"三因"论治脾胃，但因脾胃位居中焦，为多气多血之脏腑、气机升降之枢纽，故其临证调理脾胃其特点有三：①突出一个

"气"字。"凡善调脾胃者，当惜其气，气健则升降不失其度，气弱则稽滞矣。"（《寿世保元·甲集一卷·脾胃论》）②不仅重视脾阳，而且重视脾阴。"胃气弱则百病生，脾阴足则万邪息"，补气多用六君子汤、补中益气汤加减；补脾阴喜用四物汤加减，对于脾胃气血两虚者，用八物汤。如治年老之人小便不通者，认为"多是气短血虚也，四物汤加黄芪煎汤，送下通关丸"而获效。治疗老年之腹胀，症见"患腹中积块如盘大，不能平卧，腹响如雷，嗳气不透，口干，吐白沫，五心烦热，不思饮食，肌瘦如柴"者，予以八物汤加半夏、陈皮、木香、厚朴、萝卜子、大腹皮、海金沙，在大补脾胃气血基础上，辅以消积导滞之品。服三剂后，下血块如鸡肝状。服至十二剂，下黑血块如盆许。后以八物汤加枳实、香附而痊愈。③注重脾胃与他脏的关系，倡导养心健脾疏肝之法，以作求本之治。龚廷贤指出："夫心气和则脾土荣昌。心火，脾土之母；肝木，脾土之贼。木曰曲直作酸，故疏肝则胃气畅矣。肺乃传送之官，肺主气属金，肺金有力，则能平肝木，不能作膈闷矣"。（《寿世保元·甲集一卷·脾胃论》）心火生脾土，养心则可助脾气；肝木克脾土，疏肝则可健脾胃。

龚廷贤虽然重视脾胃在养生防病中的作用，但更强调肾的作用。他说："古云补肾不若补脾，予谓补脾不若补肾，肾气若壮，丹田之火，上蒸脾土，脾土温和，中焦自治，则能饮食矣。"（《寿世保元·乙集二卷·饮食》）在补肾方面，龚廷贤擅用六味丸、八味丸加减化裁，认为"肾为真水，则有补而无泄""故无火者当用八味，益火之源以消阴翳；无水者用六味丸，壮水之主，以制阳光"。龚廷贤又说："六味丸地黄丸，专补左尺肾水之药，八味丸，既补左尺肾水，兼补右肾相火之药。少年水亏火旺，宜服六味丸，老年水火俱亏，宜服八味丸。"如老年久泻，"大抵久泻多因泛用消食利水之剂，损其真阴，元气不能自持，遂成久泻"；"肾虚久泄不止，用六味丸加五味子、破故纸、肉豆蔻、吴茱萸；若久泄，脾胃虚寒不禁者，用六君子汤煎熬炮干姜、肉桂；若命门火衰而脾土虚寒者，用八味丸"；"若脾肾气血俱虚者，用十全大补汤送四神丸；若大便滑利、小便闭涩，或肢体渐肿、喘嗽唾痰，为脾肾气血俱虚，用十全大补汤送四神丸"；"若大便滑利、小便闭涩，或肢体渐肿，喘嗽唾痰为脾胃亏损，用金匮加减肾气丸"。"老人下元虚冷，转脬不得小便，膨急切痛，四五日，困笃欲死者，六味地黄丸倍泽泻。"

龚廷贤鉴于老年常见肾精易亏、命门元气不足，还化裁、创制了许多滋补肾脏、延年益寿的名方。如八仙长寿丸，是在六味地黄丸的基础上去泽泻，加五味子、麦冬等敛肺清金、固肾摄精之品而成，是龚廷贤推崇的一首著名方剂，适于老年人阴精亏虚者服用。延寿瓮头春，又名神仙延寿酒，重用淫羊藿温肾壮阳，配伍附子、川椒、补骨脂、肉苁蓉以加强其温肾之功，用当归、红花养血活血，通经活络，用治老年人肾阳虚衰、阳痿、腰膝酸痛等；枸杞膏，将枸杞子加工成膏服用，以生精，补元气，益寿延年等。

肾为先天之本，脾为后天之本。脾土久虚可损及肾，肾精亏虚亦可导致脾阳不足，两者之间相互影响，互为因果。临证时，老人脾肾兼亏病证多见。龚廷贤辨治时往往脾肾同补，提出"凡年老之人，当以养元气、健脾胃为主"。若土虚为主，补其脾而兼顾其肾；肾亏为主，补其肾而兼顾其脾。对于老年中风之症，龚廷贤亦每关注于脾肾。其认为，中风"因房劳者，名曰内风；房劳过度，则真精暴亡，舌本欠柔，言不利也；精血一亏，即水竭而心火暴甚，肾水虚衰，不能制之，则阴虚阳实，而热气怫郁；心神昏冒，筋骨不用，而卒倒无所知也"（《寿世保元·乙集二卷·中风》）。对此类病证，龚廷贤主张以六味地黄丸治之。临证施治时，常与补中益气汤合而用之。其云："补中益气汤、六味地黄丸两方，一治元气脾胃之虚，一治肾水真阴之弱。若病人素禀虚弱者，或患病久不愈者，又非外中于风

二者，悉宜二方兼而济之，乃王道平和之剂，能收万全之功也。"（《寿世保元·乙集二卷·中风》）

案例 1

刘大尹素有疾，两臂顽麻，两目流泪，服搜风化痰药痰愈甚，臂反痛不能伸，手指俱挛。余曰：麻属气虚，误服前药，肝火炽盛，肝血干涸，筋无所养，虚而挛耳。当补脾肺滋肾水则风自去、热自退、痰自清，遂用六味丸、补中益气汤，不三月而痊。（《万病回春·中风》）

案例 2

一妇人年七十有三，痰喘内热，大便不通，两月不寐，脉洪大，重按散乱。此属肝肺肾亏损，朝用六味丸，夕用逍遥散，各三十余剂，计所进诸药百余碗，腹始痞闷，乃以猪胆汁导而通之，用十全大补调理而安。若服前药，饮食不进，诸症复作。（《寿世保元·戊集五卷·大便闭》）

验案一龚廷贤认为，麻属于气虚，因误服前药，导致肝火炽盛，肝血干涸，筋无所养，所以致挛。当补脾滋肾水，则风自去，热自退，痰自消，遂用六味地黄丸、补中益气汤，不三月而愈。验案二龚廷贤根据内热、不寐、便难辨为肺肾阴虚，又据痰喘等认为兼有脾虚肝郁，故先用六味丸滋补肺肾之阴，再用逍遥丸疏肝健脾，至腹现痞闷，再以猪胆汁通导大便，最后用十全大补汤补气养血而愈。

2. 药膳、食疗

药膳、食疗源远流长，在中医养生保健中具有重要地位。龚廷贤在防治老年病时十分注重药膳、食疗。他根据老年人脾肾虚衰、气血不足、经络凝滞的特点，创制了大量的食疗糕方、粥方、丸药和药酒。如阳春白雪糕、白玉糕、山药粥、神仙粥、神仙延龄丹、延龄固本丹、坎离丸、保元延寿酒等，无不以和脾胃、固元气、疗虚损、交心肾、安五脏、消百病为主旨。如阳春白雪糕，将白茯苓、怀山药、芡实、莲肉等研为细末，再配以陈仓米、糯米、白砂糖等，制成糕，每日三餐服用。其云："凡年老之人，当以养元气、健脾胃为主。每日三餐，不可缺此糕也。王道之品，最益老人。"（《寿世保元·丁集四卷·老人》）龚廷贤认为，此糕具有"养元气、健脾胃"之功效，为"王道之品，最益老人"。可治老年虚劳瘦怯、泄泻、腹胀、肿满喘咳等症，是食疗之上品。这些延年益寿的食疗方药多被后世广为应用。

四、"治未病" 🕊

《素问·四气调神大论》云："夫四时阴阳者，万物之根本也，生成之所由也。所以圣人春夏养阳，秋冬养阴，以从其根……是故圣人不治已病治未病，不治已乱治未乱，此之谓也。"论述了圣人调神以应四时阴阳的道理。

龚廷贤从其所处时代及人们生活的状态和环境出发，认识到社会中的人文修养、社会伦理道德等容易影响人们的心灵，人如何适应社会，以及如何积极地面对社会等也属于"防病于未然"范畴。故而龚廷贤在《种杏仙方》末尾，在"续劝善良规四十歌"之后说："医要活人，其来远矣。但世医徒知攻其已病，而不知治其未病。以余度之，与其能治于已病之后，不若预治于未病之先，乃于暇日吟成四十鄙歌，其中养生之道无弗备焉。然辞虽浅俗，俾世人见而易知，简而易从，无论通显之家，寒素之士，能预味之，则可以培养身心，而为太平考终之人矣，岂曰药石云乎哉。否则心纵灭理，而陷于殒命杀身之地。良可慨夫。余不佞，敢附此于《仙方》之末，以为不病者鉴焉。"

《鲁府禁方》中，有多处反映出龚廷贤重视"治未病"的思想。如《鲁府禁方·人有百病》曰："喜怒偏执是一病，忘义取利是一病，好色坏德是一病……阴阳嫉妒是一病……两舌无信是一病，乘酒凶横时一病，骂詈风雨是一病……笑盲聋哑是一病，乱人嫁娶是一病，教人捶摘是一病，教人作恶是一病，含祸离爱是一病"等。《鲁府禁方·劝世百箴》中曰："父要严莫过，母要慈莫逆……上劝世百箴，乃人生日用之事，不论贫富贵贱，均为有益。倘能味而行之，则恶者善，而善者愈善；愚者贤，而贤者愈贤矣。未必无小补云。"

《万病回春》中有"云林暇笔凡十二条"，其中的"病家十要"为"一择明医，于病有神，不可不慎，生死相随；二肯服药，诸病可却，有等愚人，自家耽搁；三宜早治，始则容易，履霜不谨，坚冰即至"等。此可谓家庭保健、自我调理之纲要。

龚廷贤的"治未病"思想，充分体现在非常重视人的身体健康与人之精神情志、社会环境的密切联系。他提醒人们只有身体健壮、心情愉悦，并能够与社会环境保持协调的人，才是一个真正健康的人。龚廷贤的"治未病"思想，不仅体现在情志调摄方面，在老年病、传染病及内、儿科等疾病防治方面也有相应的方法和措施。

（一）"治未病"在中风病防治中的应用

龚廷贤发挥了《黄帝内经》的"治未病"思想，指出："世医徒知攻其已病，而不知治其未病。以余度之，与其能治于已病之后，不若预治于未病之先。"（《种杏仙方·卷四·续劝善良规四十歌》）

龚廷贤在调治老年病方面，尤其注重早期预防、早期治疗，体现了其重视"治未病"的观点。以中风为例，龚廷贤指出："中风者，具有先兆之证。凡人如觉大拇指及次指麻木不仁，或手足少力，或肌肉蠕动者，三年内必有大风之至。《经》曰：肌肉蠕动，名曰微风。故手大指次指手太阴、阳明经，风多着此经也。当预防之。"关于注意事项和预防方法，龚廷贤指出，"中年以后之人，过用厚味肥肉，多有痰火，且不能远房事，往往致阴虚火动，动则生风"，因而强调要慎饮食，远房事。此外，还建议选用益肾健脾之品常服之，无病早防。其云："宜朝服六味丸或八味丸，暮服竹沥枳术丸与搜风顺气丸。二药间服，久而久之，诸病可除，何中风之有。是以圣人治未病，而不治已病。"（《寿世保元·一集二卷·预防中风》）龚廷贤在《万病回春·中风》中，以年近五旬之桑环川、刘前溪两人为例，特提示预防治疗的重要性。其云："其脉左右俱微，人迎盛，右脉滑大，时常手足酸麻、肌肉蠕动，此气血虚而风痰盛也。余谓三年之内，具有瘫痪之患，二君宜谨慎，因劝其服药以免后患。桑然其言，每年制搜风顺气丸、延龄固本丹各一料，后果无恙。其刘不听，愈纵饮无忌，未及三年，果中风卒倒，瘫痪言涩，求治于予曰：悔不听君言，致有今日，愿君竭力救我残喘则再造之恩也。予以养荣汤加减，并健步虎潜丸，二药兼服一年余始愈。"龚廷贤以此说明中风早期预防之重要。对于肾精不足、脾胃衰弱、气血衰少之年高气弱者，龚廷贤主张兼服补中益气汤或上池饮等补气补血之品，以避中风之患。

对于预防中风的方法，龚廷贤在《万病回春》中专列"预防中风"予以论述。云："凡人初觉大指、次指麻木不仁，或手足少力、肌肉微掣，三年内有中风之疾，宜先服愈风汤、天麻丸各一料，此治未病之先也。"又云："于未病之先，服竹沥枳术丸，可预去之。若与搜风顺气丸间服，何中风之有？"（《万病回春·卷之二·预防中风》）

"余屡试前方（搜风顺气丸）有效者，有不效者。不效者，多是脾肺之虚，肾气之弱，惟宜补中益气汤、六味地黄丸兼进之，可免中风之患矣（方见补益）。"（《万病回春·卷之二·预防中风》）

"大司寇三川刘公患卒倒，不省人事，口眼相引，手足战掉。一医作风治，一医作痰火治，俱罔效。余诊六脉沉数，气口紧盛，此非风非痰火，乃气夹食也。其家人始悟曰：适正食之际，被恼怒所触，遂致如此。用行

气香苏散加木香、青皮、山楂，一服即瘥。"(《万病回春·卷之二·预防中风》)

不仅对于中风病，龚廷贤对多种老年病证都主张早期预防、早期治疗。例如痈疽，龚廷贤认为多继发于内伤，若早期预防，则可避之。其言："凡人年四十以上，头顶鬓颐背脊腰胁，或筋骨之上，所视不见之处，稍有疮疖，便不可轻易待之。若视之怠慢，以为常疾。每见从微至显，丧命者多矣。便宜速治，庶几得救。"(《寿世保元·壬集九卷·痈疽》)

（二）"治未病"在瘟疫防治中的应用

1. 衣物、环境消毒防止瘟疫传染

衣物、环境消毒防止瘟疫传染，如论天行瘟疫传染，"凡患瘟疫之家，将病患衣服于甑上蒸过，则一家不染"；"一断瘟疫法，令人不相传染，密以艾灸病人床四角各一壮，勿令人知，秘法也"；"辟秽丹：乳香、苍术、细辛、甘松、川芎、真降香，上为末，烈火焚之，疫邪远辟"(《寿世保元·乙集二卷·瘟疫》)。

2. 用药物涂鼻防止瘟疫传染

用药物涂鼻防止瘟疫传染，如"若亲戚乡里有患瘟疫，欲去看问，先将清油抹鼻孔，任进，候出外，又将纸捻于鼻内，探取喷嚏三五个，则不染。又方，以雄黄末涂鼻孔，行动从客位而入。"(《寿世保元·乙集二卷·瘟疫》)

3. 药物口服防止瘟疫传染

口服药物防止瘟疫传染，如："一论瘟疫之气，令人不相传染瘟病及伤寒，用屠苏酒……以十二月晦日早，悬沉井中至泥，正旦平晓出药，置酒中，屠苏之东，向户中饮之。屠苏之饮，先从小起，多少自在。一人饮一家无病，一家饮一里无恙。饮药酒三朝，还置井中。若能岁岁饮，可代代无病。当家内外，并皆着药，辟瘟疫也。忌猪肉、生葱、桃、李、雀肉等

物。"(《寿世保元·乙集二卷·瘟疫》)

（三）"治未病"在麻疹、痘疮防治中的应用

关于麻疹与痘疮病机与诊治的异同，龚廷贤云："古谓麻即疹也，疹出如麻成朵，痘出如豆成粒，皆象其形而名也。夫胎毒一也。痘出于五脏，脏属阴，阴主血，故痘有形而有汁，其证寒热备有也。疹出于六腑，腑属阳，阳主气，故疹有形而无浆，其形多实热而无寒也。为症既异，则治法亦殊，痘宜内实，可用补剂；疹忌内实，只宜解散。惟初热发表，略相似耳，既出之后，痘则补气以生血，疹宜补阴以制阳。"(《寿世保元·辛集八卷·麻疹》)关于痘疹的早期治疗方法，龚廷贤也提出了一些具体的方法。

1. 饮用香油法

对于痘疮、麻疹，龚廷贤主张早期诊断以防止并发症。痘疹流行时，主张预前服药防止传染。其云："凡乡邻如有时行痘疹，可以预防，宜节其饮食，谨其起居，加减衣服，预其药饵，亦制节谨度，顺天之道也。"如云："油饮子若遇痘疹行时，左右邻家有出者，可预服之。用真香油一斤，煎熟，逐日与儿饮尽，永不出痘。"(《寿世保元·辛集八卷·痘疮》)

2. 药酒消毒法

药酒消毒防痘法。如："胡荽酒，胡荽三两，细切，以酒两盅，煎沸，用纸密封，勿令气出，候冷，去渣，从顶至颐颔微微涂之，更喷背膂胸腹及两脚皆遍，再于满房壁门户遍洒之，尤妙。"(《寿世保元·辛集八卷·痘疮》)

3. 预防胎毒法

预防胎毒法。如云："一论婴儿初生，脐带脱落后，取置新瓦上，用炭火四周烧至烟将尽，置地土上，用瓦盏之类盖之，存性，研为末，预将朱砂透明者为极细末，水飞过，脐带若有五分重，朱砂用二分五厘，生地黄、当归身，煎浓汁一二蚬壳，调和前二味，抹儿口上腭间及乳母乳头上。一

日之内，晚至尽次日大便遗下秽污浊垢之物，终身永无疮疹及诸疾，生一子，得一子，十分妙法也。"(《寿世保元·辛集八卷·痘疮》)

五、老年养生

（一）以"养元气健脾胃"为主

对于老年养生，龚廷贤强调先天之本和后天之本，因为二者对于延缓衰老非常重要。他认为，"两肾之间，白膜之内，一点动气"对维持人体生命活动、抗御外邪起重要作用。《寿世保元》虽没有提出"命门"一词，但已认识到，元气的充盛与否与人体的衰老关系密切。在人体的生命活动过程中，如不知保护肾间之动气，"所虑昼夜无停，八面受敌，由是神随物化，气逐神消，荣卫告衰"。神耗则气耗，随着生命过程中精神形体的不断损耗，人体就会出现老化的征象。

龚廷贤论述衰老机理时，十分重视脾胃的作用。他指出："凡年老之人，当以养元气、健脾胃为主。"并指出，饮食失调则不利于养生。他说："人知饮食所以养生，不知饮食失调亦以害生。故能消息，使适其宜，是谓贤哲防于未病。"(《寿世保元·乙集二卷·饮食》)他强调脾胃为后天之本，气血生化之源，应时时保护。若不重视调理脾胃，不讲饮食卫生，或膏粱厚味致伤脾胃，可造成"筋脉横解，气乃暴逆，荣卫不行，气血凝滞""气血失常，卒然不救"，使形体衰惫，加速衰老，而不能长寿。

龚廷贤十分注重以呼吸养元气。其云："人生以气为本，以息为元，以心为根，以肾为蒂。天地相去八万四千里，人心肾相去八寸四分。此肾是内肾，脐下一寸三分是也，中有一脉，以通元息之浮沉，息总百脉，一呼则百脉皆开，一吸则百脉皆合，天地化气流行，亦不出呼吸二字。人呼吸，常在心肾之间，则血气自顺，元气自固，七情不炽，百骸之病自消矣。"指出人生以气为本，气生于呼吸，孕于丹田之中，通过呼吸运动推动气血运行则血气自顺，元气自固，七情不炽。呼吸的具体方法是："每子午卯酉时，于静室中，厚褥铺于榻上，盘脚大坐，瞑目不视，以绵塞耳，心绝念虑，以意随呼吸一往一来，上下于心肾之间，勿急勿徐，任其自然。坐一炷香后，觉得口鼻之气不粗，渐渐和柔，又一炷香后，觉得口鼻之气似无出入，然后缓缓伸足开目，去耳塞，下榻行数步，又偃卧榻上，少睡片时，起来啜淡粥半碗，不可作劳恼怒，以损静功。每日能专心依法行之，两月之后，自见功效。"（《寿世保元·丁集四卷·补益》）龚廷贤还指出，采用正确的睡眠方法可以暖丹田生肾水。其云："睡不厌踧，觉不厌舒。踧者，屈膝踡腹，以左右胁侧卧，修养家所谓狮子眠是也。如此则气海深满，丹田常暖，肾水易生，益人多弘。"（《寿世保元·戊集五卷·不寐》）

（二）提出"善养生者养内"

龚廷贤在认识衰老机理的基础上，进而提出了摄生养性以防衰老的具体主张，且重视通过"养内"以"养外"。龚廷贤告诫道："善养生者养内，不善养生者养外。养内者，以恬脏腑，调顺血脉，使一身之气流行冲和，百病不作；养外者，恣口腹之欲，极滋味之美，穷饮食之乐，虽肌体充腴，容色悦泽，而酷烈之气，内蚀脏腑，精神虚矣，安能保太和，以臻遐龄。"（《寿世保元·乙集二卷·饮食》）指出"养内"与"养外"有截然不同的效果，"养内"又表现为养神、补益脾肾、饮食、运动和艾灸调养等。

1. 清心寡欲养神气

对于养性延年，龚廷贤主张清心寡欲以养神气，诗书悦心，山林逸兴，悲哀欢乐勿令太过，谦和容让、济困扶危以养情态，饮食宜细软而勿生硬，不可过饱过饥，不宜食后便卧，不宜夜食，而主张"食后常以手摩腹数百遍，仰面呵气数百口，趑趄缓行数百步"，以保护脾胃等。龚廷贤将其概括为"薄滋味，省思虑，节嗜欲，戒喜怒，惜元气，简言语，轻得失，破忧沮，除妄想，远好恶，收视听"（《寿世保元·丁集四卷·老人》），可谓言简意赅，确是摄生养性之要。

因衰老与肾精虚损有关，故龚廷贤十分重视节房事，古代有"男子三十而婚，女子二十而嫁"之说，主张晚婚而保精。少年气血未定，过早涉及房帏之事，易伤精血，导致疾病和早衰。龚廷贤对早婚及纵欲的危害性，有着精辟的见解。

"齐大夫褚澄曰：赢女则养血，宜及时而嫁；弱男则节色，宜待壮而婚。"

"男子破阳太早，则伤其精气；女子破阴太早，则伤其血脉。"

"书云：精未通而御女以通其精，则五体有不满之处，异日有杂状之疾。"

"书云：男子以精为主，女子以血为主，故精盛则思室，血盛则怀胎。若孤阳绝阴，独阴无阳，欲心炽而不遂，则阴阳交争，乍寒乍热，久则成劳。"

"书曰：年高之人，血气既弱，阳事辄盛，必慎而抑之，不可纵心恣意。一度一泄，一度火灭，一度增油，若不制而纵欲，火将灭，更去其油。"（《寿世保元·丁集四卷·老人》）

龚廷贤认为，早婚和纵欲可造成五体不满及"难状之疾"，结果油尽灯灭。他主张晚婚，弱男赢女必"待壮而婚""及时而嫁"。

2. 饮食、运动摄生养性

龚廷贤认为，应善于应用饮食和运动调养来摄生养性，按摩、呼气、缓行的简易功法，集导引、行气、按摩于一体，能消食导滞，健脾强胃。其在《寿世保元》专列"饮食"篇，云："凡以饮食，无论四时，常令温暖，夏月伏阴在内，暖食尤宜。不欲苦饱，饱则筋脉横解，肠澼为痔，因而大饮，则气乃暴逆。养生之道，不欲食后便卧，及终日稳坐，皆能凝结气血，久即损寿。食后常以手摩腹数百遍，仰面呵气数百口，趑趄缓行数百步，谓之消化。食后便卧，令人患肺气、头风中痞之疾，盖营卫不通，气血凝滞故尔。食讫当行步踟蹰，有所作为，乃佳。语曰：流水不腐，户枢不蠹，以其动然也。食饱不得速步走马，登高涉险，恐气满而激，致伤脏腑。不欲夜食，脾好音声，闻声即动而磨食，日入之后，万响俱绝，脾乃不磨，食之即不易消，不消即损胃，损胃即翻，翻即不受谷气，谷气不受，即坐卧袒肉操扇，此当毛孔尽开，风邪易入，感之令人四肢不遂。不欲极饥而食，食不可过饱，不欲极渴而饮，饮不可过多。食过多，则结积，饮过多，则成痰癖，故曰大渴不大饮，大饥不大食，恐血气失常，卒然不救也。"

龚廷贤提倡饮食清淡，"粗茶淡饭"。主食为五谷杂粮；副食以植物性的豆类、蔬菜为主。素食不但可避免生痰动火，酿成病变，而且可减轻脾胃运化的负担。

龚廷贤总结了呼吸静功和六字诀等练功法，论述详尽，既有原理，也有具体方法和适应病证，表述层次清晰，容易习练，较之以往练功法简明精炼。

龚廷贤认为，用艾火熏蒸脐蒂能"却疾延年"，并认为熏脐能"壮固根蒂，保护形躯，熏蒸本原，却除百病，蠲五脏之痛患，保一身之康宁"。《寿世保元·卷十》记载的"益府秘传太乙真人熏脐法"，即能"补诸虚祛百病，益寿延年"。

3. 调补脾肾养生

龚廷贤认为，人体衰老与先后二天有关，所以对衰老的诊治亦多从脾肾入手，所附验案，遣方用药，独具匠心，理法方药，浑然一体。全书涉及老年病证治法有三十多种，内容虽纷繁，但撰著提要钩玄，使后学一目了然。

龚廷贤在《寿世保元》中主张，老年保健用药应"温而不热，清而不寒，久服则坎离既济，阴阳谐和，火不炎而神自清，水不滋而精自固，平补之圣药也"。其对老年的药饵摄生强调两个原则。

（1）注重滋阴补肾

龚廷贤说："其有禀赋素薄之人，又兼斫丧太早者，真阴根本受亏，肾水一亏，则火必胜，胜则克肺金，肺主皮毛，则腠理不密，鼻不闻香臭，火炎痰升，而致咳嗽，甚致肾水枯竭，肺子能令母虚是也。金水既病，则五脏六腑皆为火贼。此火乃内出之火，宜补精血，而火自退，当服五仁斑龙胶丸，培复精神之圣药也。"

（2）提倡用血肉有情之品，补益气血，填精补髓，以健身抗老，延年益寿

龚廷贤首推鹿茸、鹿角，配合人参、地黄、枸杞、二冬、黄柏等制方。其云："夫鹿者，得先天气质之浓，又食灵苗之精，故曰寿牲，角乃众体之首，一身精华所聚者也。方名五仁者，黄精、参、杞之类是也。男女虚弱之病，服之以复真元非此不能。故斑龙胶丸为血肉上品之良剂，善斡旋心肾，资填五内，益精神，充气血，滋益于一身，兼以参、杞、门冬、鲜地骨皮等为佐，配以八物汤。如干咳嗽，痰中见血者，加二门冬、牡丹、知母、五味、制柏，其却病延年之功，诚在斯矣。"（《寿世保元·丁集四卷·补益》）

龚廷贤在应用八仙长寿丸时指出："腰痛，加木瓜、续断、鹿茸、当归。消渴，加五味子、麦门冬各一两。老人下元冷，脬转不得小便，膨急彻痛，用泽泻，去益智。诸淋沥，数起不通，倍茯苓，用泽泻，去益智。夜多小便，加益智一两，减茯苓一半。"这种临证化裁、通权达变的用药方法和脉案撰写方法，显示了龚廷贤对老年病证治具有丰富的经验。

龚廷贤还指出，脾胃不和必伤及元气而减寿，故以健脾益胃为主法，总结出一套行之有效的益寿延年处方。代表方如山药粥、阳春白雪糕、延寿丹、八仙长寿丸等。阳春白雪糕中的茯苓、芡实、莲子等均为健脾益胃之品。由此可见龚廷贤重视脾胃以益寿养元思想之一斑。

以先、后天立论的衰老学说虽不是龚廷贤所独创，但其对老年病的阐发有许多独到之处，所总结的养生防病方法精辟实用。

六、常用治法

（一）补气健脾法

脾胃对于元气的盛衰有着重要的作用。龚廷贤指出："脾气不足，则四肢不用，泄泻，食不化，呕逆，腹胀，肠鸣，是为脾气之虚也，则宜补之。"（《寿世保元·甲集一卷·五脏六脉病虚实例》）"胃虚不足，则饥而不受水谷，飧泄呕逆，是为胃气虚也，则宜补之"（《寿世保元·甲集一卷·五脏六脉病虚实例》）。又云："凡善调脾胃者，当惜其气。气健则升降不失其度，气弱则稽滞矣。运食者，元气也。生血气者，饮食也（《寿世保元·甲集一卷·脾胃论》）。对于脾胃之气不足所致诸证，龚廷贤常用四君子汤、补中益气汤、六君子汤等调治。

案例 1

一产妇泄泻，四肢、面目浮肿，喘促恶寒。余谓脾肺虚寒，用六君子加姜、桂而泄泻愈；又补中益气而脾胃健。（《万病回春卷之六·产后》）

案例 2

一人善饮酒，泄泻腹胀，吐痰作呕，口干，此脾胃之气虚，先用六君子加神曲止呕，再用益气汤加茯苓、半夏，泄胀亦愈。此症若湿热壅滞，当用葛花解醒汤分消其湿，湿既去而泻未已，须用六君子加神曲，实脾土化酒积，然虽为酒而作，实因脾土虚弱，不能专主湿热。(《寿世保元·乙集二卷·嗜酒丧身》)

案例 3

一人患痢后重，自知医，用芍药汤；后重益甚，饮食少思，腹寒肢冷，予以为脾胃亏损，用六君子汤加木香、炮姜，二剂而愈。(《寿世保元·丙集三卷·痢疾》)

案例 4

一妇人口苦胁胀。此肝火也。用小柴胡汤加黄连、栀子。稍愈。更以四君子汤加当归、白芍、柴胡，调理脾胃而瘥。(《寿世保元·戊集五卷·胁痛》)

案例 5

一人脾胃虚弱，肚腹膨胀，遍身肿，按之成窠，其脉沉细，右寸为甚，此脾胃虚寒之症。治以八味丸或金匮肾气丸，以补肾阳行生化之源，至暮服之，小便通。又数剂肿消，即止前药。复与六君子汤加木香、官桂、炮姜，以燥脾导气而瘥。后因不戒慎，病复作，但有气恼或饮食稍多即泄泻，仍用八味丸，倍附子。(《寿世保元·丙集三卷·水肿》)

案例 6

唐仪部，胸内作痛月余，腹亦痛，左关弦长，右关弦紧。此脾虚肝木所乘，以补中益气加半夏、木香二剂而愈，又用六君子汤二剂而安。此面色黄中见青。(《寿世保元·戊集五卷·心胃痛》)

案例 7

一人胃弱痰盛，口舌生疮，彼服滚痰丸愈盛，反泻不止，恶食倦怠，此胃气被伤也。予以香砂六君子汤数剂，少可，再以补中益气汤加茯苓、半夏而愈。夫胃气不足，饮食不化，亦能为痰，补中益气乃治痰之法也。苟虚症而用峻利之剂，鲜不危哉。(《寿世保元·己集六卷·口舌》)

案例8

一人脾胃虚，服养胃汤、枳术丸，初有效而久反虚，口舌生疮，劳则愈盛，此中气虚寒，用理中汤少愈；更以补中益气汤加半夏、茯苓而安。夫养胃汤，香燥之剂也。若饮食停滞，或寒滞中焦，服则燥开胃气，宿滞消化，最为近理，使久服则津液愈燥，胃气愈虚，况胃气本虚而用之，岂不反甚其病哉？亦有房劳过度，真气衰败，或元气不足，不能上蒸，中州不运，致饮食不进，以补真丸治之。若丹田之火上蒸脾土，脾土一和，中焦自治，饮食自进，何口疮之不愈哉！(《寿世保元·己集六卷·口舌》)

（二）补气升提法

龚廷贤认为，脾胃虚弱必然损伤人体元气，导致腹痛、大便不实、小便不利、足肿身肿、上气喘急，或见梦遗、脚软、乏力等，首选补中益气汤治疗。如其所云："大抵久泻多由泛用消食利水之剂，损其真阴，元气不能自持，遂成久泻。若非补中益气汤、四神丸滋其本源，后必胸痞腹胀，小便淋涩，多致不起。"

案例1

一人下痢，小腹急痛，大便欲去不去，此脾胃气虚而下陷也。用补中益气送八味丸，二剂而愈。此等症候，因利药致损元气，肢体肿胀而死者，不可枚举。(《寿世保元·丙集三卷·痢疾》)

案例2

一人痢后两足浮肿，胸腹胀满，小便短少。用分利之剂，遍身肿，兼气喘。予曰：两足浮肿，脾气下陷也；胸腹胀满，脾虚作痞也；小便短少，肺不能生肾也；身肿气喘，脾不能生肺也。予用补中益气汤加大附子而愈。

半载后，因饮食劳倦，两足浮肿，小便短少，仍服前药，顿愈。(《寿世保元·丙集三卷·痢疾》)

案例3

一人患泄泻，日久不止，以致元气下陷，饮食入胃不住，完谷不化，肌肉消削，肢体沉困，面目两足肿满，上气喘急，此元气脾胃虚之甚也。宜补中益气汤。依本方减当归，加酒芍、茯苓、泽泻、山药、莲肉、木香、干姜炒黑，止泄泻之良方也。(《寿世保元·丙集三卷·泄泻》)

案例4

一儒者失于调养，饮食难化，胸膈不利；或用行气消导药，咳嗽喘促；服行气化痰药，肚腹渐胀；服行气分利药，睡卧不能，两足浮肿，小便不利，大便不实，脉浮大，按之微细，两寸皆短。此脾胃亏损。朝用补中益气加姜附，夕用金匮肾气加骨脂、肉果，各数剂，诸症渐愈；再佐以八味丸，两月乃能步履；却服补中益气，半载而康。(《寿世保元·丙集三卷·水肿》)

案例5

一人久患白浊，发热体倦，用补中益气汤加炮姜四剂，白浊稍止，再用六味丸兼服，诸症悉愈。(《寿世保元·戊集五卷·浊症》)

案例6

一儒者日晡两目紧涩，不能瞻视，此元气下陷，用补中益气倍加参、芪，数剂而愈。(《寿世保元·己集六卷·眼目》)

(三)气血双补法

龚廷贤指出："凡人元气素弱，或因起居失宜，或因饮食劳倦，或因用心太过，致遗精白浊，盗汗自汗；或内热晡热，潮热发热；或口干作渴，喉痛舌裂；或胸乳膨胀，或胁肋作痛；或头颈时痛，或眩晕眼花；或心神不宁，痞而不寐；或小便赤淋，茎中作痛；或便溺余沥，脐腹阴冷；或形容不充，肢体畏寒；或鼻气急促，或更有一切热症，皆是无根虚火，宜服后方（十全大补汤）。"（《寿世保元·丁集四卷·补益》）对于无根虚火，或气血不足所致病证，龚廷贤常常用十全大补汤调治，通过益气养血生精来补充元气。

案例 1

给事张禹功，目赤不明，服祛风散热药，反畏明重听，脉大而虚。此因劳心过度，饮食失节。以补中益气汤加茯神、酸枣仁、山药、山茱萸、五味顿愈。又劳役复甚，用十全大补汤兼以前药渐愈；却用补中益气汤加前药而瘥。凡医者，不理脾胃及养血安神，治标不治本，是不明正理也。若概用辛凉苦寒之剂，损伤血气，促成内障之症矣。（《万病回春·卷之五·眼目》）

案例 2

一妇人患劳嗽，不时发热，或时寒热。或用清热之剂，其热益甚，盗汗口干，两足如灸，遍身皆热，昏愦如醉，良久热止方苏，或晡热至旦方止，此阴血虚而阳气弱也。余朝用六味丸一料，夕用十全大补汤，月余，诸症稍愈；更兼以补中益气，两月余而瘥愈。（《万病回春·卷之六·虚劳》）

案例 3

一产妇，筋挛臂软、肌肉抽搐，皆属气血虚。用十全大补汤而瘥。（《万病回春·卷之六·产后》）

案例 4

一产妇，牙关紧急、腰胀、背反张、四肢抽搐、两目连劄，此血去过多、元气亏损、阴火炽盛。用十全大补汤加炮姜一剂而苏，数剂而安。（《万病回春·卷之六·产后》）

案例 5

一男子坠马，腹有瘀血，服药下之，致发热、盗汗、自汗、脉浮涩。予以为重剂过伤气血所致，投以十全大补汤益甚，时或谵语，此药力未及而然也。以前药加炮附子五分，服之即睡，觉来顿安，再剂而安。(《万病回春·卷之八·折伤》)

案例 6

一男子发热烦渴，时或头痛，因服发散药反加喘急腹痛，其汁如水，昼夜谵语，余意此劳伤元气，误汗所致。其腹必喜手按，询之果然。遂与十全大补汤加附子一钱。服之熟睡，唤而不醒，举家惊惶。及觉，诸病顿退，再剂而痊。凡人饮食劳役，起居失宜，见一切火症，悉属内真寒而外假热，故肚腹喜暖，口畏冷物，此乃形气、病气俱属不足，法当纯补元气为善。(《寿世保元·乙集二卷·内伤》)

案例 7

一人因劳役失于调养，忽然昏愦，此元气虚火妄动夹痰而作。急令灌童便，神思渐爽，更用参、芪各五钱，芎、归各三钱，玄参、柴胡、山栀、炙草各一钱，服之稍定。察其形倦甚，又以十全大补汤加五味、麦门治之而安。凡人元气素弱，或因起居失宜，或因饮食劳倦……或鼻气急促，或更有一切热症，皆是无根虚火。但服前汤，固其根本，诸症自息，若攻其风热，则误矣。(《寿世保元·乙集二卷·内伤》)

案例 8

一老年，房有少艾，致头痛发热，眩晕喘急，痰涎壅塞，小便频数，口干引饮，遍舌生刺，缩敛如荔枝然，下唇黑裂，面目俱赤，烦躁不寐。或时喉间如烟火上冲，急饮凉水少解，已濒于死。脉洪大而无伦，且有力。扪其身烙手。此肾经虚火游行于外，投以十全大补汤，加山茱、泽泻、丹皮、山药、麦门冬、五味、附子，水煎服。熟寐良久，脉症各减三四。再

与八味丸，服之而愈。(《寿世保元·丁集四卷·补益》)

（四）调补水火法

龚廷贤认为，六味地黄丸加减亦可补元气，如五子益肾养心丸。《寿世保元·丁集四卷·补益》曰："一论大补元气，填培虚损之圣药也。即六味地黄丸，依本方再加五子（枸杞子、柏子仁、覆盆子、楮实子、沙苑蒺藜子）。"龚廷贤擅用六味地黄丸"壮水之主，以制阳光"。其云："夫人之生以肾为主，人之病多由肾虚而致者，此一方天一生水之剂，无不可用""肾虚不能制火，六味地黄丸主之。"(《寿世保元·丁集四卷·补益》)对于命门火衰，则命门水火同补，以六味地黄丸加肉桂、附子，即八味丸。其云："肾间水火俱虚者，八味丸主之""六味地黄丸，专补左尺肾水之药。八味丸既补左尺肾水，兼补右肾相火之药。"(《寿世保元·丁集四卷·补益》)其以八味丸治"下元冷惫，脐腹疼痛，夜多漩溺"(《万病回春·卷之四·补益》)，或以"八味丸治下元冷惫，心火上炎，渴欲饮水，不能摄养，多吐痰唾"(《寿世保元·丁集四卷·补益》)。龚廷贤还常用八味丸治疗元气不足兼脾胃虚弱证。言"此症多因脾胃虚弱，治失其宜，元气复伤而变症者，非此药不能救"(《鲁府禁方·卷二寿集·水肿》)。

案例

一羊城马伏所，昔遘沉疴，诸医罔效，召予治愈，遂成莫逆之交。万历庚戌夏，乃郎年二旬余，素禀清弱，酷嗜酒欲，频年遭惊骇，至今遂成虚劳之恙。召予至，诊其六脉弦数无力，其症潮热憎寒，盗汗如雨，时微痰嗽，手掌热而手指冷，心惊悸而梦遗。以上诸症，皆系肾水枯竭，心血干涸，相火上炎，熏克肺金，元气受伤，脾胃亏损，而脏腑气血皆耗惫矣。予治以十全大补汤，看病加减施治。用地黄丸，先壮水之主以制阳光。加归、麦、酸、志以补心血。用瑞莲丸、白雪糕以补元气脾胃。每日如此服之，如弹天平一般，不可偏胜。倘万有一偏，则病剧不可复救药矣。

何也？若偏于补阳药多，则阳旺而阴愈消，而相火愈炽，则咽喉肿痛生疮，声哑之症可立而待矣。若偏于补阴药多，而用地黄、当归，泥滞脾胃不运，而为泻痢、肿胀、喘满等症生焉。所以用药不可偏胜有如此矣。余将前四药服之旬日，颇有微效。分付病家执此以往，调摄期以岁年，投剂积以千百，度可免危而就安也。予缘有司召，遂暂离而去，殊料病家欲速即愈，更医不审病原，误认为阳虚，辄投乌、附、参、芪之类，数服诸症稍减，一家欣然，而反罪予用归、地之过。遂连进补阳之药，不半月而阳火愈炽，则咽痛声哑，诸症出矣。病至此，虽日进归、地数斤，亦无用矣。医之至此，急进人乳、童便以遏其火，将脾胃复惫，以致上热未除而中寒复生，泄泻之病又作，若两斧之伐一枯，不数月而告终矣。吁，医者不悟妄治之失，病家不悔欲速之差，惟付诸天命，可胜叹哉。（《寿世保元·丁集四卷·劳瘵》）

在这则病案中，患者素来身体羸弱，又酷嗜酒欲，且常受到惊吓，遂成虚劳之病。龚廷贤辨证为肾水枯竭，心血干涸，相火上炎，熏克肺金，元气受伤，脾胃亏损，脏腑气血皆耗惫虚衰。故用十全大补汤气血双补，用瑞莲丸、白雪糕以补元气脾胃；用六味地黄丸壮水以制相火，平衡肾中水火，使相火受制不损耗肾精；加当归、麦冬、酸枣仁、远志以补心血。如此调补水火，颇有微效。然后来更医误治，导致病不起而殁，由此可见阴阳相济、水火同调的重要性。

（五）脾肾同调法

龚廷贤指出："人之一身以脾胃为主，脾胃气实则肺得其所养；肺气既盛，水气生焉。水升则火降，水火既济而全天地交泰之令矣。脾胃既虚，四脏俱无生气。故东垣先生著脾胃内外伤等论，谆谆然皆以固脾胃为本。"（《寿世保元·乙集二卷·内伤》）又云："予谓补脾不若补肾，肾气若壮，丹田之火，上蒸脾土；脾土温和，中焦自治，则能饮食矣。今饮食进少，且难消化，属脾胃虚寒。盖脾胃属土，乃命门火虚，不能生土而然，不宜补脾胃。"（《寿世保元·乙集二卷·饮食》）明确指出，肾中命门之火可以熏蒸脾土，促进脾胃运化饮食水谷，进而化生气血精神。脾肾位居人身枢要，脾、肾二脏相互作用，脾阳赖肾阳温煦而运化，肾精得脾阳营养而充盛。因而对于脾胃虚弱、命门火衰者，单补脾胃或补命门火均难以奏效，需要用脾肾同治的方法使元气恢复。

案例1

一儒者善饮，便滑溺涩，食减胸满，腿足渐肿，症属脾肾虚寒，用加减金匮肾气丸，进食消肿。更用八味丸，胃强脾健而愈。（《寿世保元·乙集二卷·嗜酒丧身》）

案例2

一人脾胃虚弱，肚腹膨胀，遍身肿，按之成窠，其脉沉细，右寸为甚，此脾胃虚寒之症。治以八味丸或金匮肾气丸，以补肾阳行生化之源，至暮服之小便通。又数剂肿消，即止前药。复与六君子汤加木香、官桂、炮姜，以燥脾导气而瘥。后因不戒慎，病复作，但有气恼或饮食稍多即泄泻，仍用八味丸，倍附子。（《寿世保元·丙集三卷·水肿》）

案例3

一儒者素勤劳苦，吐血发痉，不知人事。余以为脾胃虚损，用十全大补汤及加减八味丸而痉愈，再用归脾汤而血止。（《寿世保元·丁集四卷·吐血》）

七、龚廷贤创制的方剂

（一）清神解语汤

清神解语汤（云林制）治中风痰迷心窍，不能言。

当归、川芎、白芍药、生地黄、远志（去心）、陈皮、麦门冬（去心）、石菖蒲、乌药、枳实（麸炒）、天南星（制）、白茯苓、黄连（姜汁炒）、防风、羌活、半夏（制）、甘草各等份。

上咬咀，生姜三片，竹茹二钱，冰片三分，牛黄三分，薄荷二钱。

上为末，先以蜜水洗舌上，后以姜汁擦之，将药蜜水稀调，涂舌本上。

（《古今医鉴·卷之二·中风》）

（二）解热下痰汤

解热下痰汤（云林制）〔批〕（按此方治痰嗽之剂）治结胸痰热气滞，咳嗽失声。

紫苏子、白芥子、枳实、黄连、黄芩、黄柏、瓜蒌仁、石膏、杏仁、乌梅、桔梗。

上锉一剂，生姜三片，水煎温服。

（《古今医鉴·卷之三·伤寒·六经证》）

（三）清火汤

清火汤（云林制）治五脏六腑及上、中、下三焦火热。

连翘一钱，栀子（炒）一钱，玄明粉（如无，以硝代之）一钱，黄芩（酒炒）一钱，黄连（酒炒）一钱，桔梗一钱二分，玄参一钱二分，薄荷八分，羌活（酒洗）八分，防风六分，贝母一钱，独活（酒洗）八分，前胡八分，柴胡八分，天花粉一钱，茯苓一钱，川芎八分，枳壳一钱，甘草三分，大黄（酒蒸）二钱，酒毒加白粉葛一钱。

（《古今医鉴·卷之四·火证》）

（四）参苓白术丸

参苓白术丸（云林制）治病后元气虚弱，此药进美饮食，壮健身体，充实四肢，清火化痰，解郁固本。

人参一两，白术（土炒）二两，白茯苓一两，干山药（炒）一两，莲肉（去皮）二两，陈皮一两，半夏（制）一两，白扁豆（炒）一两，薏苡仁（炒）二两，桔梗二两，黄连（姜炒）一两，神曲（炒）一两，香附一两，砂仁五钱，甘草一两，当归一两，远志一两，石菖蒲五钱。

上为末，姜、枣煎汤，打神曲糊为丸，如梧桐子大。每服百丸，空心白汤送下，忌食生冷、油腻之物。

（《古今医鉴·卷之四·内伤》）

（五）解酒化毒丹

解酒化毒丹（云林制）治饮酒过多，遍身发热，口干烦渴，小便亦少。

白滑石（水飞）一斤，白粉葛三两，大粉草三两。

上为末，不拘时，冷水调下三钱，日进两三次。

（《古今医鉴·卷之四·伤酒》）

（六）润肺豁痰宁嗽汤

润肺豁痰宁嗽汤（云林制）〔批〕（按此方治痰嗽兼阴虚者宜之）

陈皮五分，半夏（姜制）五分，白茯苓四分，甘草（炙）三分，黄柏（酒炒）五分，黄芩（酒洗）三分，知母（酒炒）五分，贝母（去心）五分，天门冬（去心）三分，麦门冬（去心）三分，紫菀（酒洗）三分，款冬花（酒洗）三分，桔梗三分，熟地黄五分，当归三分。

上锉一剂，生姜三片，水煎温服。

（《古今医鉴·卷之四·咳嗽》）

（七）五虎二陈汤

五虎二陈汤（云林制）〔批〕（按此方治发表之剂），治哮吼喘急痰盛。

麻黄（去节）一钱，杏仁（泡）十四粒，石膏（煅过）一钱，橘皮一钱，半夏（姜制）一钱，茯苓（去皮）八分，甘草八分，人参八分，木香七分，沉香七分，细茶一钱。

上锉一剂，生姜三片，葱白三茎，蜜三匙，水煎服。

（《古今医鉴·卷之四·哮吼》）

（八）立效散

立效散（云林制）〔批〕（按此方治热积气滞而为痢者，以黄连清热，枳壳破气，清平之剂）治痢，腹中疠痛，赤白相兼，即止。

黄连（四两，酒洗，吴茱萸二两，同炒，去茱萸用），枳壳（麸炒）二两。

上为末，每服三钱，空心酒送下。泄泻，米汤下。噤口痢，陈仓米汤下。

（《古今医鉴·卷之五·痢疾》）

（九）升气实脏丸

升气实脏丸（云林制）〔批〕（按此方治滑泄止涩之剂）治久泻，元气下陷，脾胃衰惫，大肠滑脱，肛门坠下，日夜无度。饮食不思，米谷不化，汤水直过。烦渴引饮，津液枯竭，肌瘦如柴，寒热互作。

黄芪（蜜炙）一两，人参（去芦）一两，白术（土炒）二两，白茯苓（去皮）五钱，山药（炒）一两，莲肉（去心）一两，芡实一两，升麻（酒炒）五钱，柴胡（酒炒）五钱，干姜（炒黑）五钱，肉豆蔻（面裹煨，捶去油净）五钱，粉草（炙）五钱，椿树根皮（酒炒二次）四两。

上为细末，阿胶水化开为丸，如黍米大。每服二钱，用糯米半生半炒，煎汤送下。

（《古今医鉴·卷之五·泄泻》）

（十）保中汤

保中汤（云林制）〔批〕（按此方治胃中痰火呕吐之剂）治呕吐不止，饮食不下。

陈皮八分，半夏（姜制）八分，茯苓八分，甘草三分，白术（土炒）

二钱，藿香一钱，黄连（土炒）二钱，黄芩（土炒）一钱，山栀子（姜汁炒）二钱，砂仁三分。

上锉一剂，生姜三片，长流水和胶泥澄清水二盅，煎至一盅，稍冷频服。吐逆甚，加伏龙肝一块同煎。因气，加香附，枳实。心烦，加竹茹。

（《古今医鉴·卷之五·呕吐》）

（十一）顺气和中汤

顺气和中汤（云林制）治呕吐翻胃，嘈杂吞酸。

半夏（制）六分，白茯苓七分，白术（土炒）八分，广皮（盐水浸，炒）一钱，枳实（麸炒）五分，甘草（炙）二分，香附（醋炒）一钱，山栀（姜汁炒黑）一钱，神曲（炒）六分，砂仁（炒）三分，黄连（姜汁浸，晒干，以猪胆汁拌炒）六分。

上锉一剂，生姜三片，长流水入胶泥搅，澄清，水一钟，煎至七分，入竹沥、童便、姜汁，不拘时，细细温服。心胃痛，加姜汁三匙。如气虚，加人参、黄芪各八分。如血虚，加当归七分，川芎五分。如恼怒或气不伸舒，加乌药五分，木香三分。如胸膈饱闷，加萝卜子炒，六分。如心下嘈杂吞酸，加吴茱萸四分，倍黄连、白术。如呕吐不止，加藿香七分。如大便闭结，加苏子、麻仁、桃仁、杏仁，俱研如泥，一钱，再用白蜜，时时服之。

（《古今医鉴·卷之五·翻胃》）

（十二）安中调气丸

安中调气丸（云林制）治一切翻胃痰膈之证。

广皮二两，半夏（姜制）一两，白茯神一两，白术（土炒）二两，枳实（麸炒）一两，苏子（炒）六钱，川芎五钱，当归（酒洗）五钱，白芍药（盐酒洗，炒）八钱，木香一钱，甘草（炙）三钱，香附（长流水浸三日，洗净炒，黄色）三两，神曲（炒）一两，黄连（姜汁浸，晒干，猪胆汁拌炒）一两，白豆蔻（萝卜子炒）五钱。

上为细末，竹沥、姜汁打神曲糊为丸，如绿豆大。每服八十丸，不拘时，白汤送下，清米汤亦可。

（《古今医鉴·卷之五·翻胃》）

（十三）养血助胃丸

养血助胃丸（云林制）〔批〕（按此方治翻胃收功保后之剂）治呕吐翻胃，愈后用此养元气，健脾胃，生血脉，调荣卫，清郁气，收功保后。

当归（酒洗）一两，川芎一两，白芍（盐酒炒）一两二钱，熟地黄（姜汁浸炒）八钱，人参五钱，白术（土炒）一两三钱，白茯苓六钱，甘草（炙）三钱，山药（炒）一两，莲肉（去皮心）一两，扁豆（姜汁炒）六钱。

上为末，姜打神曲糊为丸，如梧桐子大。每服六七十丸，空心白滚水下。

（《古今医鉴·卷之五·翻胃》）

（十四）平肝顺气保中丸

平肝顺气保中丸（云林制）〔批〕（按此方治吞酸、吐酸、嘈杂、嗳气兼治之剂）治郁火伤脾，中气不运，胃中伏火，郁积生痰，致令呕吐，吞酸嘈杂，心腹胀闷。常服顺气和中，健脾开胃，进美饮食，化痰消滞，清火抑肝。

香附米（童便浸三日，炒）三两，川芎二两，陈皮（去白）三两，白术（土炒）四两，厚朴一两，枳实（炒）二两，黄连（姜汁炒）一两，神曲（炒）二两，麦芽（炒）七钱，木香三钱，栀子（姜汁炒）二两，莱菔子（炒）一两，半夏（姜汁炒）一两半，白茯苓一两，砂仁（炒）四钱，干生姜一两，山楂（取肉）二两，青皮（六钱）香油炒，甘草（炙）四钱。

上为末，竹沥打神曲糊为丸，绿豆大。每服百丸，食后白滚汤送下，日服二次。

（《古今医鉴·卷之五·吞酸》）

（十五）白虎丸

白虎丸（云林制）歌曰：

白虎丸丹古石灰，谷神子制救人灾。

柏中为末水飞过，手上成丸日晒来。

引宜烧酒一二盏，每服须吞五十枚。

保全世患青筋证，广积阴功遍九垓。

千年古石灰（不拘多少，刮去杂色泥土，杵为末，水飞过）

上晒，勿令太燥，量可丸即收，丸如梧桐子大。每服五十丸，看轻重加减，烧酒送下。此药能顺气散血，化痰消滞。治青筋初觉头疼恶心，或腹痛，或腰痛，或遍身作痛，不思饮食，即进一服，当时血散。若过三五日，青筋已老，多服取效。又治心腹痛，及妇人崩漏带下，或因气恼致病，或久患赤白痢疾，或打仆内损，血不能散，服之大效。

（《古今医鉴·卷之六·青筋》）

（十六）和荣顺气汤

和荣顺气汤（云林制）治脾弱血虚，心腹胀闷，两足虚肿。

当归（酒洗）一钱，川芎六分，白芍（酒洗）一钱，白术（土炒）一钱半，茯苓一钱，苍术（米泔制）一钱，陈皮（去白）一钱，枳实（炒）一钱，乌药一钱，神曲（炒）一钱，香附（醋炒）一钱，牛膝（酒洗）一钱，木瓜一钱，独活（酒洗）一钱，泽泻一钱，薏苡仁（炒）一钱半，木通一钱，甘草三钱。

上锉一剂，生姜煎服。

（《古今医鉴·卷之六·胀满》）

178

（十七）加减胃苓汤

加减胃苓汤（云林制）〔批〕（按此方消中利水和药之剂）治肿。

苍术（米泔制）一钱半，陈皮（去白）一钱，厚朴（姜炒）八分，甘草（炙）三分，猪苓八分，泽泻一钱，白术（去芦）一钱，赤茯苓（去皮）一钱，神曲（炒）八分，山楂（去核）七分，砂仁（炒）七分，香附（姜汁炒）六分，槟榔八分，木瓜一钱，大腹皮六分。

上锉一剂，生姜、灯心煎服。

（《古今医鉴·卷之六·水肿》）

（十八）消积保中丸

消积保中丸（云林制）〔批〕（按此方治积聚之总司也）顺气化痞，理脾消滞，散痞结，除积块，进饮食，清郁热。

陈皮（去白）二两，半夏（汤泡七次，姜汁炒）一两，白茯苓（去皮）一两，白术（土炒）三两，香附（醋浸炒）一两，青皮（去瓤，油炒）四钱，木香（不见火）三钱，槟榔七钱，莪术（醋浸炒）八钱，三棱（醋浸炒）八钱，莱菔子（炒）一两，砂仁（炒）四钱，神曲（炒）一两，麦芽（炒）六钱，白芥子（炒）一两，黄连（姜炒）一两，真阿魏（醋浸）三钱，山栀子（姜汁炒）一两，干漆（炒尽烟）五钱。

上为细末，姜汁、酒糊为丸，如梧桐子大。每服八十丸，食后白汤送下。

开怀散（云林制）治心下积块作痞闷，或发热者。

青皮（去瓤）、陈皮、半夏（姜炒）、白茯苓（去皮）、三棱（醋炒）、莪术（醋炒）、香附、槟榔、草豆蔻（倍用）、柴胡（倍用）、红花、枳实（麸炒）、甘草。

上锉一剂，生姜煎服。口干，加干葛。

（《古今医鉴·卷之六·积聚》）

（十九）回阳返本汤

回阳返本汤（云林制）治急阴证，手足冷，指甲青，少腹疼痛，外肾挛缩。

人参一钱，白术一钱，干姜（炒）一钱，丁香八分，甘草一钱，陈皮一钱，半夏（制）一钱，大附子（制）一钱，茯苓八分，神曲（炒）六分，白豆蔻八分，沉香五分。

上锉一剂，生姜三片，枣二枚，盐少许，水煎服。外于脐上用熟葱贴，冷则复易。外肾并阴囊以绢帛扎住，用炒盐款款烙之。再用炒盐烫胸膈、胁肋、上下小腹。如急阴不省人事，用盐填满脐中，艾火灸之，以醒为度。或大便闭结，以利气丸通之。

（《古今医鉴·卷之七·癫冷》）

（二十）清离滋坎汤

清离滋坎汤（云林制）〔批〕（按此方治劳瘵阴虚火动者）治阴血虚相火旺，盗汗潮热，咳嗽吐痰，一切虚劳等症，并加治之。

生地黄二钱，熟地黄二钱，天门冬一钱，麦门冬一钱，当归（酒洗）一钱，白芍（酒炒）一钱，山茱萸（酒蒸，去核）一钱五分，干山药一钱，白茯苓八分，白术（土炒）一钱，牡丹皮一钱二分，泽泻八分，黄柏（蜜炒）八分，知母（蜜炒）八分，甘草（炙）七分。

上锉一剂，水煎服。嗽盛，加紫菀、款冬花。痰盛，加贝母、瓜蒌仁。热盛，加地骨皮。心下怔忡，加远志、酸枣仁。吐血，加山栀子、茅花。鼻衄，加桑白皮、韭汁。

（《古今医鉴·卷之七·虚劳》）

（二十一）三和汤

三和汤（云林制）治咳嗽痰盛，潮热阴虚。

当归一钱五分，川芎五分，白芍药一钱，熟地黄二钱，陈皮八分，制半夏八分，茯苓一钱，黄连（姜汁炒）一钱，枯芩八分，黄柏（炒）八分，山栀（炒）八分，枳壳八分，桔梗、杏仁（去皮尖）、桑白皮、五味子（去梗）、知母（去毛）、贝母（去心）、玄参、白术（土炒）、阿胶（蛤粉炒，或面炒成珠子）、马兜铃、甘草各等份。

上锉一剂，生姜三片，水二碗，煎八分，空心服。

（《古今医鉴·卷之七·虚劳》）

（二十二）全生饮

全生饮（云林制）〔批〕（按此方治诸失血之总司也）止吐血、衄血、嗽血、咯血、唾血。

藕汁（磨墨）一寸，梨汁、茅根汁、韭汁、生地黄汁各一两，刺刺菜汁、萝卜汁、白蜜、竹沥、生姜汁、童便各半盏。

上合一处，频频冷服。此方乃治诸失血之总司。

（《古今医鉴·卷之七·失血》）

（二十三）清晕化痰汤

清晕化痰汤（云林制）

橘红一钱五分，半夏（制）一钱半，白茯苓一钱，甘草三分，川芎八分，白芷七分，羌活七分，枳实（麸炒）一钱，南星（制）六分，防风六分，细辛六分，黄芩（酒炒）八分。

气虚加人参七分，白术一钱；有热加黄连六分；血虚倍川芎，加当归一钱五分。

上锉一剂，生姜三片，水煎。以此作丸亦可。

（《古今医鉴·卷之七·眩晕》）

（二十四）清心温胆汤

清心温胆汤（云林制）平肝解郁，清火化痰，益心生血。

陈皮一钱，半夏（制）一钱，茯苓一钱，枳实一钱，竹茹一钱，白术

（炒）一钱，石菖蒲一钱，黄连（姜汁炒）一钱，白芍（炒）一钱，当归（酒洗）一钱，香附（炒）一钱，麦门冬（去心）八分，川芎六分，人参六分，远志六分，甘草四分。

上锉一剂，生姜煎服。

（《古今医鉴·卷之七·五痫》）

（二十五）高枕无忧散

高枕无忧散（云林制）治心胆虚怯，昼夜不睡，百方无效，服此一剂如神。

人参五钱，软石膏三钱，陈皮一钱五分，半夏（姜汁浸炒）一钱五分，白茯苓一钱五分，枳实一钱五分，竹茹一钱五分，麦门冬一钱五分，龙眼肉一钱五分，甘草一钱五分，酸枣仁（炒）一钱。

上锉，水煎服。

（《古今医鉴·卷之八·不寐》）

（二十六）保精汤

保精汤（云林制）治阴虚火动，夜梦遗精，或发热。

当归、川芎、白芍、生地黄（姜汁炒）、沙参、麦门冬（去心）、黄柏（酒炒）、知母（蜜炒）、黄连（姜汁炒）、栀子（童便炒）、干姜（炒黑）、牡蛎（火煅）、山茱萸（去核取肉）。

上锉，水煎，空心服。

（《古今医鉴·卷之八·遗精》）

（二十七）聪耳汤

聪耳汤（云林制）治耳重听。

当归（酒洗）一钱，白芍（酒炒）一钱，川芎一钱，生地黄（酒洗）一钱，知母（酒洗）一钱，陈皮一钱，乌药一钱，白芷一钱，防风（酒洗）一钱，羌活（酒洗）一钱，独活（酒洗）一钱，细辛七分，薄荷一钱，蔓荆子一钱，藁本（酒洗）一钱，黄柏（酒炒）一钱。

上作一剂，水煎，食后服，用药后，头低睡一时。

（《古今医鉴·卷之九·耳病》）

（二十八）抑清明目汤

抑清明目汤（云林制）治妇人因怒气伤肝，眼目昏暗如云雾中。

当归、白芍、生地黄、白术、茯苓、陈皮、半夏、龙胆草、柴胡、黄连、栀子、牡丹皮、白豆蔻、甘草。生姜煎服。

（载于《古今医鉴·卷之九·眼目》）

（二十九）明目壮水丸

明目壮水丸（云林制）治肝肾不足，眼目昏暗，常见黑花，多有冷泪，此药壮水，以镇阳光明目，补肾养肝生心血。

人参一两，当归（酒洗）一两，熟地黄（酒蒸）二两，生地黄（酒洗）二两，天门冬（去心）二两，麦门冬（去心）二两，石枣（酒蒸，去核）二两，枸杞子（酒洗）一两六钱，五味子一两，菟丝子（酒制）一两，白茯神（去皮、木）二两，干山药一两，川牛膝（去芦，酒洗）一两三钱，柏子仁（去壳，炒）一两，泽泻一两，牡丹皮（酒洗）一两，家菊花（去梗）三两，黄柏（乳汁拌匀炒）一两半，知母（乳汁拌匀晒干炒）二两半，白豆蔻（去壳，净，能去眼中一切尘垢翳膜）三钱。

上为末，炼蜜为丸，如梧桐子大。每服百丸。空心淡盐汤送下。忌生冷，莱菔。

（《古今医鉴·卷之九·眼目》）

（三十）四合饮

四合饮（云林制）〔批〕（按此方治痰积而气滞，而腹痛者）

陈皮、半夏、茯苓、紫苏、厚朴、香附、枳壳、郁金、甘草各等份。

上锉一剂，生姜煎服。

（《古今医鉴·卷之十·腹痛》）

（三十一）神仙飞步丸

神仙飞步丸（云林制）〔批〕（按此方治脚气因湿热者）治脚膝疼痛。

当归一两，川芎八钱，白芍一两五钱，生地黄一两，黄柏（酒炒）二两，知母一两，苍术一两，牛膝一两，木瓜一两，杜仲一两，薏苡仁一两，防风七钱，防己七钱，威灵仙七钱，羌活七钱，桃仁七钱，红花七钱，黄连（酒炒）一两，肉桂三钱，黄芩（酒炒）一两，陈皮一两，半夏（姜汁炒）一两，白茯苓一两。

上为末，酒糊为丸，如梧桐子大。每服六七十丸，空心盐汤下。

（《古今医鉴·卷之十·脚气》）

（三十二）五积交加酒

五积交加酒（云林制）治诸湿足膝麻木，冷痹缓弱，及腰痛，脚气下虚之疾。

白芷、陈皮、厚朴、枳壳、桔梗、川芎、白芍、苍术、当归、茯苓、半夏、官桂、干姜、麻黄、甘草、小茴香（酒炒）、牛膝（酒洗）、杜仲（酒炒）、大附子（制）、川乌、吴茱萸、槟榔、木瓜、草果、砂仁、破故纸（酒炒）、羌活、胡芦巴、威灵仙各等份。

上共合一斤，用陈酒十壶，姜十斤，枣十格，瓦罐炊熟，每日空心温服。

（《古今医鉴·卷之十·脚气》）

（三十三）滋筋养血汤

滋筋养血汤（云林制）专治血气两虚，双足痿软，不能行动，久卧床褥。

川当归一钱，熟地黄一钱五分，白芍药一钱五分，川芎七分半，人参八分，五味子九粒，麦门冬（去心）一钱，黄柏一钱，知母五分，牛膝

（酒浸）一钱，杜仲（酒炒）一钱，苍术一钱，薏苡仁一钱，防风六分，羌活三分，甘草三分。

筋骨痿软，加桂枝三分，陈皮八分；如觉心烦，加黄连六分，酸枣仁（炒）六分，白茯神（去木）一钱。

上锉一剂，姜、枣煎服。

（《古今医鉴·卷之十·痿躄》）

（三十四）养血壮筋健步丸

养血壮筋健步丸（云林制）〔批〕（按此方补虚除湿热之剂）治证同前。

黄芪（盐水炒）一两，山药一两，五味子一两，破故纸（盐水炒）一两，人参一两，白芍（酒炒）一两五钱，熟地黄四两，枸杞子一两，牛膝（酒浸）二两，菟丝子（酒炒）一两，川当归（酒洗）二两，白术（炒）一两，杜仲（姜汁炒）二两，虎胫骨（酥炙）一两，龟板（酥炙）一两，苍术（米泔浸）三两，黄柏（盐水炒）二两，防风（酒洗）六钱，羌活（酒洗）五钱，汉防己（酒洗）五钱。

上为末，用猪脊髓七条，炼蜜为丸，如梧子大。每服百丸，空心盐汤下。

（《古今医鉴·卷之十·痿躄》）

（三十五）疏筋活血汤

疏筋活血汤（云林制）患遍身走痛如刺，左足痛尤甚，左属血，多因酒色所伤，筋脉空虚，被风寒湿热感于内，热包于寒则痛，伤经络则夜重，宜以疏筋活血行湿，此非白虎历节风。

川芎六分，当归（酒洗）一钱二分，白芍（酒洗）二钱半，生地黄（酒洗）一钱半，羌活六分，白茯苓（去皮）七分，苍术（米泔浸炒）一钱，桃仁（炒）一钱，牛膝（酒炒）二钱，汉防己六分，陈皮（去苗）一钱，白芷六分，龙胆草（酒洗）八分，威灵仙（酒洗）一钱，防风六分，甘草（炙）四分。

有痰，加南星、半夏各一钱，用姜汁、白矾、皂角煎汤，浸一日。如上体及臂疼，加薄桂三分；如下身并足疼，受风寒湿热所感，加木瓜、木通（盐炒）、黄柏、薏苡仁（炒）各一钱；如气虚，加人参、白术、龟板各七分。

（《古今医鉴·卷之十·痹痛》）

（三十六）通经妙灵丸

通经妙灵丸（云林制）治同疏筋活血汤，兼治上下中疼痛。

黄连（酒炒）一两，苍术（米泔浸炒）二两，黄柏（盐酒炒）二两，肉桂（去皮）四两，南芎五分，当归（酒洗）一两，白芍（盐酒炒）一两三钱，汉防己（酒洗）三钱，白芷二钱半，桃仁（去皮尖）三钱，威灵仙（酒浸蒸晒九次）一两，羌活（酒洗）三钱，龙胆草（酒洗）一钱，红花（酒洗）五钱，防风（酒洗）五钱，龟板（酥炙）五钱，杜仲（姜汁炒）八钱。

上为细末，酒糊为丸，如梧桐子大。每服百丸，空心陈酒下，盐汤亦可。

（《古今医鉴·卷之十·痹痛》）

（三十七）治手足疼痛麻木方

治两手疼痛麻木（云林制）

当归、川芎、白芷、黄芩（酒炒）、黄连（姜汁炒）、苍术、羌活、防风、桔梗、南星（姜汁炒）、半夏（姜汁炒）、桂枝、甘草各等份。

上锉一剂，生姜煎服。

（《古今医鉴·卷之十·痹痛》）

治两足疼痛麻木（云林制）

当归、白芍、白术、苍术、陈皮、半夏、茯苓、黄柏（酒炒）、川牛膝

186

（酒洗）、威灵仙、桃仁、红花、甘草各等份。

上锉，生姜五片，水煎，入竹沥同服。

（《古今医鉴·卷之十·痹痛》）

（三十八）行湿滋筋养血汤

行湿滋筋养血汤（云林制）治遍身行痛，乃气血两虚，有火有湿。

当归（酒洗）一两，川芎 7 分，白芍（酒洗）二两，生地黄（姜汁炒）一钱，人参六分，白术一钱二分，茯苓（去皮）一钱，威灵仙（酒洗）六分，防己（酒洗）六分，红花七分，牛膝（酒洗）七分，黄连（酒炒）六分，黄柏（盐炒）一钱，知母（盐酒炒）一钱，甘草四分，苍术（米泔制）一钱。

（《古今医鉴·卷之十·痹痛》）

（三十九）济阴至宝丹

济阴至宝丹（云林制）治妇人诸虚百损，五劳七伤，经脉不调，肢体羸瘦。此药专调经水，滋血脉，补虚劳，扶元气，健脾胃，养心肺，润咽喉，清头目，定心悸，安神魂，退潮热，除骨蒸，止喘嗽，化痰涎，收盗汗，止泄泻，开郁气，利胸膈，疗腹痛，解烦渴，散寒热，祛体疼，大有奇效，不可尽述。

当归（酒洗）一钱，白芍（酒炒）八分，白茯苓（去皮）八分，白术（去芦）一钱，陈皮八分，知母（最能泻虚中之火，生用）八分，贝母（去心）八分，香附（便制）八分，柴胡（酒炒）三分，薄荷三分，地骨皮（去皮）八分，甘草三分，麦门冬（去心）八分。

上锉一剂，用煨生姜三片，水煎温服。

（《古今医鉴·卷之十一·虚劳》）

（四十）逍遥五黄汤

逍遥五黄汤（云林制）〔批〕（按此方治虚劳嗽热有汗者）治妇人午后发热，汗出后热退。

当归（酒洗）半钱，白芍（酒洗）一钱，白术（土炒）一钱，白茯苓（去皮）一钱，柴胡（酒炒）八分，薄荷二分，生地（姜炒）一钱，黄芩（酒炒）一钱，黄连（姜炒）一钱，黄柏（酒炒）一钱，知母（生）一钱半，黄芪（盐水炒）一钱，神曲（炒）八分，甘草（炙）四分，香附（便制）一钱，地骨皮（酒炒）一钱。

上锉一剂，煨姜三片，乌梅半个，水煎温服。

（《古今医鉴·卷之十一·虚劳》）

（四十一）朝元散

朝元散（云林制）治赤白带下，腹脐冷痛，子宫虚寒。

白芷、陈皮、厚朴、枳壳、桔梗、川芎、白芍、当归、茯苓、苍术、半夏、干姜、官桂、香附、吴茱萸、小茴香、甘草。

上锉一剂，生姜三片，枣一枚，水煎空心服。一方加乳香、没药各二钱半，乌药一两，酒煎入米糖一斤，早、晚随量饮酒，大效。

（《古今医鉴·卷之十一·带下》）

（四十二）自生饮

自生饮（云林制）〔批〕（按此方活血顺气平和之剂）治临产生育艰难。

当归三钱，川芎二钱，枳壳（炒）二钱，益母草一钱，白芷六分，火麻（炒去壳）一钱。

上锉一剂，水煎，空心温服。

（《古今医鉴·卷之十二·产育》）

（四十三）更生散

更生散（云林制）治产后去血过多，或不止，或眩晕眼暗，口噤，发热憎寒。

人参一两，当归一两，川芎五钱，荆芥穗三钱，干姜（炒黑）三钱，熟地黄（姜汁炒）一两。

上锉，水煎，空心服。如血大下不止，用龙骨火煅、赤石脂火煅各等份为末，每二钱，用前药调服。外以五倍子末津调，纳脐中即止。

（《古今医鉴·卷之十二·产后》）

（四十四）推气养血丸

推气养血丸（云林制）治产后右胁膨胀，有块如竖弦一条，着冷便疼。

当归（酒洗）一两，川芎一两，白芍（酒炒）一两，白术（土炒）一两，陈皮（炒）一两，枳实（麸炒）一两，厚朴（姜汁炒）一两，青皮（香油炒，去瓤）一两，乌药一两，神曲（炒）一两，干姜（炒黑）一两，白芥子（炒）一两，香附（便炒）四两，麦芽（炒）六钱，肉桂六钱，三棱（醋炒）八钱，莪术（醋炒）八钱，木香二钱。

上为细末，酒糊为丸，如梧桐子大。每服百丸，空心米汤送下。

（《古今医鉴·卷之十二·产后》）

（四十五）养血佐肝丸

养血佐肝丸（云林制）〔批〕（按此方治产后积块者）治产后左胁胀满一块，卧不敢着床。

当归（酒洗）一两，南芎一两，白芍（酒炒）一两，陈皮（去白）一两，半夏（香油炒）一两，白术（去芦，炒）一两，神曲（炒）一两，青皮（香油炒，去瓤）一两，莱菔子（炒）一两，牡丹皮（酒洗）一两，红花一两，香附（醋浸炒）二两，桃仁（去皮尖）八钱，柴胡八钱，白茯苓一两，龙胆草（酒洗）六钱，三棱（醋炒）五钱，莪术（醋炒）五钱。

上为细末，酒糊为丸，如梧桐子大。每服百丸，白汤送下。

（《古今医鉴·卷之十二·产后》）

（四十六）抑肝扶脾散

抑肝扶脾散（云林制）补元气，健脾胃，退热消癖。

人参五分，白术（土炒）八分，茯苓八分，陈皮六分，青皮（炒）六分，甘草三分，龙胆草（酒洗）八分，白芥子（炒）八分，柴胡（酒洗）三分，山楂肉八分，神曲（炒）六分，黄连（姜汁炒）一钱，胡黄连三分。

上锉一剂，姜、枣煎服。

（《古今医鉴·卷之十三·癖疾》）

龚廷贤

后世影响

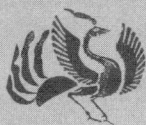

一、历代评价

　　龚廷贤的医疗实践长达六七十年，有着丰富的临床经验和理论修养，其有意识地将自己丰富的临床经验总结成书，并予以付梓得以流传后世，为后世中医学术发展做出了重要贡献。即使在龚廷贤当时，"第旴都人士因读其书而想望之，喜其来而悲其晚也""竹帛垂姓名，蒲轮宠迎迓。著书八种余，阴功满天下"，如"《古今医鉴》《种杏仙方》二帙，已刊行于世，览之者，人人击节叹赏，如醉春风矣""在龚云林先生当日，已经三刻，其书大行"（《小儿推拿活婴秘旨·序》）。其著作多为综合性临床医书，对疾病认识深刻，辨证细微，且治法丰富实用，方多采有效验者，有效地指导了临床实践，为历代医家所推崇。

　　《中国医籍考》引何出图序赞龚廷贤曰："龚氏子才操岐黄之秘，而鸣诸豫，尝佐而翁著《医鉴》，行于世矣。为浩博而旨奥，构材备难致也，乃更择易简，投单品辄效者，为四帙。又不为艰深语，即穷陬齮人，读易解，能卒然辨，譬之阮瑟嵇琴，一脱囊自成韵调，又可以名家也。"

　　清·郭志邃在《痧胀玉衡·自序》（1675）亦言道："如云林龚先生，所志诸书，历有年矣，迄今诵法不衰，时多宗之。"后世医家常引用龚氏的观点或著述进行论证相关医学问题。如《本草汇言》藿香条下介绍治久疟久痢不止的药方时说："此方系龚云林先生常用，便手得效者，故借而录之。"在本书论述石灰、蜀椒、苋菜、蝼蛄、黄明胶、蚺蛇肉、鱼胶、鳝鱼血、珍珠、人乳等条目时亦引述了龚廷贤的论述，在人乳条下不但引述了龚廷贤对人乳的评价"人身转运之神液，益寿延年之圣药也"的观点，还介绍了龚廷贤用人乳等治疗患虚劳热嗽的病案。其他本草学著作，如《本草纲目》《本草备要》《本草从新》《本草纲目拾遗》《本草详节》等都引用龚廷贤的论述。

清．俞震《古今医案按》（1778）中"伤寒""大头瘟""伤食""痢"等条下，均引用了龚廷贤医案。其他医书，如《轩岐救正论》（1644）、《医宗说约》（1663）、《医述》《女科经纶》（清·肖埙）等，均引述了龚廷贤医论或医案。更有甚者，有的医书几乎照抄龚廷贤著作的内容。如明·胡廷训所著《补遗痘疹辨疑全幼录》，内容几乎全部来自龚廷贤的著作。日本人丹波元胤《医籍考》评价该书说："且所载诸论，多与龚廷贤诸书相符。自'发热三朝生死'至'结靥三朝生死五则'，及'麻疹附余章'，见于《古今医鉴》《济世全书》。'颜色轻重'篇、'痘疹辨疑赋'见于《寿世保元》。'论痘始终总要'篇，见于《普渡慈航》。原书之出于廷贤者，亦可知焉。"丹波元胤为龚廷贤鸣不平说："夫廷贤亦一代之名医，所著诸书，盛行于世，更岂为此狡狯之伎俩耶。"

龚廷贤的著作，尤其是代表性著作《万病回春》和《寿世保元》，版本众多，流传甚广，为解除民间疾苦发挥了重要作用。如《万病回春》计有三四十种版本，自明万历年间印行之后，历经几百年，代有刊刻，近现代也有十余种版本。《寿世保元》刊本更多，有 80 余个刊本。龚廷贤的著作刊刻版本之多、刊刻之频繁，足见其深受历代医家推崇与习用，传播范围广泛，发挥着防病治病解除人民疾苦的重要作用。

龚廷贤的《药性歌括》为药性入门书，原来是《万病回春》的一部分，全文四字一句，共 240 句，内容短小易懂易记，是习医者入门广为使用的文本，后来通常单独刊刻，与李东垣的《药性赋》，都是后世药学入门读物，深受后世医者欢迎。"本草一书，名人著述甚多，而求其便于读者不数观也。东垣药性赋，云林药性歌括，未尝不简便易读"（《本草便读·恽序》）。更有甚者，"师徒授受唯一《明医指掌》《药性歌括》，以为熟此尽可通行"（《医粹精言·经络》）。

二、学派传承

龚廷贤有四个儿子（守国、安国、宁国、定国）均从其学医，尤以定国为最，安国次之。其门生甚众，诸如罗国望、黄卷、邓允液、黄道祉、黄道祖等。其子龚定国通医，曾参加校对龚廷贤著作《寿世保元》（明万历四十三年，1615），并协助父亲著述《云林医圣普渡慈航》，本人著有《内府秘传经验女科》（又名《云林女科秘方》）一卷。该书流传至日本，并在1689年（日本元禄二年）有日本刻本。

特别值得一提的，是他的弟子戴曼公。

戴曼公（1596—1672），原名观胤，字子辰，明亡后改名笠，字曼公，号天外一闲人，僧名独立、性易，浙江杭州仁和县人。少年习举子业，精书法，"博学能诗，兼工篆隶，不欲以儒术显，乃潜究《素问》《难经》诸书"，见载于康熙时徐秉元《桐乡县志》卷四。这是我国史籍中关于其生平的仅有记载。

日·浅田惟常《皇国名医传》载："戴曼公，杭人，少学举子业，游黉舍时，云林龚廷贤年八十余，尚强健为医，曼公从之游，尽传其术。"可见，戴曼公早年从名医龚廷贤学医，龚廷贤当时已八十余岁，戴曼公从其游，得以传其术。南明弘光政权亡后，江南云扰，戴曼公与诸名士遗民交往，同顾炎武、戴耘野等人参加吴江惊隐诗社。从他为朱舜水《安南供役纪事》写的跋文，得知他于1653年到达日本长崎，住在同乡医生陈明德家；后在长崎传《痘科键口诀方论》《痘疹百死传》《面色顺逆图》等12部痘科专书给池田正直（嵩山）。池田正直研习之，遂以痘科名于世，其子孙以此为业。至第四世孙池田瑞仙（独美）时，痘疫大流行。池田瑞仙按秘诀及图说治之，应手而瘥，成为日本痘科名家。幕府征瑞仙到江户，设痘科，以池田瑞仙为医官，为日本将治痘列为专科之始；又在医学馆设痘科课程，由池田瑞仙讲授，有弟子约 500 人。池田瑞仙著有《痘科辨要》《痘科键删正》等。

戴曼公晚年从隐元和尚出家，其医学弟子除池田正直外，尚有深见玄岱、北山道长。深见玄岱，为日籍明人高寿觉之孙，原名高天漪，从戴曼公学书法兼医术，延宝年间（1673—1680），后西上皇曾召见问以摄养之方，他著《养生篇》一卷以进。北山道长又名北山寿安，亦是入日籍明人后裔，他从戴曼公学医，后在大阪等地行医，著有《北山医案》《北山医话》等，为日本名医。池田瑞仙、深见玄岱、北山道长均列名《皇国名医传》。

当代学者万少菊在《医林状元龚廷贤》一文中列出龚廷贤的弟子与再传弟子如下表。

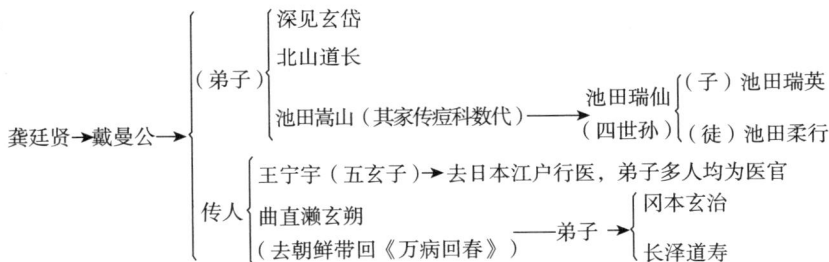

三、后世发挥

（一）龚廷贤医方后世应用举隅

龚廷贤所创制的方剂，如乌鸡白凤丸、清上蠲痛汤、高枕无忧散等被后世广泛应用于临床。乌鸡白凤丸在当代研究与应用广泛，已不仅仅限于妇科疾病，被广泛用于内科、外科、男科多种疾病的治疗，成为中医经典名方。

1. 温清饮

温清饮出自《万病回春·血崩》，原书称为温清散，由当归、白芍、熟地黄、川芎、黄连、黄芩、黄柏、栀子组成。本方在清代以前为妇科专方，主要用于崩漏出血。近年临床发现，温清饮除了治疗妇科出血性疾病，在各种皮肤病、复发性口疮、糖尿病、腔隙性脑梗死等疾病治疗方面亦有良好的效果，日本汉方界更将此方列为多种疾病的首选方剂。药理研究发现，该方有抗溃疡、抗炎、解热、镇静等作用。

韩明向根据"异病同治"的原则，采取辨证论治，并结合现代药理学研究，对于热毒炽盛、阴血亏耗证型的皮肤病、妇科病及口腔科等疾病，常以温清饮加减治疗。

（1）神经性皮炎

王某，男，28岁。2013年8月10日初诊。

患者双侧颈部及项部皮肤瘙痒两年余，就诊于外院，确诊为神经性皮炎，予依巴斯汀口服和复方氟米松外用，症状好转，但反复发作，多在摩擦等机械刺激、过食辛辣或日光照射后加重，迁延不愈。此次患者三天前饮酒后颈部及项部瘙痒明显，伴明显苔藓样变皮损。丘疹密集，分布成片，颜色鲜红，形状不规则，钱币大小，部分并有鳞屑，表面可见抓痕、新旧不一的血痂，口苦咽干，心烦失眠，舌红、苔黄少津，脉弦数。

辨证：肝火上炎，热毒蕴肤。

治宜清肝养血，清热解毒。

方用温清饮合龙胆泻肝汤加减。

处方：当归15g，白芍15g，熟地黄15g，川芎15g，黄柏15g，黄连

10g，黄芩 15g，栀子 15g，龙胆草 10g，柴胡 10g，通草 10g，泽泻 10g，刺蒺藜 15g，白鲜皮 15g。常法煎服。

7 剂后患者瘙痒减轻，心烦失眠症状好转。

上方继续服用 14 剂，症状痊愈，皮损明显缩小，鳞屑消减。后此方加减调治 3 月而愈，随访 1 年来无皮损发生。

（2）功能性子宫出血

杨某，女，45 岁，已婚。2011 年 8 月 5 日初诊。

患者自 2010 年 4 月开始出现月经量多，持续时间 20 天左右，在医院做诊刮，病理回报：子宫内膜增殖期，妇科彩超排除妊娠、肿瘤等，确诊为功能性子宫出血，反复就诊于多家医院，予以妈富隆、宫血停及中草药等治疗，患者仍经期紊乱，出血时断时续。此次就诊，末次月经 7 月 15 日，持续至今，月经淋沥不净，时而增多，血色鲜红，质稠，少许血块，心烦失眠，烦躁口渴，小腹隐痛，面色萎黄，大便稍干，小便黄，舌质红、苔黄，脉细数，血常规提示血色素 96g/L。

中医诊断：崩漏。

辨证属虚热证。

治宜养阴清热，止血调经。

方用温清饮加减。

处方：当归 15g，黄芩 15g，栀子 15g，川芎 10g，黄柏 10g，黄连 10g，茜草 10g，熟地黄 10g，仙鹤草 10g，地榆 10g，海螵蛸 10g，藕节 10g，白芍 10g，甘草 3g。常法煎服。

服 7 剂后，患者出血较前减少，烦热、口渴较前缓解。

继服 7 剂，出血止，但乏力、潮热明显，舌红，脉细数。

原方去黄芩、栀子、黄连、黄柏，加用阿胶 15g，生地 10g，麦冬 10g，五味子 8g，黄芪 8g。服方 7 剂后，患者乏力症状改善，未有出血，继续予归脾汤、十全大补汤等方剂加减调理。随访半年，月经来潮及经量均正常，无反复。

（3）复发性口疮

黄某，女，28 岁。2013 年 9 月 10 日初诊。

患者于 5 年前患口腔溃疡，多因精神紧张或过食辛辣诱发，西医诊断为复发性口疮，先后服用抗生素、维生素、性激素、免疫增强剂、清热解毒类中成药治疗，效果不佳，时重时轻，反复发作。近 1 年加重，平均每月发作 1 ～ 2 次，每次可持续 5 天左右。此次因工作压力大，精神过度紧张而诱发，在口腔颊黏膜及唇黏膜上出现三处溃疡，直径 2 ～ 4mm，椭圆形，散在分布，边缘整齐清楚，中心微凹陷，溃疡周围轻微充血水肿，有灼热疼痛感，进食则疼痛加剧，心烦失眠，口苦口干不喜饮，饮食差，大便干，小便黄，舌红、苔黄腻，脉细数。

辨证：阴虚兼湿热型。

治宜：滋阴清热，解毒祛湿。

方用温清饮加减。

处方：栀子 20g，黄芩 10g，黄柏 10g，当归 10g，连翘 10g，淡竹叶 10g，板蓝根 10g，白芍 10g，生地黄 8g，川芎 8g，黄连 8g，甘草 6g。常法煎服。

服 7 剂后，患者口疮逐渐愈合，疼痛明显减轻。为巩固疗效，继续原方加减治疗后病愈，随访半年未复发 [江苏中医药，2015（12）：55–56.]。

2. 清上蠲痛汤

清上蠲痛汤出自《寿世保元》。用于疏风散火，清上止痛。方中桑叶质轻气寒，轻清发散，凉血清肝；菊花为疏风清热要药，又能清肝泻火平降肝阳；川芎辛温香窜，为血中气药，上行头目，为治诸经头痛之要药，善于祛风活血而止头痛，长于治少阳、厥阴经头痛，为君药。薄荷、蔓荆子辛散上行祛风止痛，通利九窍，以助君药疏风止痛之功，并能清利头目，共为臣药。细辛、白芷疏风止痛，其中白芷长于治阳明经头痛。李东垣谓，头痛需用川芎。如不愈，各加引经药：太阳羌活，阳明白芷；细辛祛风止痛，善治少阴经头痛。僵蚕治疗风热头痛效佳；石膏质重气浮，能清肝热，泻肝火，平肝阳；全蝎既能散肝经风热，又能祛风通络止痛；蜈蚣走窜之力最速，凡气血凝聚之处皆能开之，二药配伍，对顽固性偏正头痛效佳。上述诸药协助君、臣药以增强疏风止痛之功，共为佐药。甘草益气和中，调和诸药为使，清上降下，既可清利头目，又能制诸风药过于温燥与升散，使升中寓有降，亦为佐药之用。综合本方，集众多辛散疏风药于一方，升散中寓有清降，具有疏风止痛而不温燥的特点，共奏疏风止痛之功。

李云飞等报道，应用清上蠲痛汤加减治疗偏头痛 46 例，疗效标准按照国家中医药管理局 1994 年颁发的《中医病证诊断疗效标准》中头风的评定标准执行。治愈：头痛及伴随症状（恶心、呕吐、周身不适、情绪激动、失眠等）消失，各项实验室检查正常，半年内未复发。显效：头痛及伴随症状明显减轻，实验室检查有所改善，半年内复发次数显著减少。无效：头痛及伴随症状有所减轻或无变化，实验室检查无改善，半年内复发次数无明显减少。治疗结果：显效 34 例，占 73.9%；有效 9 例，占 19.6%；无效 3 例，占 6.5%；总有效率 93.5%。

应用清上蠲痛汤加减组成：桑叶 15g，菊花 15g，川芎 15g，白芷 15g，石膏 30g，蔓荆子 15g，僵蚕 12g，细辛 3g，薄荷 15g，全蝎 6g，蜈蚣 1 条，甘草 6g。每天 1 剂，水煎至 300mL，分早、晚 2 次服，10 天 1 个疗程，1 个疗程后统计疗效。

典型病例

刘某，女，33 岁。2013 年 4 月 19 日就诊。

反复发作性头痛 9 年，多位于右侧颞叶部，疼痛呈搏动样，痛甚可伴恶心呕吐，多于月经前发作，舌质暗，苔白腻，脉滑数。头颅核磁共振成像检查未见异常，查体无阳性体征。曾自服芬必得、尼莫地平、氟桂利嗪等药物，效果不理想。予清上蠲痛汤加减。基本方加制丹参15g，元胡15g。3剂后头痛减轻，10剂后头痛及伴随症状消失，随访1年未复发[世界最新医学信息文摘，2015（9）：110-111.]。

向永国报道应用清上蠲痛汤加减治疗头痛250例，疗效标准参照《中药新药临床研究指导原则》中有关标准拟定。临床治愈：头痛及伴随症状消失；显效：头痛及伴随症状明显减轻或发作次数减少2/3以上；有效：头痛及伴随症状减轻，或发作间隔时间延长或头痛持续时间缩短不足治疗前的2/3；无效：头痛症状无减轻或加重。

清上蠲痛汤基本方：当归10g，川芎10g，羌活15g，独活15g，防风15g，麦冬10g，白芷10g，黄芩10g，菊花18g，细辛6g，苍术15g，蔓荆子15g，生甘草5g。根据头痛部位性质酌情加味，左边头痛加红花10g，柴胡10g，生地110g；右边头痛加黄芪24g，葛根30g；前额、眉棱骨痛加天麻15g，半夏10g；头顶痛加藁本18g；大便干加大黄3g；风入脑髓而痛者，加苍耳子10g，木瓜10g，荆芥15g。每日1剂，水煎3次温服，服用6剂后观察疗效。治疗期间尽可能停用其他药物。

治疗结果：本组痊愈169例，有效40例，好转26例，无效15例。痊愈的169例中，服药2剂获愈者87例。好转病例继服本方有效。总有效率达94%。治疗期间均无不良反应。随访38例，1年以上未复发者25例，半年后复发者9例，半年内复发者4例。

典型案例

宋某，女，42岁。患者有头痛宿疾10余年，不时而作，或轻或重，遍施针药只能缓解，今与人争执复发求诊。诉每次发作时先从左侧太阳穴处突发刺痛、胀痛，继而延及全头，甚者伴眩晕、口苦、呕恶。诊见舌质红，苔薄黄，脉弦数。查颅脑 CT 未见异常；头颅多普勒提示：左侧大脑前动脉供血不足。

诊断：偏头风。

辨证：肝阳上扰，风痰阻络，气滞血瘀。

治以平肝息风，豁痰通络。

原方加柴胡 10g，葛根 30g，酒大黄 3g（后下）。每日 1 剂，水煎服。

服 2 剂后，痛势大减，因其染恙年久，恐余邪未尽，效不更方以图根治。以本方加减服用 10 剂后，诉神清气爽，头痛之症尽去，嘱调情志及太极拳锻炼。随访 1 年未复发 [内蒙古中医药，2010（6）：9.]。

聂仙桃等用清上蠲痛汤治疗硬脊膜穿破后头痛 23 例，所有入选 23 例患者均为椎管内穿刺过程中刺破硬脊膜，在穿破硬脊膜即刻推注生理盐水 5 ～ 10mL，其中 1 例改全麻 + 气管内插管，18 例在严密观察下行硬膜外麻醉，4 例低位腰椎穿刺者审慎施行脊麻，手术后嘱其去枕平卧休息，回访发现有头痛症状，后立即用中药清上蠲痛汤为基本方法治疗。

组成：当归、川芎、细辛、羌活、独活、防风、菊花、蔓荆子、苍术、黄芩、麦冬、甘草、白芷。凡头痛在颞部，加柴胡、黄芪；在前额部，加天麻；头痛严重者，加荆芥、僵蚕；伴有呕吐者，加陈皮。每日 1 剂，早、晚空腹各服一汁。同时患者采取去枕平卧位等处理。观察记录患者服药后第 1 天、第 2 天、第 3 天头痛缓解及能下床活动而不感觉头痛的人数。

结果：所有患者用药后头痛当天缓解，轻度头痛患者服药 2 天内痊愈；中度头痛患者 7 例，服药 2 天内头痛消失，8 例服药 3 天内头痛消失；重度头痛患者服药时间稍长，1 例 3 天后下床活动，1 例好转。清上蠲痛汤对轻、中度硬脊膜穿破后头痛的 3 天治愈率为 100%，总的治愈率为 95% ～ 67%，有效率 100%[中外医疗，2011（5）：37–39.]。

3. 高枕无忧散

高枕无忧散载于明代医学家龚廷贤《寿世保元·不寐》篇，药物由人参、陈皮、茯苓、麦冬、半夏、龙眼肉、酸枣仁、竹茹、枳实、石膏、甘草、生姜组成。方中人参、麦冬、龙眼肉、酸枣仁益气养阴，养心安神；陈皮、茯苓、半夏、甘草、竹茹、枳实清热化痰，和中安神；生石膏清热除烦。诸药合用，对于气阴两虚、痰热壅滞之失眠证颇为适宜。

韩辉等临证喜用高枕无忧散加减治疗虚实兼见的失眠，在临证中酌情加减，如气虚重，加黄芪、白术、甘草；血虚明显者，加熟地黄、芍药、阿胶；痰热重者，加黄连、山栀；惊悸恶梦者，加灵芝、珍珠母、生龙牡；汗多，加浮小麦、五味子；更年期失眠，加用淫羊藿、巴戟天；湿热重者，加夏枯草、龙胆草；顽固性失眠，重用合欢皮 30 ～ 60g。

（1）产后失眠

某女，25 岁，于 2013 年 7 月 29 日初诊。

产后劳累，气血亏虚，家人认为身体太虚，膏粱厚味，滋补太过，反而夜不能寐，心烦口苦，辗转难眠，或多梦易醒，每晚睡 2 ～ 3 小时，纳呆食少，神疲乏，自汗心悸，面色苍白，舌红，苔黄腻，脉细滑，重按无力。

辨证气血亏虚，痰热内扰。韩教授以养心安神、化痰清热之法，用高枕无忧散化裁。

方药：生晒参 6g，麦门冬 10g，当归 10g，合欢皮 30g，陈皮 12g，生石膏 15g，法半夏 9g，炒枳实 10g，姜竹茹 10g，煅龙骨 15g，煅牡蛎 15g，炙甘草 8g。

服药 5 剂，患者夜能入寐，但寐而不深，易醒，无心烦口苦，纳差，舌淡红，苔白腻，脉细滑。

原方去石膏，加山楂 15g，神曲 10g，酸枣仁 20g。

服 1 周后，每晚可睡 7 ～ 8 小时，纳增，汗止，无明显神疲乏力及心悸，以八珍汤加减调理。

（2）顽固性失眠

某男，52 岁，2014 年 3 月 5 日初诊。

失眠近 5 年。因工作紧张，精神压力较大，晚餐多有应酬，酒食厚味过多，夜间不易入睡，或睡后易醒，或彻夜不眠，常服氯硝西泮方能间断睡眠 3 小时。白天觉头昏欲寐、神疲乏力、精力不集中，纳少，脘胀，痰多，体丰超重，便溏，舌质偏红，苔腻略黄，脉弦滑。

治宜补益心脾，清化痰热，和胃安神。

处方：人参 10g，麦门冬 10g，龙眼肉 10g，丹参 10g，陈皮 10g，茯苓 10g，法半夏 10g，炒枳实 10g，菖蒲 10g，夏枯草 20g，生石膏 15g，姜竹茹 10g，炒枣仁 10g，神曲 10g，山楂 10g，麦芽 10g，甘草 10g，合欢皮 30g。

7 天为 1 个疗程。两个疗程后，易入睡，不用氯硝西泮能保持睡眠 7 小时以上，伴随症状基本消失，但仍便溏、体丰，以参苓白术散加减善后 [中医药临床杂志，2011（11）：1165–1166.]。

失眠多为情志所伤，久病体虚，饮食不节，劳逸过度等引起阴阳失调，阳不入阴而发病，病位主要在心，涉及肝、胆、脾、胃、肾，病性有虚有实。实证者多因心火炽盛，肝郁化火，痰热内扰，引起心神不安，治当清心泻火，清化痰热，佐以安神宁心。虚者多由阴虚火旺，心脾两虚，心胆气虚，引起心神失养，治当滋阴降火，补益心脾，益气镇惊，佐以养心安神。临床上单一证型少见，常表现为虚实兼见，既有病邪扰动心神，心神不安之邪实证，又见正气亏虚，心神失养的虚证。高枕无忧散既用人参、麦冬、酸枣仁、龙眼肉益气养阴、养血安神之功效，又俱温胆汤清化痰热、除烦安神的作用，尤其应用生石膏清热泻火，除烦安神，用于治疗失眠有独到之处。现代药理研究证实，温胆汤具有镇静作用，能明显增强安眠药的作用；生石膏内服经胃酸作用后，部分可被吸收，增加血钙浓度，具有镇静功能；人参对中枢神经兴奋抑制具有双向调节的平衡作用；酸枣仁、龙眼肉、麦冬具有镇静及催眠效果。此方加减治疗失眠确有临床实用价值。

刘心德报道用高枕无忧散治疗顽固性失眠 5 例，4 例显效，1 例疗效不稳定。在临证中酌情加减，如惊悸恶梦加琥珀末，头痛加少量川芎，眩晕加天麻，热重加黄连，痰多加川贝母。

刘某，男，23 岁，工人，1982 年 3 月 26 日初诊。

失眠两年，迭经中西药治疗，效果不理想，白天神倦乏力，头晕目眩，难以坚持工作，触事易惊，烦躁不安，胸闷不适，口干不欲饮水。夜间一般仅能睡 2 小时，甚则通夜难眠，寐则似睡非睡，乱梦纷纭，易惊醒，醒后再难入睡。大便正常，小便微黄，舌质微红，苔黄腻而少津，脉弦滑无力。

证属气阴两虚，痰滞化热。

治以益气养阴，清热除痰，宁心安神。

处方：党参（代人参）20g，麦门冬 15g，陈皮 10g，龙眼肉 12g，茯苓 15g，法半夏 12g，竹茹 10g，枳实 9g，生石膏 30g，炒枣仁 15g，川芎 5g，刺蒺藜 15g，琥珀末 9g（冲服），甘草 6g。水煎服，日 1 剂。

4 月 2 日复诊：上方连服 5 剂后，胸脘舒适，恶梦亦少，晚上能睡 5 小时。嘱其禁饮浓茶，上方去甘草，加夜交藤 30g，再连服 12 剂。1 年后随访，睡眠一直安宁，精神健旺 [中医杂志，1984（4）：18.]。

王爱军报道应用高枕无忧散加减治疗不寐 65 例，收到满意效果。

基本方与加减法：人参 9g，生石膏 15g，炒枣仁 15～50g，茯苓 12g，陈皮 6g，麦门冬 12g，半夏 12g，竹茹 9g，枳实 9g，生姜 6g，甘草 3g。

伴肝胆郁热者，加栀子 12g，龙胆草 9g，丹皮 9g；伴胃有宿积者，加神曲 15g，山楂 15g；伴肾亏者，加桑寄生 15g，菟丝子 15g；伴妇人脏躁者，加浮小麦 30g，大枣 6 枚。常规水煎服，每日 1 剂，后期改用各药等量制为散剂冲服，日 3 次，每次 6g。

典型病例

某女，34 岁。1991 年 11 月初诊。

主诉严重失眠，伴两眼干涩两年四个月。现病史：自 1987 年春由于劳累过度，加之平素性情急躁，逐渐出现纳差、腹胀、头晕、睡眠不实、多梦等症状，经当地卫生院诊治，给予口服各种中西药物间断治疗两月余，症状缓解，但每于睡前必服安定方可入睡 3 ～ 4 小时。两年前因郁愤而使失眠等症状加重，夜夜不得安睡，伴两目干涩、头目眩晕等症状，曾服用中药汤剂数十剂（用药不详），效果不明显，遂转而来诊。查：舌质红，苔中部腻薄黄，双脉弦细略数。

辨为肝胆郁火损及阴血、脾虚胃实之证。

拟法：益气养阴，清热除烦。

处方：炒枣仁 30g，麦门冬 15g，党参 12g，茯苓 15g，生地黄 15g，枳实 10g，生石膏 18g，竹茹 12g，香附 12g（醋炒），山楂 5g，栀子 12g，龙胆草 6g，陈皮 6g，生姜 6g，甘草 3g。每日 1 剂。

6 剂后舌中部腻苔渐消，纳食增加，夜间可入睡 2 ～ 3 小时。

效不更方，继服 6 剂，头晕、目涩均有好转，入睡可达 5 小时左右。

遂将前方易为等量散剂冲服，以缓图终效。两月后患者体重增加，精力充沛，疾病痊愈。随访两年无复发 [内蒙古中医药，1995（增刊）：13.]。

周晓军报道用高枕无忧散治疗不寐 12 例，取得一定疗效。

一般资料：患者 12 例，男、女各 6 例。年龄 29 ～ 58 岁，平均 43 岁。病程 1 ～ 9 个月，平均 4.5 个月。其中易醒 4 例，时寐时醒 2 例，难以入睡 6 例。睡眠时间 < 3 小时 2 例，3 ～ 4 小时 5 例，> 4 ～ 4.5 小时 5 例，平均 3 小时 42 分。12 例均有不同程度的头昏、乏力、纳呆、梦多。舌苔薄白腻 3 例，薄黄腻多例，服用本方前使用安定等镇静药物无效的 8 例。

治疗方法：取高枕无忧散原方为水煎剂。姜半夏、广陈皮、云茯神、炒枳壳、淡竹茹、麦门冬、酸枣仁各 10g，潞党参 8g，生石膏（先煎）15g，生甘草 5g。每日 1 帖，早、晚各服 1 次，1 周为 1 个疗程。治疗期间停用其他镇静药物。

治疗结果：经 3 个疗程治疗，平均睡眠时间分别为 5 小时 24 分、6 小时 40 分、7 小时，头昏、乏力、纳呆、梦多均明显改善，舌苔均渐转为薄白苔 [上海中医药杂志，1994（12）：31.]。

4. 疏经活血汤

疏经活血汤出自明·龚廷贤《万病回春》，是治疗痛风的名方。余洪良将原方加减化裁后，方中黄柏、龙胆草、山慈菇清热解毒，除湿消肿止痛；苍术、土茯苓、泽泻健脾燥湿，利尿泄浊促进尿酸排解；陈皮、胆南星清热化痰消肿散结，白芥子善除皮里筋膜间顽痰而通络止痛；牛膝引血下行，引诸药达病所；当归、赤芍、川芎活血化瘀，通络止痛；威灵仙、汉防己祛风除湿，通行经脉而镇痛；甘草调和诸药。外用木芙蓉叶、芒硝、小苏打、白酒等熏洗、浸泡发挥局部治疗作用，促进血液循环，加速局部尿酸微小结晶盐的吸收、排出，从而迅速消除炎症、改善症状。该法内外结合，既能有效地降低血尿酸水平，又能短时间内解除关节的肿痛。

典型病例

丁某，男，53 岁，干部。2009 年 5 月 11 日初诊。

右跖趾关节红肿疼痛反复发作 5 年，加重 2 天。5 年前患痛风经治疗缓解，近两年发作频繁。无家族史。有高血压病史。2 天前因吃火锅和大量饮啤酒，当晚半夜右足大踇趾出现红肿疼痛，自服别嘌醇、小苏打、消炎痛未见效而就诊。诊见：右足第一跖趾关节及踇趾红肿灼热，疼痛剧烈如刀割，痛不可近、足不能触地，皮肤暗红。稍发热（T38.1℃），头晕，口干尿黄，舌质红苔黄腻，脉数。查类风湿因子（﹣）、抗"O"（﹣），血沉 40mm/h，血尿酸 570μmol/L，白细胞计数 12.8×10^9/L，中性 70%，淋巴

20%；BP21.3/14.7kPa。

西医诊断：①急性痛风性关节炎；②高血压。

中医诊断：痹证。

证属湿热下注，痰瘀阻络。

"急则治其标"，予清热利湿、化痰泄浊、祛瘀通络法，用加减疏经活血汤加钩藤、菊花。5剂，1天1剂，水煎服。

配合鲜木芙蓉叶250g与药渣煎水3000mL，加入芒硝100g，小苏打0.5×20片、白酒200mL，搅匀熏洗患部。注意饮食禁忌。

用药当天关节红肿热痛等症明显好转，5天后关节红肿灼痛消失，行动自如。为巩固疗效，加减调理20天痊愈。患者于治疗后10天、20天复查血尿酸、血沉均正常。此后两年随访，未见复发[内蒙古中医药，2013（11）：8.]。

5. 舒筋立安散

舒筋立安散出自《万病回春》，为治疗痹证的有效验方。该方组成严谨，繁而不杂，诸药相伍，共奏祛风清热、散寒除湿、活络定痛之效，适用于肢体百节疼痛、麻木不仁、风湿痹痛的治疗，实为难得良方，一直为后世医家推崇。叶氏在继承前贤经验的基础上，以舒筋立安散为基础自拟舒筋立安汤，针对痹证各型病机，辨证加减论治。

舒筋立安汤组成：防风9g，羌活9g，独活6g，茯苓15g，川芎9g，白芷9g，生地黄15g，苍术9g，白术15g，红花9g，桃仁9g，胆南星6g，陈皮9g，半夏9g，威灵仙9g，牛膝9g，木瓜9g，防己9g，黄芩9g，连翘9g，木通6g，龙胆草9g，制附子6g，甘草3g，竹沥9g。每日1剂，水煎，分两次温服。

中药外敷：根据患者部位、面积缝制合适的药袋，将口服中药所余药渣装入药袋内封口，以清水浸泡2小时，煮至水温45℃～50℃后，趁热将药袋外敷患处，每次持续30分钟，每日1～2次。

叶朝辉等在应用舒筋立安散的过程中，改变剂型，变"散"为"汤"，加大了给药剂量；在中药内服的同时，配合外敷疗法，内服外治，多管齐下，充分发挥了舒筋立安散逐外邪、益气血、强筋骨、通经络、止痹痛的功效。报道显示，经过舒筋立安汤内服外敷治疗，各型痹证均取得了较好的疗效，其中行痹、热痹疗效最佳，有效率90%以上；痛痹、着痹次之，有效率80%以上；顽痹因病久，积邪深，短期治疗效果不如其他类型，若延长治疗时间，疗效可进一步提高[中医研究，2013（10）：37-38.]。

6. 荆芥连翘汤

荆芥连翘汤出自明代龚廷贤《万病回春·卷五》，由荆芥、连翘、防风、当归、川芎、白芍、柴胡、枳壳、黄芩、山栀、白芷、桔梗各等份，甘草减半组成，主治肾经风热之两耳出脓及胆热移脑之鼻渊。古人评价此方："治两耳肿痛神效。"蒋健报道临床遭遇耳痛实证投之辄效。

（1）耳痛并颌下淋巴结肿痛

赵某，女，53岁。2006年11月24日就诊。

主诉：两耳疼痛月余。1年前因乳腺癌接受手术和化疗后，颌下淋巴结肿大疼痛，头痛，易自汗，经中药调理后已愈。刻下两耳疼痛已有月余，右上腹刺痛，大便欠通畅。舌淡红，苔薄黄，脉细弦。素有原发性胆汁性肝硬化。

诊：耳痛（风热阻窍，瘀毒内蕴）。

治以清疏风热，活血止痛。

予荆芥连翘汤加减。

处方：荆芥12g，连翘12g，防风12g，当归30g，川芎15g，白芍30g，柴胡12g，枳壳12g，黄芩12g，山栀12g，白芷12g，桔梗10g，甘草10g，延胡索30g，瓜蒌皮40g，虎杖30g，桑叶30g。7剂。

二诊（12月1日）：耳痛昨日止，右上腹不痛，大便较为通畅，舌脉同前。再予原方 10 剂以资巩固。

后随访再无耳痛发生。

（2）耳带状疱疹

金某，女，58 岁。2013 年 12 月 13 日就诊。

主诉：右耳疼痛将近 4 月。3 年前曾罹患带状疱疹，发于右侧面部三叉神经处，带状疱疹愈后遗留神经痛至今，疼痛逐渐由面部向耳后转移，并逐渐出现明显的右侧耳后颈动脉搏动声（听诊器）。曾于沪上某知名医院神经内科就诊，行血管造影及颈动脉超声检查，均无异常发现。曾服用过各类止痛西药、中药及藏药，皆罔效。刻下自觉右耳刺痛明显，伴明显耳后颈动脉搏动声（听诊器），疼痛严重，影响睡眠，需服用止痛药方能入睡。舌淡红，苔薄，舌下静脉迂曲，脉细弦。

诊断：耳带状疱疹；耳痛（瘀毒内蕴）。

治以解毒化瘀。

予荆芥连翘汤加减。

处方：荆芥 12g，连翘 30g，防风 12g，当归 15g，川芎 40g，白芍 15g，柴胡 12g，枳壳 12g，黄芩 12g，山栀 12g，白芷 12g，桔梗 12g，甘草 9g，炙乳香 15g，炙乳没各 15g，五灵脂 15g，全蝎粉 2g（吞服），蜈蚣粉 2g（吞服），水蛭粉 2g（吞服）。7 剂。

二诊（12 月 20 日）：服上药后，右侧耳痛几止，耳后颈动脉搏动声减弱，服中药期间未服用止痛西药。舌脉同上。续原方 14 剂。

2013 年 12 月 31 日随访：二诊药后诸症改善明显，右耳痛已止，耳后颈动脉搏动声亦减轻六七成左右。

（3）耳痛并咽痛、舌痛

李某，女，64 岁。2014 年 1 月 28 日就诊。

主诉：两耳疼痛月余。耳痛多为刺痛，呈持续性发作，伴满舌痛、咽喉红肿疼痛、口干、头冷痛。平素睡眠欠佳。舌淡红，苔薄黄，脉细弦。

诊断：耳痛（热毒、瘀血阻窍）。

治以清热解毒，活血化瘀。

予荆芥连翘汤加减。

处方：荆芥 12g，连翘 15g，防风 12g，当归 12g，川芎 15g，柴胡 12g，枳壳 12g，黄芩 12g，山栀 12g，白芷 15g，桔梗 12g，甘草 9g，黄连 9g，夜交藤 30g。14 剂。

二诊（3 月 4 日）：因春节停诊，迟至今日复诊。诉服上药后耳痛即止，舌痛、咽痛有所减轻。舌淡红，苔薄黄，脉细弦。

处方：金银花 30g，连翘 30g，黄连 9g。7 剂。

3 月 11 日随访：耳痛未再复发，舌痛大减，咽痛减而未尽。

（4）耳痛并咳嗽咳痰

薛某，女，68 岁。2012 年 1 月 13 日就诊。

主诉：咳嗽咳痰、两耳疼痛两月。慢性咳嗽两年余，近两月来，咽痒咳嗽连及两耳疼痛，咳痰色黄，时而口苦。舌红有齿痕、苔薄，脉细弦。

诊断：咳嗽，耳痛（痰热阻窍）。

治以疏风清热，止咳化痰。

予荆芥连翘汤加减。

处方：荆芥 12g，连翘 12g，防风 12g，当归 12g，川芎 12g，枳壳 12g，黄芩 30g，山栀 12g，白芷 12g，桔梗 12g，甘草 12g，百部 15g，白前 12g，紫菀 30g，款冬花 30g，鱼腥草 30g，蒲公英 30g。7 剂。

二诊（1 月 20 日）：服药数剂后，耳痛即止，咳嗽减半，唯咽痒有痰，舌脉同上。原方续服 14 剂。之后耳痛未再作。

（5）耳痛外感后复发加重

王某，女，57 岁。2013 年 4 月 12 日就诊。

主诉：右侧耳内疼痛两月余，加重 3 周。近两月来右侧耳内疼痛，3 周前感冒后，右耳痛加重并伴有肿胀感。刻下查体见右耳内红肿，无渗出液及流脓。平素自汗较甚，多集中于面部、胸背部及大腿根部。舌淡红，苔薄腻，脉细弦。

诊断：耳痛（风热阻窍）。

治以疏风清热。

予荆芥连翘汤。

处方：荆芥 12g，连翘 15g，防风 12g，当归 12g，川芎 12g，柴胡 12g，枳壳 12g，黄芩 12g，山栀 12g，白芷 12g，桔梗 12g，甘草 12g。7 剂。

二诊（4 月 26 日）：上药服数剂，耳痛即止，自行停药。唯自汗未见明显改善，调治自汗。

6 月 7 日诊：近日不慎外感后，右侧耳痛又起，但诊查耳内无明显肿胀。自汗，时有胸骨后疼痛，气短，舌淡红，苔薄，脉细弦。

予荆芥连翘汤加减。4 月 12 日方加白芍 12g，蒲公英 30g，金银花 30g，麻黄根 12g，桂枝 12g，丹参 30g，14 剂。

6 月 28 日随访：耳痛止，气短、胸痛、自汗减而未尽。

（6）耳痛并头痛

冯某，女，64 岁。2013 年 6 月 4 日就诊。

主诉：左侧后脑勺及太阳穴处疼痛 1 年余，近 3 个月头痛牵连及左耳疼痛。伴口干、口苦、口臭。舌淡红，苔薄，脉细弦。

诊断：头痛，耳痛（火热上炎）。

治以疏散风热，清泻胃火。

予荆芥连翘汤合清胃散加减。

处方：荆芥 12g，连翘 15g，防风 12g，当归 12g，川芎 50g，柴胡 12g，枳壳 12g，黄芩 12g，山栀 12g，白芷 12g，桔梗 12g，石膏 15g，黄

连 12g，生地黄 12g，丹皮 12g，升麻 12g，全蝎粉 2g（吞服）。7 剂。

二诊（6 月 18 日）：上周因事未及时复诊，故停药 1 周。今诉药后耳痛即止，左侧后脑勺及太阳穴疼痛减轻，唯口干苦仍未减。舌淡红，苔黄腻，舌下静脉迂曲，脉细弦。

处方：川芎 50g，全蝎粉 2g（吞服），龙胆草 12g，山栀 12g，黄芩 12g，当归 12g，生地黄 12g，泽泻 12g，车前子 15g，柴胡 12g，桃仁 12g，红花 12g，川牛膝 12g，青蒿 12g，竹叶 10g。7 剂。

7 月 2 日随访：耳痛不再。左侧后脑勺及太阳穴疼痛止，口干、口苦大减[以上 6 则医案见于江苏中医药，2017（11）：47–49.]。

荆芥连翘汤方中，荆芥、防风疏风散邪（川芎、白芷亦有祛风作用），连翘、黄芩、山栀清热解毒（荆芥、防风亦具协助清热解毒的作用），当归、川芎、白芷、白芍活血止痛（川芎、白芷亦具协助祛风的作用），桔梗、甘草利咽、桔梗、白芷尚具有排脓排痰作用，柴胡、枳壳疏肝理气通窍，这对耳肿痛的治疗十分有利。王清任《医林改错》有一方谓通气散，由柴胡、香附、川芎组成，治"耳聋不闻雷声"。本方有柴胡、川芎、枳壳，同样具有类似通气散的作用，况且还有桔梗宣肺利气，与枳壳配合可以升降气机，理气通窍。

荆芥连翘汤全方蕴含了疏风散邪、清热解毒、活血止痛、化痰利咽、理气通窍诸般治疗原则，适用于多种病因病机所引起的耳肿痛。正因为荆芥连翘汤药物配伍体现了"复杂干预"的精神，故可用于以上六病案多种病机同中有异的耳痛，能够治疗多种病因病机所致的实证耳痛，这是荆芥连翘汤最大的特点。

荆芥连翘汤全方构思严谨，七窍兼顾，选药周全，配伍精妙，一药多用，君可兼臣，使可充佐，组方非君臣佐使之疏松排列，乃集诸般治疗原则之严阵以待，多一味即是多余，少一味便是不足，不容随意加减。

7. 大连翘饮

大连翘饮是龚廷贤《云林神彀》一书"诸热"门中的一个退热方剂，纪常报道用此方加减治疗 5～10 岁低热 30 例，获得满意疗效。

方药组成：连翘 9g，当归 12g，杭芍 5g，防风 5g，蝉蜕 6g，栀子 3g，牛蒡子 5g，柴胡 5g，车前 3g，滑石 5g，木通 3g，瞿麦 6g，甘草 1g，煎服。

加减：食滞者，加山楂、建曲、麦芽；湿重者，加藿香；阴虚者，加生地、麦冬。

典型病例

李某，女，5 岁。

患者低热半月余，经某医院化验、胸透及检查均无阳性发现。用抗生素及磺胺类药治疗，效果不显；曾配合中药解表消导之剂，服药后虽汗出而热不解，后来求治。其母代诉：半月来发烧，微恶寒，午后热势较甚，神萎嗜睡，腹胀纳差，口干不欲饮，时有腹泻，大便不爽，小便短赤，脉濡数，舌苔黄腻。

证属湿热壅阻，表里同病。

治宜宣散疏表，清热利湿。

用大连翘饮加厚朴 3g，煎服。1 剂热减，4 剂热退病愈。

纪氏体会认为，大连翘饮加减治疗儿童湿热型低热疗效满意，是因方中荆、防、柴、蝉、牛子疏散在表之邪，连翘、栀子清三焦之热，协同车前、滑石、木通、瞿麦清在里之湿浊，加厚朴燥湿宽肠利气，共奏疏表清热利湿之功，分化表里之湿热，使湿祛而热无所依，热祛则湿无所附，组方妙在佐用归、芍柔肝敛阴，补养肝血，以维护儿童易虚实娇嫩之脏腑，使疏散利湿而不致伤阴 [陕西中医，1981（1）：15.]。

8. 中成药

（1）艾附暖宫丸

艾附暖宫丸出自龚廷贤《寿世保元》，历来医家认为有理气补血、温暖子宫、调经止痛的功效，用以治疗子宫虚寒不孕、月经不调、少腹时痛、腰酸带下症。方中艾叶、吴茱萸、肉桂为辛热之品，能温阳祛寒止痛；当归、生地、白芍、川芎可补血和血；香附、白芍相伍，可疏肝理气，缓急止痛，续断助肉桂温阳补肾，黄芪益气补血。在临床中，凡因肾阳虚衰、下元虚冷、阴寒内盛、寒邪直中、气血亏虚等所引起的不孕、痛经、带下、泄泻腹痛、尿频等症，无分男女，均可应用本方。

（2）乌鸡白凤丸

乌鸡白凤丸系传统的中医妇科良药，由《寿世保元》的乌鸡丸加减而成，主要由乌鸡、当归、白芍、人参、黄芪、地黄、鳖甲、银柴胡等组成，具有补气养血、滋阴助阳、柔肝调经、健身益智等功能，适用于气血亏损引起的月经不调、崩漏带下、腰酸腿软、行经腹痛、体弱乏力、产后虚弱、阴虚盗汗等症，历来作为妇科用药而被推崇，在我国几乎是家喻户晓。近年来，随着医药学工作者对乌鸡白凤丸临床应用及药理作用的深入研究，该药的临床应用范围不断扩展，在内科、骨科、传染科、男科等诸多领域也得到应用。现代药理学研究证实，该方剂具有补血、凝血、调脂、镇痛、抗疲劳、雌（雄）激素样，以及促皮质激素样作用等。

（3）黄连上清丸

同仁堂的黄连上清丸用于风火上攻、上焦实热等症。其处方来源于《万病回春》洗肝明目散加减。主要成分是黄连、大黄、连翘、薄荷、黄芩、荆芥穗、栀子、黄柏、白芷、甘草、川芎、菊花等，汇集了散风清热、泻火解毒的众多中药，以通泻三焦实火的清热解毒著名基础方"黄连解毒汤"为主将，包含了清上焦肺火的黄芩、清中焦胃火的黄连、清下焦之热的黄柏及通泻三焦郁火的栀子，加之大黄荡涤胃肠积热，又配以薄荷、菊花等清疏上焦风热，石膏、连翘等清解肺胃郁热，可使表邪里热双解。该药清热通便、散风止痛，可用于头晕目眩，暴发火眼，牙齿疼痛，口舌生疮，咽喉肿痛，耳痛耳鸣，大便秘结，小便短赤。现代药理研究证实，黄连上清丸具有抗感染、解热、镇静、降压等药理作用，临床可用治发生于头面的各种急性炎症、溃疡等感染性疾病，如急性口腔炎、扁桃体炎、结膜炎、角膜炎、齿龈炎、中耳炎、麦粒肿、睑缘炎等属于风火上攻的实热证。因方中集中了众多苦寒清热的中药成分，孕妇及脾胃虚寒者不宜使用。

（二）龚廷贤医方与日本汉方

在日本，以"基本处方与加减方"为基础的《众方规矩》，为江户时代最畅销的医书。因为在整个江户时代极为畅销，故版本甚多。其书最早版本别名为《百二十方》。顾名思义，书名之由来缘于本书以 120 首方剂为基本方，并收录众多加减方而成。原本《众方规矩》中引自《万病回春》的处方为最多，约 60%。《万病回春》之外，包括龚氏所著《寿世保元》（1615）及《济世全书》，总共达 73%。加减部分（加减方 1060 例）亦以《万病回春》为主，引自龚廷贤著书最多，达 60% 以上。原本《众方规矩》主要采自《万病回春》，原因在于《万病回春》中记录了大量加减方。

1972 年 1 月至 1974 年 5 月，日本厚生省连续四次召开全国药务工作会议，讨论确定了汉方制剂的基本受理方针和有关申请报批的注意事项，并公布了用作"一般用医药品"的 210 首汉方处方的成分、用法、用量、功效等。日本制药团体联合会制药委员会，深入细致地研究了当时在日本最为常用的 45 部汉方医学著作，以及有关上述 210 首处方出典的 16 部中医药著作，编成了《一般用汉方处方手册》，并在厚生省监修下公开刊行。书中共收 210 首汉方，均被列入日本健康保险用药范围。其中收张仲景方 81 首，中国后世医方 81 首，日本汉医经验方 31 首。在中国后世医方中，出于龚廷贤《万病回春》《寿世保元》和《济世全书》的就有21首，占1/4强。

《一般用汉方处方手册》中的龚廷贤医方（处方中剂量为日本汉方使用剂量，剂量单位也统一为克）。

1. 胃苓汤（《万病回春》）

药物与剂量：苍术 2.5 ～ 3g，厚朴 2.5 ～ 3g，陈皮 2.5 ～ 3g，猪苓 2.5 ～ 3g，泽泻 2.5 ～ 3g，芍药 2.5 ～ 3g，白术 2.5 ～ 3g，茯苓 2.5 ～ 3g，桂枝 2 ～ 2.5g，大枣 1.5 ～ 3g，干生姜 1.5 ～ 2g，甘草 1 ～ 2g，砂仁 2g，黄连 2g（不用芍药、砂仁、黄连亦可）。

主治：急性胃肠炎、中暑、伤食等，见有水泻、呕吐、口渴、尿量减少、腹中冷、腹痛等症者。

2. 温清饮（《万病回春》）

成分与剂量：当归 3 ～ 4g，地黄 3 ～ 4g，芍药 3 ～ 4g，川芎 3 ～ 4g，黄连 1.5 ～ 2g，黄芩 1.5 ～ 3g，山栀子 1.5 ～ 2g，黄柏 1.5 ～ 2g。

功效：主治月经不调、经行困难、更年期综合征、神经官能症等见有肤色异常、火热上炎者。具体应用指征：肝功能障碍、神经官能症、过敏性疾病等，表现出肤色黑褐或黄褐、皮肤枯燥、瘙痒或黏膜溃疡、血压升高，有出血倾向者；或神经兴奋、脉实；其腹证与柴胡证相似，肋骨弓下部及腹直肌紧张，并有抵抗感。

3. 启脾汤（《万病回春》）

药物与剂量：人参 3g，白术 4g，茯苓 4g，莲肉 3g，山药 3g，山楂 2g，陈皮 2g，泽泻 2g，大枣 1g，生姜 3g，甘草 1g（无大枣、生姜亦可）。

主治：胃肠虚弱、慢性胃肠炎、消化不良等，见有面色不华、食欲不振、腹泻等症者。

4. 荆防败毒散（《万病回春》）

药物与剂量：荆芥 1.5 ～ 2g，防风 1.5 ～ 2g，羌活 1.5g，独活 1.5 ～ 2g，

柴胡 1.5 ～ 2g，薄荷叶 1.5 ～ 2g，连翘 1.5 ～ 2g，桔梗 1.5 ～ 2g，枳壳 1.5 ～ 2g，川芎 1.5 ～ 2g，前胡 1.5 ～ 2g，金银花 1.5 ～ 2g，甘草 1 ～ 1.5g，干生姜 1g。

主治：用于急性化脓性皮肤病的初期。

5. 香砂养胃汤（《万病回春》）

药物与剂量：白术 3g，茯苓 3g，苍术 2g，厚朴 2g，陈皮 2g，香附子 2g，白豆蔻 2g（小豆蔻代用亦可），人参 2g，木香 1.5g，缩砂仁 1.5g，甘草 1.5g，大枣 1.5g，干姜 1g。

主治：胃弱、胃张力缺乏症、慢性胃肠炎。

6. 五虎汤（《万病回春》）

药物与剂量：麻黄 4g，杏仁 4g，甘草 2g，石膏 10g，桑白皮 2 ～ 3g。

主治：咳嗽、支气管哮喘。

7. 滋阴降火汤（《万病回春》）

药物与剂量：当归 2.5g，芍药 2.5g，地黄 2.5g，天门冬 2.5g，麦门冬 2.5g，陈皮 2.5g，白术 3g，知母 1.5g，黄柏 1.5g，甘草 1.5g，大枣 1g，生姜 1g（无大枣、生姜亦可）。

主治：咽喉干燥、干咳无痰。

8. 润肠汤（《万病回春》）

药物与剂量：当归 3g，熟地黄 3g，干地黄 3g（地黄 6g），麻子仁 2g，桃仁 2g，杏仁 2g，枳实 0.5 ～ 2g，黄芩 2g，厚朴 2g，大黄 1 ～ 3g，甘草 1 ～ 1.5g。

主治：便秘。

9. 升麻葛根汤（《万病回春》）

药物与剂量：葛根 5 ～ 6g，升麻 1 ～ 3g，生姜 1 ～ 3g，芍药 3g，甘草 1.5 ～ 3g。

主治：初期感冒和皮肤炎症。

10. 清上防风汤（《万病回春》）

药物与剂量：荆芥 1～1.5g，黄连 1～1.5g，薄荷叶 1.5g，枳实 1～1.5g，甘草 1～1.5g，山栀子 1.5～3g，川芎 2～3g，黄芩 2～3g，防风 2～3g。

主治：酒刺，以及头部湿疹、眼部充血、酒糟鼻等。

11. 清肺汤（《万病回春》）

药物与剂量：黄芩 2g，桔梗 2g，桑白皮 2g，杏仁 2g，山栀子 2g，天门冬 2g，贝母 2g，陈皮 2g，大枣 2g，竹茹 2g，茯苓 3g，当归 3g，麦门冬 3g，五味子 0.5～2g，生姜 0.5～2g（干生姜 1g），甘草 1～1.5g。

主治：咳嗽痰多。

12. 疏经活血汤（《万病回春》）

药物与剂量：当归 2g，地黄 2g，川芎 2g，白术 2g，茯苓 2g，桃仁 2g，芍药 2.5g，牛膝 1.5g，威灵仙 1.5g，防己 1.5g，羌活 1.5g，防风 1.5g，龙胆草 1.5g，生姜 1～1.5g，陈皮 1.5g，白芷 1～1.5g，甘草 1g。

主治：关节痛、神经痛、腰痛、肌肉疼痛。尤适用于平素喜饮酒和有瘀血而上下肢或半身疼痛者。

13. 竹茹温胆汤（《万病回春》）

药物与剂量：柴胡 3～5g，竹茹 3g，茯苓 3g，麦门冬 3～4g，生姜 3g，半夏 3～5g，香附子 2g，桔梗 2～3g，陈皮 2～3g，枳实 1～2g，黄连 1～2g，甘草 1g，人参 1～2g。

主治：流行性感冒、感冒、肺炎等恢复期余热不尽，或热退而身体不爽，咳嗽痰多、不能安睡者。

14. 通导散（《万病回春》）

药物与剂量：当归 3g，大黄 3g，芒硝 3～4g，枳实 2～3g，厚朴 2g，陈皮 2g，木通 2g，红花 2g，苏木 2g，甘草 2g。

主治：月经不调、痛经、更年期综合征、腰痛、跌打损伤、高血压伴发症（头痛、眩晕、肩酸痛）等，以及下腹部压痛、时时便秘且体质不虚者。

15. 分消汤（实脾饮）(《万病回春》)

药物与剂量：白术 2.5～6g，茯苓 2.5～3g，陈皮 2g，厚朴 1～2g，香附子 2g，猪苓 1～3g，泽泻 2～4g，枳实 1g，大腹皮 1g，缩砂仁 1～2g，木香 1g，生姜 1g，灯心草 1～2g。

主治：浮肿、尿少。

16. 六君子汤（《万病回春》)

药物与剂量：人参 2～4g，白术 3～4g，茯苓 3～4g，半夏 3～4g，陈皮 2～4g，大枣 2g，甘草 1～1.5g，生姜 1～2g。

主治：胃肠虚弱、食欲不振、心下痞、神疲乏力、贫血、手足不温。用于胃炎、胃张力缺乏症、胃下垂、消化不良、胃痛、呕吐等。

17. 加味解毒汤（《寿世保元》)

药物与剂量：黄连 2g，黄芩 2g，黄柏 2g，山栀 2g，柴胡 2g，茵陈 2g，龙胆 2g，木通 2g，滑石 3g，升麻 1.5g，甘草 1.5g，灯心草 1.5g，大黄 1.5g（不用大黄亦可）。

主治：小便难而体质属实者、痔疾（痔核、痔痛、痔出血）。

18. 清湿化痰汤（《寿世保元》)

药物与剂量：天南星 3g，黄芩 3g，生姜 3g，半夏 4g，茯苓 4g，陈皮 2～3g，羌活 1.5g，白芷 1.5g，白芥子 1.5g，甘草 1.5g，白术 4g。

主治：神经痛、关节痛、肌肉痛并见背中寒冷者。

19. 清上蠲痛汤（驱风触痛汤）(《寿世保元》)

药物与剂量：麦门冬 2.5～6g，黄芩 3～5g，羌活 2.5～3g，防风 2.5～3g，白术 2.5～3g，当归 2.5～3g，川芎 2.5～3g，白芷 2.5～3g，

蔓荆子 1.5 ～ 2g，细辛 1g，甘草 1g，藁本 1.5g，菊花 1.5 ～ 2g，生姜 3g（无藁本、菊花、生姜亦可）。

主治：颜面痛、头痛。

20. 丁香柿蒂汤（《寿世保元》）

药物与剂量：柿蒂 3g，桂枝 2g，半夏 3g，陈皮 3g，丁香 1g，良姜 1g，木香 1g，沉香 1g，茴香 1g，藿香 1g，厚朴 1g，缩砂仁 1g，甘草 1g，乳香 1g。

主治：病后或体质虚弱之人的呃逆、胃肠虚弱。

21. 补气建中汤（《济世全书》）

药物与剂量：白术 5.5 ～ 7g，茯苓 3 ～ 5g，陈皮 2.5 ～ 3g，人参 3g，黄芩 2g，厚朴 2g，泽泻 2 ～ 3g，麦门冬 2 ～ 3g。

主治：胃肠虚弱、腹部胀满证。

龚廷贤的处方，占日本现代汉方制剂（健康保险认可范围）的 9.25%，在矢数道明著《后世要方解说》中占 22.4%，在森道伯、矢数格著《汉方一贯堂医学》中占 33.33%。日本一贯堂学派创制的一些方剂中，有些是将龚廷贤编著的医书中的方剂予以加减而成的。日本汉方医学界，特别是后世派应用的治疗皮肤病的方剂，有些是龚廷贤医书中的方剂。例如，《万病回春》中治疗血崩的温清散，是日本汉方医生发现用于治疗慢性湿疹、慢性荨麻疹、白塞病等皮肤黏膜病疗效显著的方剂，多年来日本汉方医学界一直广泛应用此方剂治疗一些皮肤黏膜疾病。这足以说明龚廷贤在日本汉方医学发展中的重大影响。

（三）龚廷贤医方与日本汉医一贯堂学派

被日本后世派尊为经典教材使用的著作是明代龚廷贤的《万病回春》，此书总结了宋金元时期河间派的医学实践经验，在日本影响深远，如冈本玄冶的《玄冶方考》《玄冶药方口解》；冈本一抱的《万病回春指南》；冈本玄冶弟子贺通元的《重订古今方汇》；以及浅井贞庵的《方汇口诀》等均是以《万病回春》的处方为基础，而擅长运用寒凉药为特征的名著。

日本汉方医后世派的一贯堂学派，与龚廷贤有着密切的关系。日本近代著名汉医森道伯，根据自己数十年的实践和体会，在晚年创立了独特的诊疗体系。其弟子矢数格将这一诊疗体系的主要理论和诊治规律、诊治经验加以系统地总结和深入分析后，写成《汉方一贯堂医学》这部专著，于1964 年由医道日本社正式刊行，此书所论汉方一贯堂医学，对日本现代汉医学术界仍具有一定的影响。

汉方一贯堂医学的核心，是将人的体质分为三种，即瘀血证体质、脏毒证体质、解毒证体质；然后以通导散、防风通圣散、柴胡清肝汤、荆芥连翘汤、龙胆泻肝汤五处方为主方加减治疗。五个处方中除防风通圣散之外，其余四个都与龚廷贤有着一定的关系，或出自龚廷贤医书，或在龚廷贤方剂的基础上加减而成。为便于了解，今参考任诚编译的《日本汉方医学皮肤病治疗辑要》及潘桂娟、樊正伦编著的《日本汉方医学》中的相关内容，将三种体质和五个方剂的内容及其相互关系分别介绍。

1. 瘀血证体质与通导散

瘀血证体质是指体内有瘀血的人所特有的体质。由于妇女的许多疾病与血瘀有着密切的关系，因而这种体质多见于女性。在一贯堂医学中，瘀血证体质者，主要用通导散治疗，故又称其为通导散证。通导散是《万病回春》中的方剂，一贯堂用此方剂，组成相同，只是用量较小而已。通导散方组成：大黄、芒硝、枳壳各二钱，厚朴、当归、陈皮、木通、红花、苏木、甘草各一钱。

2. 脏毒证体质与防风通圣散

脏毒证体质是指体内有食毒、风毒、水毒、梅毒等四毒合成、蓄积、滞留的体质。脏毒证体质主要用防风通圣散治疗，故又称防风通圣散证。

防风通圣散是《宣明论方》的方剂。

3. 解毒证体质与柴胡清肝汤、荆芥连翘汤、龙当泻肝汤

解毒证体质多有免疫功能低下或缺陷。易患结核性疾病的人，多属这种体质。其可分为三种不同的证型，即小儿期的柴胡清肝汤证、青年期的荆芥连翘汤证、壮年期的龙胆泻肝汤证。森道伯先生对解毒证体质的改善问题，以中国的一些方剂做了多年的临床治疗研究工作，总结出这种体质，在不同的三个年龄阶段分别用不同的一贯堂方剂治疗，都能取得良好的疗效。这三个方剂多以清热温补为主药，即以龚廷贤的温清饮方剂（黄连、黄芩、黄柏、栀子、当归、熟地黄、白芍、川芎）为基础，结合三个不同年龄阶段的有效方药，组成一贯堂的三个治疗方剂。

解毒证体质，在幼儿期和少年期用柴胡清肝汤治疗有显著疗效。此方以温清饮为基础，适当加减薛己《外科枢要》中的柴胡清肝散方剂而成。柴胡清肝汤（一贯堂方）组成：温清饮方剂加柴胡 2g，连翘、桔梗、牛蒡子、天花粉、薄荷叶、甘草各 1.5g（《外科枢要》柴胡清肝散方：柴胡、黄芩、人参、川芎、栀子、连翘、桔梗、甘草）。

解毒证体质在青年期服用荆芥连翘汤（一贯堂方）治疗有显著疗效。荆芥连翘汤载于《万病回春·卷之五》的耳病和鼻病，两个方剂的内容稍有不同，耳病中的荆芥连翘汤由荆芥、连翘、防风、当归、川芎、白芍、柴胡、枳壳、黄芩、山栀、白芷、桔梗各等份，甘草减半组成；鼻病中的荆芥连翘汤由荆芥、柴胡、川芎、当归、生地黄、芍药、白芷、防风、薄荷、山栀、黄芩、桔梗、连翘各等份，甘草减半组成。森道伯对这两个方剂进行了多年的临床研究，最后在温清饮的基础上，适当进行加减，最后总结成一贯堂派的荆芥连翘汤。荆芥连翘汤（一贯堂方）组成：温清饮方加连翘、荆芥、防风、薄荷叶、枳壳、甘草各 1.5g，白芷、桔梗、柴胡各 2.5g。

解毒证体质在壮年期用龙胆泻肝汤（一贯堂方）治疗有显著疗效。森道伯在温清饮方的基础上，适当加减薛己《薛氏十六种》中的龙胆泻肝汤方剂而成。龙胆泻肝汤（一贯堂方）组成：温清饮加连翘、薄荷叶、木通、防风、车前子、甘草各1.5g，龙胆草、泽泻各2g。

对解毒证体质，三个不同年龄段的三个一贯堂方剂，都是以龚廷贤的温清饮方为基础，与另外四个相应的方剂（两个亦为龚廷贤方）随症状加减而成，其对改善解毒证体质和治疗此种异常体质容易发生的疾病都有较好的疗效。

（四）龚廷贤医方在日本汉方中的临床应用

1. 温清散

温清散载于《万病回春·卷之六·血崩》。龚廷贤认为，妇人之血崩"稍久属虚热者，宜养血而清火也"。

温清散"治妇人经脉不住，或如豆汁，五色相杂，面色萎黄，脐腹刺痛，寒热往来，崩漏不止"，方由当归、白芍、熟地黄、川芎、黄连、黄芩、黄柏、栀子各一钱半组成，水煎，空心服。

本方是宋代《太平惠民和剂局方》中的四物汤与唐代《外台秘要》中的黄连解毒汤之合方。四物汤之"温"是指血行良好，有补血兼能活血之意，为温补养血之剂；黄连解毒汤之"清"是指清血热、祛瘀血之意，为清热泻火之剂。因二方相合，具有治疗两者兼证之意，故冠以温清散之名。

四物汤中，当归甘温，生血润血，入心与脾；芍药苦平，和血活血，入肝与脾；川芎辛温，润血活血，入肝与心；地黄甘温，生血润血，入心与肾。四物汤味甘性温，有生血、润燥、活血作用。

黄连解毒汤中，黄连苦寒，清湿热泻火，入肝、心、脾；黄芩苦寒，泻火除湿，入肺与大肠；黄柏苦寒，清热去湿，入肾与膀胱；山栀苦寒，泻上、中、下三焦之郁火，入心包、三焦。该方药物皆味苦性寒，有清凉解热作用，可清血中之热，并解遍身之热。

温清散为四物汤之温补养血与黄连解毒汤之清热泻火相结合，应用范围十分广泛。

温清散在《临床应用汉方处方解说》中名为温清饮。该书认为，本方除治疗妇女血崩外，用于各种出血，最常用于顽固性皮肤黏膜疾患，特别是皮肤瘙痒症、慢性湿疹、寻常性干癣、掌跖脓疱症、皮炎、荨麻疹、贝切特氏综合征（又称眼 – 口 – 生殖器综合征）等。

该方为日本一贯堂之柴胡清肝汤、龙胆泻肝汤、荆芥连翘汤的基础方，森道伯以这些方改善一贯堂医学之三大体质（瘀血证体质、脏毒证体质、解毒证体质）之一的解毒证体质。

这些处方之所以以清肝泻肝为名，因为均用于伴有肝功能损害性疾病，考虑到本方与肝功能或变态反应性体质之关联性。

温清散的主治证多见皮肤黄褐色，枯燥如涩纸。用于普通体质之疾患或慢性病程者，伴有肝脏机能损害，或变态反应性体质之皮肤过敏者。

用于皮肤疾患，多加连翘、荆芥各 2g，薏苡仁 5g；用于改善体质，多加柴胡 4g，甘草 2g。

据《万病回春》云："崩漏（子宫出血）者，有新久虚实之不同也。初起属实热者，宜黄连解毒汤也，稍久属虚热者，其时应一则温补养血，一则清解火热，此宜温清饮。"

医案举隅：

（1）贝赫切特综合征

竹某，33 岁，妇女。10 个月前开始发病，口腔、舌、颊黏膜及阴部生溃疡，反复发作，下肢出现斑点。阴部发生溃疡之前，恶寒高热非常痛苦。诊断为贝赫切特综合征入院。经各种治疗，均无效。予温清饮加连翘，1 个月后溃疡消失。未再发生新溃疡。4 个月痊愈，两年来未再发病。

（2）贝赫切特综合征

青某，26岁，妇女。患此病已1年。病初外阴部糜烂，行温泉浴而恶化，数月后口腔发炎，口腔出现溃疡，随之阴部反复发生溃疡。特别是眼睑结膜、角膜亦出现溃疡，引起视力障碍。住某大学医院，诊为贝赫切特综合征。经各种治疗，溃疡仍反复发作，体力越来越衰弱，毫无疗效。予温清饮加连翘、薏苡仁、甘草，妇科与眼科并治，服药许久，食欲改善，面色变好，体重增加，溃疡很快消失，未再新发，40日后允许出院。服用本方5个月，医院说治愈而停药，虽1年间未发病，但两年后又发病。

（3）皮肤瘙痒症

上某，45岁，男性。本例发病虽仅1周时间，但与患者体质关系密切。患者为演员，讲究饮食，嗜好饮酒。暴饮暴食持续1周后，初在颈部发疹，瘙痒颇甚，瞬间扩展至全身，因痒夜间不能入睡。皮肤无原来之黑褐色，且无光泽，枯燥如涩纸。因搔抓伤痕遍及全身，各处沾有血痕。由于不能停止演出，在医院接受有限治疗，毫不见效。发病后不曾间断。矢数道明认为，本病生于湿毒加食毒、酒毒之热，故予温清饮加连翘、薏苡仁等，服之翌日瘙痒减半，10日后瘙痒感基本消失。继服两个月，皮肤颜色变光泽。

（4）慢性荨麻疹

八某，18岁，女孩。此人10年来每月皆出荨麻疹，痒甚，全身各处皆发疹。患者生来色黑，颜面、体肤皆黄褐如涩纸，毫无姑娘之艳丽姿态。多年接受治疗，全然无效。与汉方药局相商，调服葛根汤、十味败毒汤、小柴胡汤、加味逍遥散等，均未好转。矢数道明认为，此患者为一贯堂所称的典型解毒证体质，予温清饮加柴胡、荆芥、薏苡仁、甘草。服用10日显著好转，两个月以后，10年来几乎每月皆发之荨麻疹已不再出，之后颜面及全身肌肤皆变白。

（5）变态反应体质

小某，58 岁，妇女。此患者为变态反应性体质，用阿司匹林后引起过敏反应，使用新化妆品等即突然起疹。10 年前因使用染发剂而发生严重斑疹（皮炎），为流水般之分泌物。本症约 10 个月前开始，颜面、颈部发赤色丘疹，瘙痒甚，如受强光刺激一样疼痛。皮肤黑褐色、枯燥如涩纸。治以温清饮加荆芥、薏苡仁。此患者喜欢本方煎液之香味，喜欢服药。药后疗效明显，服药数日后好转，70 日痊愈。皮肤颜色变得漂亮。

（6）毛孔性角化症

神某，65 岁，男性，都下之农民。3 年前患本症，下肢（特别是大腿外侧）、上肢（以肘关节为中心上下之伸侧）、腰部、臀部、下腹部等处密生无数米粒大圆锥状丘疹。丘疹尖端坚硬，粗涩，呈黑褐色。好发部位及性状类似毛孔角化症。此为老年发病，病情顽固，增生不断，血痕不绝。皮肤黑褐如涩纸，如松树皮，如鲨鱼皮，痒甚。矢数道明认为，此为湿热、血热、血燥之重症，治以温清饮加连翘、荆芥、薏苡仁、大黄。该患者既往有梅毒史。服本方后，虽大便通畅，痒感减轻，但胸腹部及上肢之丘疹需经 1 年多方可消失。大腿部尚未消失，黑褐色变为黄褐色，稍软，略扁平。因季节变化作痒明显，希望春秋之初服药。经治 5 年，至今未达到痊愈，但可谓治愈一半。

（7）血脉症（灼热症）

赤某，45 岁，妇女。8 年前开始出现易疲乏，咽喉肿，眼球充血，感到最痛苦的是全身性灼热感，如同进入熔炉之中。全身充血深红，心跳欲止。灼热感多起于疲劳后，多则 1 个月发生 2～3 次。每个月约有 2/3 的时间为这些症状而苦恼。洗澡时全身深红如煮烫，附近之人皆吃惊。5 年前行子宫肌瘤手术，卵巢亦切除。脐左至下腹部有抵抗压痛，为瘀血之故，投桂枝茯苓丸无效。按常规，此灼热感应以清热泻火之黄连解毒汤主之，但因子宫和卵巢已切除，经脉虚损需温补养血，故予温清饮治之。服药 3 个月，数年之灼热感基本消失。

（8）掌跖赤裸

石某，42 岁，男性。幼年即头生湿疹，皮肤经常粗糙。多年来，两手掌与足跖皆粗糙、痒、痛、生皲裂、表皮完全剥脱，且所有指趾红肿、崩裂至根，如黄蜡状。皮科诊为湿疹，外观如掌跖脓疱，但无脓疱。营养佳，体重 62kg，颜面一般，脉无异常，血压（130/80mmHg）正常，舌有白苔，头晕眼花，经常发烧。大、小便一般。腹诊有力而平坦，无胸胁苦满，亦不见瘀血证。卧床得温则剧烈瘙痒。为实热燥证，治以温清饮加连翘、薏苡仁，外用紫云膏。两周后复诊，自感略有好转。虽手指指纹看不清，但可看到少许新生的指纹。因长期蓄脓，故温清饮合一贯堂之荆芥连翘汤加辛夷，继服两个月。矢数道明认为，外用紫云膏亦能见效。3 个月后来院时，全身皮肤接近正常颜色，不裂，痛痒亦止，逐渐趋向痊愈。继续服药。

（9）血小板减少性紫斑

高某，51 岁，男性。初诊于 1975 年 6 月。

主诉经常衄血，并且多处发生紫斑。医院诊为血小板减少性紫斑，虽经治疗，衄血仍不止。血液检查结果，血小板 $120 \times 10^9/L$，红细胞 $3.85 \times 10^{12}/L$，血压持续在 190/90mmHg。体格好，肥胖，颜面色赤充血。腹诊右季肋下有抵抗压痛，胸胁苦满。诊为血热上冲。治以温清饮加柴胡。服用 1 个月后，衄血甚少，血小板增至 $130 \times 10^9/L$，红细胞达 $4 \times 10^{12}/L$，自觉良好。之后血小板达 $140 \times 10^9/L$，红细胞达 $4.7 \times 10^{12}/L$。血压有下降趋势，为 170/90mmHg，精神亦佳，尚在继续服药。

（10）颜面黑皮症

野某，43 岁，妇女。患者 9 岁时患肺结核，经住院治疗痊愈。从那时起颜面起疹。10 年前生产后皮肤粗糙、痒甚，皮肤变为褐色，面部尤甚，为黑褐色。因生计不顺，经常着急。体质、营养一般，血压 130/90mmHg，腹部平坦，唯胸胁满，脐左侧略有抵抗压痛。曾考虑用逍遥散，但觉得药力不足，而温清饮又过于强劲，故治以二者合方。服药两周之后，无不适，精神好转，瘙痒减轻，颜面黑褐色及全身皮肤褐色变浅。继续服药，两个月后皮肤出现光泽，4 个月后褐色已不明显，黑皮症如此顺利治愈，实属可贵。

（以上病案选自矢数道明《汉方治疗百话》第五集）

从治疗结果看，矢数道明认为适用本方之诸条件大体如下。①本方证多为慢性病程，或有本方证之体质而发生急性症状者。②适应本方之体质者，多为皮肤黑褐色、黄褐色，或枯燥如涩纸状。③皮肤之状多为丘疹性湿疹，无分泌物，偏于枯燥，痒甚，由于搔抓残留血痕。④黏膜之状，溃疡反复发生，即使皮肤色白用之也应效。⑤脉象不定，但不甚弱，腹证多在心下和肋骨弓下有抵抗，类似柴胡证；或脐旁下如有瘀血之抵抗和压痛。

皮肤亦有正常不枯燥者。有意思的是，适宜本方者多喜欢此药之苦味和香气。

2. 瓜蒌枳实汤

瓜蒌枳实汤，亦名栝蒌枳实汤，载于《万病回春·痰饮》，见于该书"健忘""咳嗽""喘急""胁痛""痉病"等篇。

瓜蒌枳实汤治痰结咳吐不出，胸膈作痛、不能转侧，或痰结胸膈满闷作寒热气急，并痰迷心窍不能言语者，并皆治之。

瓜蒌（去壳）一钱，枳实（麸炒）一钱，桔梗（去芦）一钱，茯苓（去皮）一钱，贝母（去心）一钱，陈皮一钱，黄芩（去朽）一钱，山栀一钱，当归六分，砂仁五分，木香五分，甘草三分。锉一剂，生姜煎，入竹沥、姜汁少许，同服。痰迷心窍不能言语，加石菖蒲，去木香；气喘，加桑白皮、苏子。外用姜渣揉搽痛处。

龚廷贤在瓜蒌枳实汤前曰："不能言语者，是痰迷心窍也。咳痰不出者，是痰结也。胸膈有痰不化，元气虚弱，津液干燥，咳不得出，喘嗽身热，痛难转侧者，是痰结也。胁下有痰，作寒热咳嗽、气急作痛者，亦痰结也。喉中辘辘有声，喘急、咳痰不出者，难治也。气郁发喘不得睡者，难治也。服药后，若咳吐痰出为效；若咳痰不出者，亦难治也。"这些症状都可以用瓜蒌枳实汤。

本方由小陷胸汤衍生，以泻肝胃之热、润燥化痰、消食积为目的。方中栀子、黄芩清肝火；当归、甘草滋肝降火，调和血脉，清胸胃之热；瓜蒌、贝母、竹沥、姜汁诸味合之，润化稠痰而宽胸；陈皮、枳实、桔梗、砂仁、木香开胸顺气，解心下痞，涤荡痰饮，润化凝痰，清解肝胃之热。

《临床应用汉方处方解说》论述该方用于"润化胃热及食积所生之燥痰"。主要用于急性支气管炎、慢性支气管炎、肺炎、肋膜炎、肋间神经痛、喘息、喘息性支气管炎、肺气肿、肺结核、脑溢血，以及吸烟者等引起之咳嗽；亦可用于动脉硬化病、冠心病类似症、胃酸过多症、肩酸痛、高血压病、吞咽困难和燥痰伴胸痛、呼吸困难等。

瓜蒌枳实汤适用于胃热及燥痰，症见喘急、呼吸急促、咳吐稠痰及胸痛重；仰卧则胸中苦闷，咳则胸痛难忍，呼吸欲止；因内热而小便赤，脉滑有力。痰证有风痰、湿痰、燥痰、热痰、寒痰、气痰、食痰、酒痰、郁痰、惊痰之分。本方除寒痰外，皆可应用。特别适于燥痰。晨起至中午咳嗽重者尤为有效。

医案举隅：

（1）支气管喘息（喘息性支气管炎）

56岁男子，青年时患支气管炎，采用西医学治疗无效。服中药麻杏石甘汤加减痊愈。今年10月末喘息又发，再用麻杏石甘汤无效。咳嗽频发，痰不爽，因之喘息尤甚，常可闻及哮鸣音。身材高、略瘦。脉弦，两侧胸

部可闻及轻度笛声，两腹直肌轻度挛急。虽近似虚证，但用本方5日获显效。（山田光胤，《汉方临床》3卷1号）

（2）急性支气管炎

70岁老年妇女。体胖，血压高。感一点强风寒时，即引起支气管炎。约第3日干咳加剧，伴胸痛如裂，咳时全身痛楚不堪，只咳出少量黏痰，极为痛苦。有吸烟嗜好。按常例投以瓜蒌枳实汤，作温湿布即感舒适，迅速痊愈。（矢数道明治验，《汉方临床》）

3.芎归调血饮

芎归调血饮首见于《古今医鉴·产后》，该方为龚廷贤父亲龚信创制。《万病回春·产后》名为芎归补血汤，组成和主治与芎归调血饮一致，但龚廷贤将之灵活加减，使应用范围扩大。

芎归补血汤（芎归调血饮）治产后一切诸病，气血虚损，脾胃怯弱，或恶露不行，或去血过多，或饮食失节，或怒气相冲，以致发热恶寒、自汗口干、心烦喘急、心腹疼痛、胁肋胀满、头晕眼花、耳鸣、口噤不语、昏愦等症。

组成：当归、川芎、白术（去芦）、白茯苓（去皮）、熟地黄、陈皮、乌药、香附（童便炒）、干姜（炒黑）、益母草、牡丹皮、甘草。锉一剂，生姜一片、枣一枚，水煎温服。

《云林神彀·产后》中关于芎归调血饮歌诀为："芎归调血茯陈姜，香附台乌熟地黄，白术牡丹益母草，产后诸疾服之良。"方中当归、川芎、地黄为补血润血之剂，补润产后贫血；茯苓、白术、陈皮、甘草助脾胃，协助肠胃消化系统功能；牡丹皮、益母草可凉血热，下恶露，促进恶露早尽；乌药、香附疏导气血。诸药合用，可促进产后体力恢复。

产后诸症，芎归调血饮加减。

产后恶寒发热、头疼体痛、脉大无力者，气血俱虚也，本方加人参、黄芪，去川芎、牡丹皮、益母草。

产后早起劳动，发热恶寒，本方加人参、黄芪。

产后恶露不尽，胸腹饱闷疼痛，或腹中有块，恶寒发热，有恶血也，本方加桃仁、红花、肉桂、牛膝、枳壳、木香、延胡索、童便、姜汁少许，去熟地黄。

恶血去后，腹不满、不硬、不痛，但虚热不退，本方加人参，去牡丹皮、益母草。

产后恶露不尽，瘀血上冲，昏迷不醒，腹满硬痛者，当去恶血，本方加桃仁、红花、肉桂、玄胡索、牛膝、童便、姜汁少许。

产后腹软、满不硬痛者，不是瘀血，乃脾虚故也，本方加人参、砂仁、厚朴，去益母草、牡丹皮。

产后恶露不尽，败血流入肝、胃二经，或腹胁刺痛，或发肿满，本方加远志、红花、厚朴、延胡索、肉桂、青皮、木香，去熟地黄。久不愈，成血臌。

产后血去不止，乃血虚血热，本方加人参、黄芪、生地黄、炒栀子、荆芥、阿胶、乌梅，去益母草、牡丹皮、乌药。血甚不止，加地榆，次茅根汁、磨墨调；血久不止成血崩，服五灰散（方见血崩）。

产后去血过多，大肠干燥无血，大便闭结不通，本方加麻黄、生地黄、桃仁、杏仁、黄芩、枳壳、厚朴、红花，去川芎、白术、茯苓、乌药、干姜、益母草、陈皮。

产后气大脱、血虚极、昏晕不醒者，切不可惊哭叫动，以免惊散真气乘昏晕死，可用热米汤恢复元气复醒。本方加人参、黄芪，去牡丹皮、益母、乌药，先将热醋熏即醒。

产后泄泻，脾虚发肿，本方加人参、苍术、厚朴、砂仁、猪苓、木通、大腹皮、炒白芍，去熟地黄、川芎、乌药、益母草、牡丹皮；泻甚不止，加肉蔻、柯子、乌梅，去厚朴；久不愈，成产后脾泻中满。

产后食伤脾胃，饱闷泄泻，后变痢者，难治，本方加砂仁、木香、山药、苍术、厚朴、炒白芍，去熟地、川芎、益母草、牡丹皮、乌药。泻甚不止，加肉蔻、诃子（煨）、乌梅，去厚朴、木通。

产后恶心、呕哕不止，若去血过多，乃脾胃虚寒、血少之故，本方加人参、半夏、乌梅，去益母草、牡丹皮、香附、乌药。

产后恶露去少、呕哕恶心、胸胀，或胸膈疼痛，乃恶血冲胃，本方加肉桂、砂仁、厚朴、红花，去熟地黄、白术、茯苓。

产后因怒伤肝，胸胁刺痛、饱胀、不进饮食，发热，本方加砂仁、木香、厚朴、青皮、延胡索、茴香，去熟地黄、白术、茯苓、益母草、牡丹皮。

产后血虚，烦躁，虚惊，睡卧不宁，错语失神，本方加人参、酸枣仁、竹茹、炒山栀、麦门冬、辰砂，去乌药、牡丹皮、益母草、干姜。

产后口眼㖞斜，手足牵引，或筋惕肉瞤，或惊悸、战眲不止，或作寒热，脉或大无力，或虚细，皆气血俱虚，不能荣养筋脉。本方加人参、黄芪、辰砂，去乌药、干姜、益母草、牡丹皮。若脉来浮紧有力，恐血虚中风，去黄芪、辰砂，加防风、荆芥、羌活。不可全作风治，以风散气，误矣；有痰，加竹沥、姜汁少许、半夏（姜炒），去黄芪。

产后心血空虚、神无所依，或悲思郁结、怒气忧惊。惊则神舍空，舍空则生痰，乃神不守舍，使人惊狂烦乱、时骂欲走、悲歌妄笑，头摇手战。本方加人参、竹茹、酸枣仁、麦门冬、山栀、贝母、枳实、辰砂、竹沥、姜汁，去川芎、乌药、干姜、益母草、牡丹皮。

产后血少，脾虚生痰，痰迷心窍，使人昏迷，不能言语，本方加瓜蒌、贝母、枳实、人参、菖蒲、桔梗、竹沥、姜汁少许，去香附、乌药、干姜、益母草、牡丹皮。

产后心血空虚，心无血养，口不能言，精神短少，本方加人参、酸枣仁、石菖蒲、远志、茯神、生地、桔梗、麦门、竹沥、姜汁少许，去牡丹、益母草、乌药、干姜、香附。

产后去血过多，血虚发肿，本方加砂仁、大腹皮、厚朴、猪苓、木通，去牡丹皮、益母草、乌药、干姜。

产后恶血去不止，流入脾经，发肿满，本方加红花、大腹皮、厚朴、砂仁、木香、猪苓、木通，去益母草、乌药、白术、茯苓。

产后脾虚，饱闷不进饮食，本方加砂仁、白豆蔻、厚朴、益智仁、木香，去川芎、益母草、牡丹皮、乌药、干姜。

产后血虚，烦渴不止，津液枯竭，本方加人参、麦门、五味子、天花粉、葛根、莲肉、乌梅、白芍，去川芎、干姜、牡丹皮、益母草、乌药、香附。

产后脾虚，发痰喘气急，本方加沉香、木香、苏子、厚朴、白芍、砂仁、枳实、贝母、竹沥、姜汁少许，去益母草、牡丹皮、干姜、白术、香附、乌药。

产后因去血过多，遍身骨节痛难转侧，乃血虚不能荣养筋骨，本方加生地黄、白芍、红花、人参、牛膝、乳香、薄桂少许，去益母草、牡丹皮、乌药、干姜。

产后因去血过多，血虚发痉，本方加黄芪、人参、生地、白芍，去益母草、牡丹皮、姜汁、乌药。发热，加柴胡、黄芩少许；有痰，加瓜蒌、贝母、枳实、竹沥、姜汁少许，去熟地黄。

产后形体壮盛，手足瘫痪，遍身疼痛，难以动缩，乃血虚有风痰，本方加贝母、枳实、薄桂、牛膝、炒黄芩、羌活、苍术、白芍、竹沥、姜汁少许，去益母草、牡丹皮、干姜、乌药、白术。

产后初起腹中有块，升举作痛，无寒热，俗云儿枕痛，七日痛自已；

或腹痛、块痛、作寒热，痛不移处，乃死血痛，当去恶血，痛自止矣。

产后初起蒸乳发寒热，本方加枳实、通草。

《临床应用汉方处方解说》论述该方"因其具有调理产后气血作用，故能补贫血，去恶露瘀血，改善脾胃消化系统之功能，用于产后血脉症引起之植物神经失调诸症为佳。"芎归调血饮用于产后调理、产褥热之轻症、产后头痛、眩晕、耳鸣、动悸、头昏眼花等植物神经失调、产后血脉症、乳汁分泌不足、血脚气、月经不调等。

芎归调血饮为日本汉方一贯堂经验方之一，森道伯常用于产后之处方，调理气血必施用此方。用于下产后之恶露，恢复元气，促进乳汁分泌，预防产后之神经症、血脚气。腹部由于产后软如丝绵，或经过数日于下腹部见抵抗压痛；若下腹部之抵抗压痛较甚，疑有下肢血栓症者，去熟地黄，加芍药、干地黄、桃仁、红花、桂枝、牛膝、枳壳、木香、延胡索各 1.5g，称为第一加减，借以驱除瘀血。

汉方医案举隅：

（1）手指麻木感

星某，45 岁之主妇。初诊于 1962 年 8 月 2 日。

自 3 年前 7 月起，两手之中指、无名指、小指三指出现麻木。同时后脑与两足之内侧亦麻木。内科医生诊为脚气，但原因尚不明。不久两脚肌肉软弱无力，屡次瘫倒坐下。经常往返于医院与诊所之间诊治，在某大医院内科做过详细检查，认为是原因不明之更年期证候之一，接受激素注射等治疗。之后又转其他医院内科，因未发现其他疾病又转至神经科，接受神经科治疗，仍不愈。妇科提出有可能是卵巢囊肿或变态反应体质等。1944 年和 1946 年两次生产，第 2 次产后患肾盂肾炎，其后连续不规则出血，亦曾怀疑子宫癌。体格、营养一般，颜面略显贫血，眼周围与颊部肝斑明显。患者本人亦非常注意此肝斑。脉沉而弱，血压 130/70mmHg，腹诊，两腹直肌发硬，但全腹偏软，为虚证。膝腱反射异常亢进，足搐搦。认为脊髓有些异常。矢数道明认为，本证为血脚气之变症，由于腹部软弱，欲用四物汤与芎归调血饮。服本方 10 日，因麻木和脚无力感无大变化，故改用九味槟榔汤加茯苓，亦不显效。又改用痿证方，服后心情不好而停药。患者认为最初之药可能有效，再服芎归调血饮。听其主诉，站立时感到有一种很强之力将肩压下，并觉得腰间挂有重物，脚瘫软无力而坐下。再服调血饮后，食欲转佳。体重很快增加 2kg。继续服药两个月，麻木感完全消失，面色与精神均好转，颊部之肝斑基本退光。最近全身充满活力，脚下恢复正常，已能跑步。至 12 月连续服药 5 个月痊愈而停药。最后考虑本症为气血虚损、脾胃怯弱所致之麻木与脚弱。（矢数道明治验，《汉方临床》10 卷 8 号）

（2）癔病

川美，女，43 岁。1962 年 9 月 28 日初诊。

此患者取朋友药店之处方长期服用，但始终不愈，由药店介绍来院。所服之药为甘麦大枣汤。

主诉：28 岁时头被重物打伤。32 岁时产后因有心事而烦闷苦恼，全身痉挛癔病发作。36 岁开始常常陷于意识不清，即所谓癫痫。近两年间大约每周昏倒 1 次。发作前，两侧颈动脉有波动，头昏眼花严重，当即昏倒，意识不清。4～5 小时精疲力尽，遂即恢复正常而发生痉挛。轻时头痛而摇晃不稳，有时亦发呆约 1 分钟，从腰至背及颈项发胀。体格中等，营养一般。口唇与眼周围色紫，脉一般，舌无苔。血压 120/60mmHg。月经经常不调。腹诊全腹软，脐右下虽略有抵抗，但不够充实。曾进行多种治疗，均不效。服中药近 1 年亦未见变化。诊为产后气血不调，试予芎归调血饮。

服药 10 日后心情较好，睡眠改善，原方续服。1 个月后家庭虽有冲突，但未发怒，也不曾引起癔病发作。以往遇此必怒而昏倒。患者家在高轮之高地，买东西必须登坡道而越山。以前上气不接下气，不能攀登，最近可以平稳上坡。接受牙科治疗顺利，拔牙亦无恙。以往一上牙科治疗台即昏倒。服药 50 日，基本无主诉，发作停止。本证相当于"气血虚损，怒气相冲，心烦喘急，头晕、昏愦，口噤不语"。（矢数道明治验，《汉方临床》10 卷 8 号）

（3）贫血所致之头晕

王某，女，27 岁。1962 年 11 月 13 日初诊。

自上女子学校即有贫血倾向，经常因脑缺血而眩晕。主诉：自 1 个月前发生脑缺血以来，每日摇晃欲倒，眩晕不止。后脑部酸痛，心情不好，食欲全无，时发痔疮出血。血压 110/80mmHg。两年前生产，现因故离婚。形瘦，颜面苍白，脉弱，腹软。腹证呈恶露之特有软弱状态。予芎归调血饮。服 30 日有食欲，眩晕已除，面色好转，一般状况改善。本方治"气血虚损，脾胃怯弱，头晕，"果然名不虚传。（矢数道明治验，《汉方临床》10 卷 8 号）

（4）产后腰疼

龟某，女，25 岁。1962 年 12 月 22 日初诊。

患者去年 2 日初次生产。产后不得已仍劳心劳力地生活，引起剧烈腰痛。诊为坐骨神经痛，经治无效。其后神经过敏，头剧烈疼痛，睁不开眼，时有噫气。今年 2 月第 2 次生产。产后腹部松弛，子宫下垂。11 月已行手术，但顽固性腰痛反而恶化，冷则不能站起，直不起腰。有黄色带下，食欲全无，脉弱，腹部松软，常便秘。予芎归调血饮，10 日后精神恢复，食欲增加，腰痛完全消除，腰向前屈亦无痛苦，可以工作，服用 30 日停药。（矢数道明治验，《汉方临床》10 卷 8 号）

附：《济世全书》芎归调血饮

龚廷贤《济世全书·产后》亦有一方名为芎归调血饮，组成与芎归补血汤（《万病回春·产后》）、芎归调血饮（《古今医鉴·产后》）有所不同，但主治基本一致。

龚廷贤在《济世全书·产后》中认为，产后发热，"凡有伤力发热，或早起劳动发热，或去血过多发热，脉必虚大无力。内无痛者，此热非有余之热也"，乃阴虚不足生热，用芎归调血饮加减治之。他认为，该方治产后诸病无不奏效。并认为，产后如大热不退，可加炒黑干姜。因为干姜性热，能引血药入血分、生新血，引气药入气分、补气。

芎归调血饮治产后诸病。

当归身（酒洗）、川芎、白芍（火煨，切片，酒炒熟用）、怀生地黄（酒蒸黑）、白术（去油芦，土炒）、白茯苓（去皮）、陈皮、香附（童便炒）、甘草（炒），初产临服，加童便一盅、好酒半盅同服，能行瘀血，退热如神。上锉作剂，生姜一片，枣一枚，水煎温服。

加减法：产后昏愦不语，加荆芥；产后口苦咽干，加麦门冬；产后气恼，加木香、乌药；产后发热不止，加干姜（炒黑）；产后咳嗽，加五味子、杏仁；产后两胁痛，加青皮、肉桂；产后吐痰，加半夏、贝母；产后呕吐不止，加砂仁、半夏，去熟地黄；产后盗汗、自汗，加黄芪、酸枣仁；产后泄泻不止，加黄芪、炒干姜，去熟地黄；产后瘀血不行，心腹儿枕作痛，加官桂、五灵脂、蒲黄、延胡索、丹皮，去熟地黄、白术；产后去血过多，头晕眼暗，口噤，加荆芥、人参、干姜（炒黑）；产后胸膈胀闷，加砂仁、枳实、山楂、厚朴；产后恶露不行，加益母草、牡丹皮，加童便和酒服；产后血大下不止，另用加蒲黄炒黑，入前汤药调服；产后心腹痛，去白术、茯苓，加延胡索、牡丹皮、桃仁、红花、青皮、泽兰；产后惊悸怔忡，加远志、麦门冬、酸枣仁；产后惊悸乱语，精神不定，用好朱砂为末，每服钱许，酒调下。

4. 荆芥连翘汤

荆芥连翘汤见于《万病回春·耳病》和《万病回春·鼻病》，两处名称虽一，但组成稍有不同。

《万病回春·耳病》之荆芥连翘汤：荆芥、连翘、防风、当归、川芎、白芍、柴胡、枳壳、黄芩、山栀、白芷、桔梗各等份，甘草减半。主治两耳肿痛，肾经有风热也。

《万病回春》治鼻病之荆芥连翘汤：荆芥、柴胡、川芎、当归、生地黄、芍药、白芷、防风、薄荷、山栀、黄芩、桔梗、连翘各等份，甘草减半。主治鼻渊，胆移热于脑也。

《万病回春》治鼻病之荆芥连翘汤，为《万病回春》治耳病之荆芥连翘汤去枳壳，加薄荷、生地黄。二者服用方法也稍有差别，《万病回春》治耳病之荆芥连翘汤为水煎，食后服，《万病回春》治鼻病之荆芥连翘汤为锉散，水煎，食远服。

森道伯在龚廷贤两种荆芥连翘汤的基础上，创制了一贯堂荆芥连翘汤。该方完全涵盖《万病回春·鼻病》之荆芥连翘汤，不去枳壳，法《万病回春·鼻病》之荆芥连翘汤加薄荷、地黄，在此基础上再加黄连、黄柏，共17味。

一贯堂荆芥连翘汤

组成：当归、芍药、川芎、地黄、黄连、黄芩、黄柏、栀子、连翘、荆芥、防风、薄荷叶、枳壳、甘草各1.5g，白芷、桔梗、柴胡各2.5g。

本方由四物汤和黄连解毒汤合方之温清饮加荆芥、连翘、防风、薄荷、枳壳、甘草、白芷、桔梗、柴胡组成。

四物汤为养血补血剂，对脏腑有补肝作用，可增强肝脏功能；黄连解毒汤有泻肝作用，加柴胡清泻肝热，增强肝脏功能；白芷作用于上焦，配防风祛头痛，与荆芥、连翘、桔梗等相伍，清泄头部之郁热，抑制化脓；

荆芥、防风、薄荷、枳壳疗头部及颜面之风热；桔梗、白芷驱逐头面之风，更有排脓之效。

该方为一贯堂森道伯之经验方，用于一贯堂所谓解毒证体质，又为改善腺病性体质之方药。本方历来用于蓄脓症、中耳炎等，以及特有体质所发生之诸病。

本方可用于改善青年期腺病体质，以及急性与慢性中耳炎、急性与慢性上颚窦化脓症、肥厚性鼻炎等；亦可用于扁桃体炎、衄血、肺浸润、面疱、肺结核（增殖型）、神经衰弱、秃发症等。

本方应用目标为幼年期有柴胡清肝散证，至青年期又转为荆芥连翘汤证。皮肤颜色大致紫黑，多呈暗褐色。脉紧，腹直肌皆紧张，相当于肝经及胃经之腹肌拘挛者。

矢数道明在《汉方后世要方解说》中说："此方之主治，虽从《万病回春》之荆芥连翘汤衍生，但不限于耳疾、鼻病，可广泛应用于改善解毒症体质者。有清热、和血、解毒作用，故用于青年期之腺病体质发生诸症者甚佳。一般皮肤浅黑有光泽，手足心汗多如油，脉诊腹诊均紧张。主要用于发生在上焦之鼻炎、扁桃体炎、中耳炎、上颚窦化脓症等。"

汉方医案举隅：

（1）秃发症

40 岁男子。全头秃发，须眉皆无。数年来接受各种治疗均无效。厌世，隐居于深山。此人系解毒症核脏毒症之混合体质，故投荆芥连翘汤核防风通圣散之合方。3 个月始见毛发生长，渐次浓厚。1 年后与正常人之纯黑头发、美髯公一样来访。对于与此患者相同体质者，用同样之处方亦获治验。只用荆芥连翘汤治愈者亦甚多。（矢数格《汉方一贯堂医学》）

（2）神经官能症

25 岁男子。患神经衰弱，两年来经各种治疗皆未减轻。生活处于神经失常状态。主诉：不眠，头重，眩晕，耳鸣，心悸亢进，肩背酸痛，心下痞满，食欲不振，四肢倦怠，肝气亢盛。诊为体质性神经衰弱，予荆芥连翘汤，约两个月痊愈。（矢数格《汉方一贯堂医学》）

（3）肋膜炎后遗症

25岁男子。主诉：曾患肋膜炎，时发微热，左胸胁下部疼痛。诊前曾服大柴胡汤加石膏无效。初诊时值6月，但头戴布帽，恶寒甚，钻入被中。此可能与用石膏太过有关。矢数道明予一贯堂荆芥连翘汤，柴胡用5g。患者喜欢本方气味，虽曾服过小柴胡汤，但服用本方情况良好，继服1年完全治愈。（矢数道明治验，《汉方临床》）

（4）肺结核

20岁男子。主诉：患肋膜炎后粘连，经常疼痛，X线检查有相应所见。时时咳嗽、咯血、咳吐血痰，已休学。肤色黄褐，胸胁苦满，连续服一贯堂荆芥连翘汤3年，诸症好转，体质得以改善，平安毕业于医科大学。（矢数道明治验，《汉方临床》）

5. 启脾丸

启脾丸载于《万病回春·（小儿）泄泻》，亦见于《寿世保元》《古今医鉴》，在《济世全书》中名作参术健脾丸，《济世全书》中记载"治老人、小儿脾虚，久作溏泄。一云治脾泄泻，五更时候泻者是也""兼治小儿食积，又止泻，止吐，消疳，消黄，消胀，定肚痛，常服益胃生肌，健脾进食，即启脾丸"。《云林神彀》中启脾丸歌诀："启脾丸用参苓术，山药莲肉一两足，楂陈泽草各五钱，蜜丸汤化空心服。"

《万病回春》之启脾丸与《济世全书》之参术健脾丸组成一致。现以《万病回春》之启脾丸讨论之。

启脾丸消食止泻，止吐消疳，消黄消胀，定腹痛，益脾健胃。

组成：人参一两，白术（去芦，炒）一两，白茯苓一两，山药（炒）

一两，莲肉（去心）一两，山楂肉五钱，陈皮五钱，泽泻五钱，甘草（炙）五钱。为末，炼蜜为丸，梧桐子大。每服二三十丸，空心米汤下，或米汤研下服亦可。

方中人参、白术、茯苓、甘草为四君子汤，专补脾胃，可促进胃之功能旺盛，增进食欲；山楂、陈皮能运化食物；莲子肉健脾止泻；泽泻消逐胃肠水湿，且能止渴。

日本汉方中将启脾丸改为启脾汤，并加干生姜、大枣。《临床应用汉方处方解说》论述本方"用于虚证，即所谓脾胃虚弱，水样下利，小儿消化不良等症"。本方主要用于小儿消化不良，亦可用于成人慢性胃肠炎及肠结核；还可用于病后之胃肠强壮剂。

虚证之贫血，脉及腹均软弱无力，食欲不振，持续水样下利，常有腹痛及轻微呕吐。用其他方剂治水泻性下利无效，可用本方试之。

汉方医案举隅：

（1）慢性下利（疑为腹结核）

42岁，电影女演员。平素胃肠弱，有下利之疾。此次下利半年前开始，一直不止。疑为肠结核，用链霉素和对氨基水杨酸钠，下利仍不止。患者体瘦，脉弱，舌无苔。腹部柔软，可闻及振水音。肩易酸痛，手足冷。服真武汤7日无变化。易方用启脾汤，两周只下利1次，用药月余下利止。有用真武汤下利未止，易启脾汤则止者；亦有用启脾汤下利不止，易真武汤而止者。（大塚敬节《汉方诊疗三十年》）

（2）消化不良症

两岁，女孩。断乳期患消化不良症，水样下利日十数行，进食后即下利，绿色水样便，毫无食欲。因持续十余日，所以异常消瘦和极度衰弱。脉诊、腹诊均软弱无力，腹软绵绵，按之似无物。初予胃苓汤无效，后用启脾汤，下利逐渐减少而治愈。（矢数道明治验，《汉方临床》）

（3）肠结核

17 岁男子。因肺结核曾在余处服中药。矢数道明在战地 5 年归国后得知，患者在大森海岸附近火烧残余公寓里休养。为其老父母之独子。战后衰弱已极，经常反复咯血，并发肠结核，拂晓 4 时前后，咕噜咕噜肠鸣，日 3 ～ 4 次水样下利。已处于绝望状态，死期将近。给予启脾汤，大便成形，逐渐变胖。胸部所见已有几个空洞而且严重。当时已经有抗生素，与之并用，病情明显好转。以前像骷髅样之患者，如今已大变样，幸福地结了婚，母亲兴高采烈地来问候。（矢数道明治验，《汉方临床》）

6. 滋阴降火汤

滋阴降火汤载于《万病回春·虚劳》，亦见于《古今医鉴》《济世全书》《寿世保元》《云林神彀》等龚氏医书。《万病回春·虚劳》论滋阴降火汤"治阴虚火动，发热咳嗽，吐痰喘急，盗汗口干"，并称赞此方"与六味地黄丸相兼服之，大补虚劳，神效"。

滋阴降火汤组成与用法：当归（酒洗）一钱二分，白芍（酒洗）二钱三分，生地黄八分，熟地黄（姜汁炒）一钱，天门冬（去心）一钱，麦门冬（去心）一钱，白术（去芦）一钱，陈皮七分，黄柏（去皮，蜜水炒）五分，知母五分，甘草（炙）五分。锉一剂，生姜三片，大枣一枚，水煎。临服入竹沥、童便、姜汁少许，同服。

本方以补阴泻火为创方目的，用八珍汤加减，以润燥为主，兼以泻火，取其滋阴降火之意，故名滋阴降火汤，为劳瘵（肺结核）之主方。方中当归、芍药、地黄润肝息火；天门冬、麦门冬润肺；地黄、知母、黄柏清解肾中之热；白术、陈皮、甘草、大枣补脾胃以助运化。

加减：骨蒸劳热者，阴虚火动也，加地骨皮、柴胡；如服药数剂热不退，加炒黑干姜三分；盗汗不止者，气血衰也，加黄芪、炒酸枣仁；痰火咳嗽、气急生痰，加桑白皮、紫菀、黄芩、竹沥；咳嗽痰中带血者，加黄芩、牡丹皮、阿胶、栀子、紫菀、犀角、竹沥；干咳嗽无痰及喉痛生疮、声哑者，加黄芩、瓜蒌仁、贝母、五味子、杏仁、桑白皮、紫菀、栀子；咳嗽痰多，津液生痰不生血也，加贝母、款冬花、桑白皮；喉痛生疮，声音不清，或咽干燥，虚火盛也，用山豆根磨水噙之，再用吹喉散、噙化丸；若见咽喉痰火壅喉热肿下者，同治；痰火作热，烦躁不安，气随火升也，并痰火怔忡嘈杂，加酸枣仁、黄芩、炒黄连、竹茹、辰砂、竹沥；痰火惊惕，同治；血虚腰痛，加牛膝、杜仲；血虚，脚腿枯细无力、痿弱，加黄芪、牛膝、防己、杜仲，去天门冬；梦遗泄精者，虚火动也，加山药、牡蛎、杜仲、破故纸、牛膝，去天门冬；小便淋浊，加车前子、瞿麦、萆解、萹蓄、牛膝、山栀，去芍药；阴虚火动，小腹痛者，加小茴香、木香（少许），去麦门冬。

《万病回春》之滋阴降火汤不仅用于治疗虚劳，还可用于火证、咳嗽、喘急、呃逆、发热、失血、眩晕、小便闭、浊证、遗溺、消渴等。

火证："脉数无力者，阴虚火动也，滋阴降火汤（方见劳瘵），治肾经阴虚火动"。（《万病回春·火证》）

咳嗽："午后至夜嗽多者，属阴虚也（黄昏嗽多者，火气浮，少加凉药）。火嗽者，有声痰少、面赤身热、脉数者是也。干咳嗽无痰者，是痰郁火邪在肺，难治也。劳嗽者，盗汗痰多作寒热、脉数大无力是也（以上四者，皆是劳力、酒色内伤、忧怒、郁结、阴虚火动而嗽者，俱宜后方），滋阴降火汤（方见虚怯）"。（《万病回春·咳嗽》）

喘急："阴虚火动而喘者，心脉数也。滋阴降火汤（方见虚症）依本方加苏子、沉香、杏仁、桑白皮、竹沥"（《万病回春·喘急》）。"阴虚火动喘，心部脉必数，白日病犹轻，夜间稍重著，滋阴降火汤（方见虚劳），依本方加苏子、沉香、杏仁、桑白皮、竹沥"。（《云林神彀·喘急》）

呃逆："脐下气上升发呃者，阴火也。滋阴降火汤，治阴火上升发呃

（方见虚症）。依本方加砂仁、小茴香、沉香、木香、山栀、柿蒂、辰砂"（《万病回春·呃逆》）。"脐下气上升，发呃属阴火，降火与滋阴，自然得安可。滋阴降火汤（方见虚劳），治阴火上升发呃。依本方加砂仁、沉香、广木香、山栀、柿蒂，神妙"。（《云林神彀·呃逆》）

发热："阴虚发热者，是阴血自伤，属心肾也（其脉数而无力）。滋阴降火汤（方见虚劳）"（《万病回春·发热》）。"阴虚发热者，阴血自损伤，此病属心肾，脉数无力殃。滋阴降火汤（方见虚劳）"。（《云林神彀·发热》

失血："若先吐血后见痰者，是阴虚火动，用滋阴降火汤加减"（《万病回春·失血》）。"先间见吐血，后见复吐痰，如此是何症，阴虚火上炎。滋阴降火汤（方见虚劳）、六味地黄汤（方见诸虚）"。（《云林神彀·吐血》）

眩晕："阴虚火动眩晕者，脉必数也。滋阴降火汤加减（方见虚劳）。依本方加川芎、天麻、山栀、竹沥少许"（《万病回春·眩晕》）。"阴虚火动人，头目多眩晕，六脉加数时，降火滋心肾，滋阴降火汤（方见虚劳）。依本方加川芎、天麻、山栀、竹沥少许"。（《云林神彀·眩晕》）

浊证："瘦人赤白浊者，是虚火也。滋阴降火汤治瘦人虚火，患赤白浊（方见虚劳）；依本方加白术、萆薢、牛膝、山栀、萹蓄，去芍药"（《万病回春·浊证》）。"瘦人赤白浊，原来是虚火，降火要滋阴，自然得安妥。滋阴降火汤（方见虚劳）。依本方加白术、萆薢、牛膝、山栀、萹蓄，去芍药"。（《云林神彀·浊症》）

遗溺："壮人溺多者，是虚热，用滋阴降火汤加减……滋阴降火汤，治虚热尿多（方见虚劳）。依本方加炒山栀子，去五味子。"（《万病回春·遗溺》）

小便闭："阴虚而小便不通者，是火盛也，滋阴降火汤，治虚怯人阴虚火动，小便不通（方见虚劳）；六味丸尤效，依本方加猪苓、泽泻、木通、牛膝"。（《万病回春·小便闭》）

消渴："滋阴降火汤治下焦渴症（方见虚怯）。依本方加白术、天花粉、山栀、葛粉、乌梅、焙炒黄连、知母，去白芍"。(《万病回春·消渴》)

《临床应用汉方处方解说》将滋阴降火汤应用于增殖型肺结核、干性肋膜炎、急性与慢性支气管炎、急性与慢性肾盂肾炎、糖尿病、肾结核、淋疾等。

其应用目标，按《万病回春》主治症状之意，常用于因下利而诸症恶化。此方虽用于肺结核、慢性支气管炎之咳嗽，但对干咳，或痰黏稠、皮肤浅黑枯燥、便秘、可闻及干性啰音者更为有效。

用于肾盂肾炎、肾结核、糖尿病时，亦应以皮肤枯燥、便秘者为目标。

与此相反，皮肤苍白，有汗，咳嗽痰多，胃肠虚弱易下利者禁用。服用本方下利者应立即中止，改用参苓白术散。肺结核病状为进行性渗出型者，亦应禁忌。增殖型者为其适应证。

《汉方与汉药》(5卷8号矢数有道)记载：用滋阴降火汤之经验，对支气管炎（急性、慢性）、肺结核、胸膜炎、腺病质、肾盂肾炎、生殖器障碍、肾脏膀胱结核初期等虽有奇效，但用本方时，以下症状不可欠缺。

①皮肤色浅黑。②大便秘结且硬，服药不下利。③呼吸音必有干性啰音。

皮肤不浅黑者亦可能有效，浅黑者有效。服药下利与否，以决定选用滋阴降火汤是否适应。不适应者，一服下利即应中止；不下利者，可安心继服。胸膜炎者只限于干性胸膜炎。

综上所述，滋阴降火汤之主治宜改写为"阴虚火动，咳嗽吐痰，皮肤浅黑，大便硬，听诊为干性啰音者，滋阴降火汤主之。"

汉方医案举隅：

（1）肺结核

17岁，男职工。3个月前发病，母与妹均因肺结核死亡。虽经医治，但咳嗽持续不断。皮肤色黑，时时咯血痰，微热，脉紧数，腹肌略拘挛，食欲一般，大便硬，闻及两肺皆为干性啰音。初予四物解毒加减方无效，反渐次恶化。试予滋阴降火汤观之，获预想外之良效，咳嗽止，诸症好转。本方服用 1 年后，未感冒，未复发，本年 4 月开始工作。

凡出现与此同样病症之肺结核患者，皆用本方，可获预期之效。（矢数有道《汉方与汉药》5 卷 8 号）

（2）慢性肾盂肾炎

26 岁，妇女。既往史有肋膜炎，肺初期感染。约 1 个月前因患急性肾盂肾炎入院治疗，出院后微热不退。唯恶寒，小便略白浊，大便秘结，予小柴胡汤、柴苓汤皆无效。小柴胡汤乃泻肝胆火之剂。考虑泻肝肾火之剂，予滋阴降火汤。服后效果显著，翌日热平，小便白浊亦消失。服药月余，肾盂肾炎、肺初期感染、肋膜炎皆愈。（矢数有道《汉方与汉药》5 卷 8 号）

7. 十六味流气饮

十六味流气饮载于《万病回春》《古今医鉴》《云林神彀》《寿世保元》等龚氏医书。《万病回春·乳岩》记述："妇人乳岩，始有核肿，如鳖，棋子大，不痛不痒，五七年方成疮。初便宜多服疏气行血之药，须情思如意则可愈。如成之后，则如岩穴之凹，或如人口有唇，赤汁脓水浸淫胸腹，气攻疼痛。用五灰膏去蠹肉，生新肉，渐渐收敛。此疾多生于忧郁积忿，中年妇人。未破者，方可治；成疮者，终不可治。宜服十六味流气饮。"

十六味流气饮组成：当归、川芎、白芍、黄芪、人参、官桂、厚朴、桔梗、枳壳、乌药、木香、槟榔、白芷、防风、紫苏、甘草。乳痈，加青皮。亦治痘疹余毒作痈瘤。

方中人参、黄芪、甘草补气；当归、川芎、芍药补血（溃破出脓血者佳，未破溃者亦可用）；木香、槟榔、枳壳、厚朴、紫苏、乌药、防风等皆为破气滞之品；肉桂、白芷破血滞；桔梗载行诸药而为舟楫之役。

《临床应用汉方处方解说》认为该方治疗因气郁引起之肿块，故用于病名不清楚之顽固肿物可奏奇效。

本方主要用于乳腺症、乳癌及其类似症、甲状腺肿、颈部淋巴结肿、顽固性皮肤病、痈疽等，亦可用于慢性之眼疾生翳疼痛，即结膜、角膜水泡，由眼与鼻出脓之泪囊炎，其他虚弱者之疝气、气郁症、打仆后疼痛、鞭挞症、五十肩等。

治疗目标以气郁滞而生肿块、生疮疡，偏虚证为目标，瘰疬如《内科秘录》记载，缠绕颈项，大小如大豆、樱桃、栗实，四五个相连而发，延至耳根及缺盆（锁骨上窝之经穴），由右及左，且连及腋窝生结核。此病多因忧郁积忿（积满忿怒）而生，即与忧心积郁、欲求不满（怒气抑制）等有关。用于瘀血所致之甲状腺肿与乳腺症等。

汉方医案举隅：

（1）瘰疬溃脓

贫穷妇女。患瘰疬，从颚下至颈项部，已及于腋窝。一块溃破又生一块，流脓不止。颜面色黄，全身倦怠，已经数位医生治疗，多用流气饮，乏效，而成重症。脉大而虚弱。余以十全大补汤加香附、贝母、远志，另用夏枯草，只 5 个月而治愈。（北山友松子《医方口诀集》）

（2）甲状腺肿

40 岁，妇女。5 年前患百日咳，其后右甲状腺肿。别无其他大的痛苦，进食作呛，痰易咳出，咽部无任何压迫感，因不愿手术而来诊。诊之，右甲状腺触及如丹波栗大，无压痛。小腹略膨满，月经调顺，大便每日一行。余用十六味流气饮，约 1 个月，肿物明显缩小。在暂时停药期间，由于社会纠纷生气，又作肿。于是又用前方而缩小。（大塚敬节《汉方之特质》）

（3）乳腺症

患者 38 岁，妇女，有 4 个孩子。四五年前因生气右乳房酸痛，就近请医师诊治，因说不是乳癌，便一如往常，无何挂心。近来感觉其板硬，似略增大。在某大学医院外科诊后，可能癌变，以手术为宜。经诊察，右乳房有大梅干状之肿块，与周围组织不粘连，皮肤亦无凹陷、疼痛和压痛。其他无特殊变化。给予十六味流气饮 15 日量。嘱患者，若服后肿物略有缩小，连续服 2～3 个月，可不做手术。若服至 15 日完全无变化，应做手术。故以 15 日量分 5 次投药，肿瘤完全消退。（大塚敬节《从证候论治——汉方医学治疗的实际》）

（4）甲状腺肿

51 岁，肥胖妇女。主诉：巴塞杜病而来院。甲状腺左右皆大。右侧大如鸡卵，左侧如拳大，但皆无巴塞杜病之证候。余诊为甲状腺肿，予十六味流气饮。服药 7 日，效果显著。继续 7 日量，25 次，共服 175 日，左侧完全治愈，右侧见好，仅见少许肿块。由于一停药又略肿，再服两个月，基本治愈而停药。（大塚敬节《从证候论治——汉方医学治疗的实际》）

8. 润肠丸

润肠汤载于《万病回春·卷之四·大便闭》，主治大便闭结不通。方由当归、熟地、生地、麻仁（去壳）、桃仁（去皮）、杏仁（去皮）、枳壳、厚朴（去粗皮）、黄芩、大黄各等份，甘草减半，水煎，空心热服。大便通即止药，不能多服。如修合润肠丸，将药加减各为末，炼蜜为丸，如梧桐子大。每服五十丸，空心白汤吞下。切忌辛热之物。

方中当归、熟地黄皆性温，润血燥，生新血；生地黄、黄芩性寒，泄血热，润燥；麻子仁、杏仁、桃仁均润肠，通利气血之凝滞；枳壳、厚朴行肠中之气；大黄、黄芩泄肠中之热，善能通利。本方属滋润黏滑性下剂。

本方由麻子仁丸去芍药，以枳壳易枳实，加当归、熟地黄、生地黄、桃仁、黄芩、甘草而成。麻子仁去皮，捣碎后煎用之佳。

加减法：实热燥闭，依本方；发热，加柴胡；腹痛，加木香；血虚枯燥，加当归、熟地黄、桃仁、红花；风燥闭，加郁李仁、皂角刺、羌活；气虚而闭，加人参、郁李仁；气实而闭，加槟榔、木香；痰火而闭，加瓜蒌、竹沥；汗多或小便多，津液枯竭而闭，加人参、麦门冬；老人气血枯燥而闭，加人参、锁阳、麦门冬、郁李仁，倍当归、熟地黄、生地黄，少用桃仁；产妇去血多，枯燥而闭，加人参、红花，倍当归、熟地黄，去黄芩、桃仁。

《临床应用汉方处方解说》将润肠汤用于虚证之弛缓性习惯性便秘，或弛缓与紧张同时发生，有体液枯燥、肠内燥热者，以及习惯性便秘、高血压、动脉硬化症、慢性肾炎等并发便秘者。以体液枯燥，肠内蕴热，肠道失润且干致习惯性便秘，皮肤枯燥，腹壁弛缓，触之有粪块等为目标。

汉方医案举隅：

（1）习惯性便秘与高血压

75 岁，男子。顽固性便秘 25 年。血压 200/100mmHg 上下。服用各种下剂，至今亦未通利。体质健壮，性格刚强且性急。除便秘外无他症。口干，夜中醒时口舌如粉，沙沙作响而燥，顷刻口即不利。夜尿 3 次，伴腰痛、肩酸痛、肠鸣、不眠等。脉紧，腹底硬，舌苔白，皮肤枯燥如涩纸，便如石硬。初服下剂不快而持续腹痛，常如竹筒流水而出。本患者为老人津液枯燥，肠内郁热，故予润肠汤。服之 1 日，翌晨即通，下软硬适度之成形便。25 年来初有畅快之便。以后续用本方数年，口燥亦除，皮肤光润，腰痛、肩酸痛亦止，血压降至 190/90mmHg，每日爽快，因不烦怒，家属大喜。（矢数道明《汉方治疗百话》）

（2）习惯性便秘与高血压

72 岁，老年妇女，画家。面赤肥满。患习惯性便秘 40 年，有时约 1 个月 1 次。数年来血压高达 210/100mmHg。1 个月前，右眼底出血，需保持绝对安静。腹膨满充实，脉弦。予润肠汤后，出现未曾有过之畅快便，腹满已除，眼底充血逐渐吸收，月余后，弃床执笔作画。虽经常服用麻子仁丸未见效果，但此患者服用本方 1 月余，每日或隔日自然排便，6 年后之今日精力充沛，体格健壮。（矢数道明《汉方治疗百话》）

9. 净腑汤

净腑汤载于《万病回春·卷之七·癖疾》。云："治小儿一切癖块、发热口干、小便赤或泄泻。"

该方组成与服法：柴胡一钱，白茯苓（去皮）一钱，猪茯苓一钱，泽泻一钱，三棱（醋炒）一钱，莪术（醋炒）一钱，山楂（去核）一钱，黄芩八分，白术（去芦）八分，半夏（姜制）八分，人参八分，胡黄连三分，甘草三分。姜、枣煎服。

净腑汤为小柴胡汤之变方，大体为小柴胡与五苓散合方，加三棱、莪术等消坚破气药，山楂、黄连等苦味健胃消化药。本方之构成，以小柴胡汤治胸胁苦满，心下痞硬，往来寒热；五苓散治口渴，小便赤涩；三棱、莪术软化腹部肿块、硬结、粘连等；山楂、胡黄连消散食积。

《临床应用汉方处方解说》说该方多用于小儿，对成人亦有效，用于心下和腹部坚硬紧张、寒热往来者。用于急性与慢性腹膜炎、小儿脾疳症（肠系膜结核）、幼儿急痫、消化不良、小儿虫疾、易生气者、酒渣鼻、小儿原因不明高热等。本方为柴苓汤之变方，解脾胃腹部郁热。应用目标以小儿一切癖块（发生紧张和硬结肿块者）为目标，即所谓结核性腹膜炎初期，心下部或腹部坚硬紧张，发生硬结粘连等；或用于小儿脾疳即肠系膜结核初期，腹部膨满，寒热往来，口渴、小便短赤涩者。

汉方医案举隅：

（1）小儿急痫（小儿抽风）

一小儿，爱热伴强烈抽搐，眼上吊。医生按急惊风（如脑膜炎及类似证之全身痉挛）治疗，毫无效果。余腹诊之，心下痞硬，胸下拘挛，右侧尤甚，平时屡次发作。余诊并非急惊风，乃积癖之故，故予净腑汤痊愈。长期服用，未再发作（注：此非脑膜炎，幼儿急痫，可能为痉挛之例症）。（目黑道琢《餐英馆治疗杂话》）

（2）结核性腹膜炎

4 岁，男孩。生来虚弱，感受风邪后，必引起肺炎、支气管炎，长期卧床。1949 年 8 月 5 日，高烧超过 40℃，连日持续高热。10 日后逐渐出现腹部胀满如蛙腹，脉紧数，舌苔白，小便短赤量少，心下痞硬，右脐旁下有硬结，高热反复 1 月余。初予小柴胡汤、柴胡姜桂汤热不解。触之腹满有硬结，投予净腑汤，体温开始下降，大热得退，腹满缓解，再以消痞饮调理，3 个月痊愈。以后未再发，身体健康。（矢数道明，《汉方》1 卷 3 号）

10. 清上蠲痛汤

清上蠲痛汤载于《寿世保元·卷六·头痛》。蠲者，祛除之意。《素问·刺法论》云："泻盛蠲余。"龚廷贤将之为"一切头痛主方，不问左右偏正新久，皆效。"清上蠲痛，即谓有清上焦之郁热、除去疼痛之意。

清上蠲痛汤组成：当归（酒洗）一钱，川芎一钱，白芷一钱，羌活一钱，苍术（米泔浸）一钱，麦门冬一钱，独活一钱，防风一钱，细辛三分，生甘草三分，菊花五分，蔓荆子五分，黄芩（酒炒）一钱五分。生姜煎服。

方中细辛、防风、川芎、白芷、羌活、独活、苍术等皆为散风、疏气逐水毒之味；麦门冬引气下行；白芷、菊花、当归化头部之血滞；黄芩清解里热；细辛、川芎、当归、生姜等祛内寒。诸药合用，既祛风，舒畅气机，引气下行，逐水湿，化头部血滞，又祛内寒。

加减：左边痛者，加红花七分，柴胡一钱，龙胆草（酒洗）七分，生地黄一钱；右边痛者，加黄芪一钱，干葛八分；正额上眉棱骨痛者，食积痰壅，用天麻五分，半夏、山楂、枳实各一钱；头顶痛者，加藁本、大黄（酒洗）各一钱；风入脑髓而痛者，加麦门冬、苍耳子各一钱，木瓜、荆

芥各五分；气血两虚，常自汗，加黄芪一钱五分，人参、白芍、生地黄各
一钱。

《临床应用汉方处方解说》谓清上蠲痛汤以剧烈而顽固性头痛为目标，
具有祛风、疏气活血、引气下行、逐水湿、清化头部血滞、祛内寒之效，
用于因风而致头部气血郁滞、上气、水毒、内寒等。

汉方医案举隅：

（1）三叉神经痛

土某，43 岁，妇女。1973 年 7 月下旬初诊。

患者 10 年前左侧三叉神经痛长期不愈，常在月经前后疼痛剧烈。4 年
前在大学医院切断神经，左眉处有手术痕迹，然而疼痛毫无好转。3 年前在
某中药店制中药服用，虽有好转但为一时性。今年 7 月疼痛再次剧烈发作，
并诉有重度肩酸痛。20 年前患黄疸，13 年前患妊娠肾病。台风或季节变化
时尤感剧痛，进食咀嚼亦引起剧烈疼痛而不能咀嚼。常胃纳不佳，大便每
日 1 次。有孩子 2 个，流产 2 次。现月经正常，营养、颜面色泽一般，脉
无力，腹诊略有胸胁苦满。予清上蠲痛汤。服 14 日痛大减，更服两周，10
年来剧痛去了九成，基本无痛苦。今年 9 月初秋未痛，迎来了凉爽宜人之
秋景，气候渐冷来院要求服药，心情愉快，获得如此疗效实为珍贵。（矢数
道明治验，《汉方临床》）

（2）外伤性头痛

桥某，35 岁，妇女。1972 年 8 月下旬初诊。

患者数年前即苦于头痛，其痛起于后头部，颈项亦胀痛。发生疼痛
前，附近之人投球，正击其后头部，耳突然阵痛而流泪。此后即开始头
痛。主诉眼疲，似乘车晕，全身倦怠，眩晕，耳鸣，汗出等。有小孩 2
个，腹部不甚紧张亦无抵抗，心下、中脘、天枢、大横一带有压痛。血压
120/80mmHg，诊为外伤引起气血郁滞之头痛，予清上蠲痛汤。初服效佳，

一个半月头痛痊愈。此例为本方之妙效。（矢数道明治验，《汉方临床》）

（3）更年期后头痛

60 岁，妇女。略肥胖体质，初诊时血压 160/100mmHg。两三年前开始头痛（后头部），属血管头痛，特别是左头、天柱穴处痛，常常揉压之。初予葛根汤，眩晕时予钩藤汤，头痛仍不止。此为气血郁证，试予清上蠲痛汤，疗效日益显著。服用 5 日以后，轻易地治愈了。再继用月余，后头痛痊愈。（矢数道明治验，《汉方临床》）

（4）血脉症头痛

太某，60 岁，妇女，初诊于 1972 年 3 月。患者 20 年前即苦于头痛。恰好 20 年前下腹部患有肿物，虽诊为子宫肌瘤，但未手术，长期在妇科接受注射治疗。患处有卵巢囊肿，突然腹部剧烈疼痛，手术示囊肿之蒂扭转。此后习惯性头痛，前额部更甚。平素虽持续性痛，但每月发数次严重性头痛。体格、营养一般，颜面普通，血压 130/80mmHg，食欲一般，大便时不通，除头痛外尚足重无力，右手麻木，动悸、眩晕。诊为血证头痛，投予清上蠲痛汤。药后大便通，心情转佳。服药 10 日，20 年来之头痛渐渐减少，约 40 日后基本治愈。然而一旦中止服药，则大便不爽，腹胀很痛苦，大便不通则总觉头沉重，再服药情绪非常良好，前额剧烈头痛痊愈而感谢不尽。（矢数道明治验，《汉方临床》）

（5）慢性头痛

大某，50 岁，妇女。1979 年 11 月 18 日初诊。

主诉：头痛 15 年。消瘦、颜面苍白、虚证之体质，全头痛，惊吓则体动，头搏动性疼痛。因服用镇痛剂而影响胃部消化不良，常常脑缺血，胸闷，心动悸甚，呼吸困难，长期项肩酸痛、眩晕、腰痛。由于尿频数引起排尿后疼痛，口渴，喜茶饮。有 2 个小孩，月经 40 岁停止，食欲一般，大便三四日一行，便秘。常发生身体灼热感，同时汗出，脉弱，血压低，初诊 120/80mmHg，无眩晕感。诊为血证头痛，予清上蠲痛汤加大黄 0.5g，21日量。服用此方后，多年之头痛减轻。此后虽有二度头痛，但顿服即轻快，胸闷、动悸、排尿后痛、腰痛、灼热感等均基本消除。15 年来痛苦已解，心情愉快。继续服用 4 个月，头痛治愈。（矢数道明《汉方治疗百话》5 集）

11. 清上防风汤

清上防风汤载于《万病回春·卷之五·面病》。该方："清上焦火，治头面生疮疖、风热之毒。"

清上防风汤组成：防风一钱，荆芥五分，连翘八分，栀子五分，黄连五分，黄芩（酒炒）七分，薄荷五分，川芎七分，白芷八分，桔梗八分，枳壳五分，甘草二分。水煎，食后服，入竹沥一小盅尤效。

《云林神彀》曰："头面生疮疖，上焦风热毒，解毒与祛风，其效如神速。清上防风汤薄荷，栀翘芩梗甘草和，川芎白芷黄连入，荆芥枳壳一同锉。"

本方之药物由发散剂与解热剂相合而成。方中黄连、黄芩、栀子都是清解实热之品；连翘、桔梗、荆芥、薄荷清热解毒，兼备发散之效；白芷、川芎有引诸药作用于上部之效。

《临床应用汉方处方解说》认为，清上防风汤可清解发散上焦，尤其是颜面郁滞之热，多用于强壮青年男子之面疱、体壮颜面色赤之女子、发疹充血而红者，以及头部湿疹、眼充血、颜面充血、酒渣鼻等。其以上焦实热为目标，用于血热郁滞上焦（颜面与头部）面赤，生疮，主诉上冲者。清解发散上焦之热邪效佳。体质大多不甚虚弱，面疱等见呈赤紫色者。

汉方医案举隅：

（1）面疱

25 岁，男子。颜面一侧生面疱，疱之尖端小而出脓。经治疗此伏彼起，难以治愈。予清上防风汤，3 个月痊愈。然而，头之毛发部生小疖数处，经久不愈。于是加桃仁 1g，面疱速增，每个尖端均出脓。惊奇者，去桃仁逐渐好转，服用 6 个月痊愈。用桂枝茯苓丸治面疱常有恶化现象，这可能与桃仁有关。若服清上防风汤 2 个月无效，应变换处方。（大塚敬节《汉方诊疗之实践》）

（2）苔癣化周身湿疹

54 岁，男子。10 年前周身发生原因不明湿疹，接受诸种治疗无效。湿疹苔癣化 10 年。肘、膝、项等身体之屈伸部皮肤明显肥厚，如象皮样，满脸面疱，不识本人真面目。头部有发处多生疮，眩晕感甚。据此，予清上防风汤，服用两个月，头部之疮皆消，观之干净美丽。（阪本正夫《汉方临床》6 卷 2 号）

（3）颜面潮红症

57 岁，妇女。40 岁停经，无小孩。3 年前因患子宫癌，已行手术。此后上冲严重，面红赤如火燃，发疹而足冷，便秘，3 日 1 次。服用桂枝茯苓丸料加薏苡仁、大黄 1 个月，但寸效皆无。于是用清上防风汤加薏苡仁、大黄，颜面充血消失，头昏眼花大体痊愈。（矢数道明治验，《汉方临床》）

（4）黑皮症

妇女，两年前颜面变黑。此前经常过度日晒，又时常调换化妆品。这可能为发病之原因。主诉风一吹即发红赤，引起炎症而作痒。4 年前行输卵管结扎术。以清上防风汤加薏苡仁冷服之。诉头昏眼花已止，风吹亦不发生充血炎症，无瘙痒。黑皮症渐好而痊愈。因已不上冲，遇风亦不发红，故停药。（矢数道明治验，《汉方临床》）

12. 千金内托散

千金内托散载于《万病回春·卷之八·痈疽》。该方"治痈疽疮疖，未成者速败，已成者速溃，脓自去，不用手挤；恶肉自去，不用刀针。服药后，疼痛顿解。此药活血匀气，调胃补虚，祛风邪，辟秽气，乃王道之剂。

宜多服之大效。"

千金内托散组成与用法：黄芪（蜜炙）二钱，人参二钱，当归（酒洗）二钱，川芎一钱，防风一钱，桔梗一钱，白芷一钱，厚朴（姜汁炒）一钱，薄荷一钱，生甘草一钱，加金银花亦可，共为细末。每服二钱，黄酒调下。不饮酒，木香汤调下亦可。或都作一剂，用酒煎尤佳。

方中黄芪、人参、桂枝、川芎、防风等相伍，可促进皮肤之活力；当归生血补虚，用于诸疮疡，使新肉芽生长；厚朴逐停滞，通调气水；白芷排脓。

加减：痈疽肿痛，倍白芷；不肿痛，倍官桂，不进饮食加砂仁、香附；痛甚加乳香、没药；水不干加知母、贝母；疮不穿，加皂角刺；咳，加半夏、陈皮、杏仁、生姜五片；大便闭，加大黄、枳壳；小便涩，加麦门冬、车前子、木通、灯心草。

《临床应用汉方处方解说》认为，本方为治疗痈疽、化脓症极重要之方剂。因体质虚弱或疲劳衰弱，不能发散病毒，经久不愈者，用之有排脓功能旺盛作用。主要用于痈疽、痔瘘、骨疽、多发性肌炎等。以化脓症表现虚状、体力虚耗者，使之增加体力、促进治愈功能为目标。

汉方医案举隅：

（1）阑尾炎手术后之瘘管

47岁，男子。5个月前行阑尾炎手术，疮口不愈合，出脓不止。医嘱要再行手术。大小便调，唯易疲乏，手术切口处有能插入铅笔大小之孔。服用内托散15日，肉芽红而生长旺盛，分泌物减少。1个月后，疮口闭合，已无分泌物，其后两个月痊愈。（大塚敬节《汉方诊疗三十年》）

（2）化脓性中耳炎

46岁，妇女。以前患慢性中耳炎，有难听。约1个月前发热，耳痛，流脓。每日由耳鼻喉科注射青霉素，但未见效果，劝其手术。患者严重消瘦，颜面色青，勉强步行。脉弦数无力，腹凹陷而硬，脐部有动悸。服内托散两周，脓减少，痛止。1个月脓全止，已无疲劳。继服两个月痊愈，其后1年未再复发。内托散具有排脓、促进肉芽新生、愈合疮口之效。（大塚敬节《汉方诊疗三十年》）

（3）肋骨骨疽

42岁，妇女。1个月前，右第三肋骨中部生肿瘤，已肿大，医院诊为骨疽，劝其即刻进行手术。隆起宽8cm，高5cm，触之波动，压痛显著。颜面不佳，严重疲劳。予千金内托散加金银花2g，熟地黄、鳖甲各1g，10日量。边服药，边工作，未休息，10日后隆起缩小0.9cm，1个月后完全恢复正常。唯残留压痛，服药3个月痊愈。其后7年未见复发。（矢数道明《汉方治疗百话》）

13. 清肺汤

清肺汤载于《万病回春·卷之二·咳嗽》。该方"治一切咳嗽，上焦痰盛"。

清肺汤组成与用法：黄芩（去朽心）一钱半，桔梗（去芦）一钱，茯苓（去皮）一钱，陈皮（去白）一钱，贝母（去心）一钱，桑白皮一钱，当归七分，天门冬（去心）七分，山栀七分，杏仁（去皮尖）七分，麦门冬（去心）七分，五味子七粒，甘草三分。生姜、枣子煎，食后服。

方中天门冬、麦门冬、五味子润肺，清肺热，润黏痰，使其易咳出；贝母、杏仁、桑白皮、桔梗、陈皮、茯苓等相伍，强化祛痰作用；黄芩、山栀解胸中之热；当归、甘草润血，调和上逆之气。

加减：痰咳不出，加瓜蒌、枳实、竹沥，去五味子；咳嗽喘急，加苏子、竹沥，去桔梗；痰火咳嗽，面赤身热，咳出红痰，加芍药、生地黄、紫菀、阿胶、竹沥，去五味子、杏仁、贝母、桔梗；久嗽虚汗多，加白术、芍药、生地黄，去桔梗、贝母、杏仁；久嗽喉痹，声不清，加薄荷、生地黄、紫菀、竹沥，去贝母、杏仁、五味子；嗽而痰多，加白术、金沸草，去桔梗、黄芩、杏仁；咳嗽身热，加柴胡；咳嗽，午后至晚发热，加知母、黄柏、生地黄、芍药、竹沥，去黄芩、杏仁；咳嗽痰结胁痛，加白芥子、瓜蒌、枳实、砂仁、木香、小茴香、竹沥、姜汁少许，去贝母、杏仁、山栀，亦加柴胡引经。

《临床应用汉方处方解说》将之用于慢性支气管炎、肺炎、肺结核等，胸部余热未尽，咳嗽、咳痰不止者。临床多用于慢性支气管炎、慢性咽喉炎、肺炎、肺结核、支气管扩张、支气管喘息、心源性喘息等，以呼吸系内热不尽，引起慢性炎症，持续剧咳，痰多且黏稠，咳之不爽为目标。症见咽喉长期疼痛，音哑，咽部作痒，痰色虽黄且青白不同，但均黏稠难咳出。痰咳出之前持续剧咳者。

汉方医案举隅:

（1）支气管扩张

36 岁，男子。数年前咳嗽，尤以起床后 1 小时咳甚，痰亦多，顷刻咳痰满壶。每年春、秋咯血 2～3 次。内科医生诊为支气管扩张。患者肤色浅黑，营养状态尚可。左背下部有啰音，腹有中等度弹力。予清肺汤毫无变化，但已有力量感。服用 3 个月痰已减半，继续服用当中，1 日猝发高热。以前发热数日不降，此次翌日热平，现在已无疲劳。服药 10 个月，体重略增，不曾咳痰，晨间痰亦很少。此药服用 11 个月已工作。（大塚敬节《汉方治疗实际》）

（2）支气管喘息

58 岁，男子。初诊于 1964 年 3 月 24 日。主诉去年 12 月开始患感冒，久治不愈。本年 1 月末，呼吸困难，咳嗽，咳痰不利，左背中有痛处，咳出白色泡沫痰与黄痰。此患者数年前血压高，心脏肥大。经 X 线检查已消除肺结核顾虑。营养中等，颜面苍白，脉弦，舌无苔。腹软而满，心下部略有抵抗。诊之，胸部左侧啰音很多，确诊为支气管喘息。以喘息、咳嗽、咳泡沫样痰为目标。初予小青龙汤加杏仁、茯苓。服用10日复诊，无变化，咳嗽咳痰如故。痰能咳出，颇难。左侧背有痛处，啰音明显增多。此似为并发支气管炎，小青龙汤肯定无效，于是改用清肺汤。服用清肺汤第3日，咳嗽咳痰减少，几乎不咳痰，甚为高兴。患者服完药后来院，当时余因在学会活动，故停药3日，又开始出现少量痰与咳嗽，甚为着急而前来就诊。最近每日傍晚，爱好打网球，无任何痛苦，甚为高兴。（矢数道明治验，《汉方临床》11卷7号）

（3）心源性喘息

65岁，妇女。体胖，颜面青紫。主诉3年前心动悸，呼吸严重困难，烦恼于咳嗽。痰颇难咳出，晨起咳黄黏痰，午后咳白痰。咳甚则腹皮痛。面部一直浮肿。3年来诊为心脏性喘息病。血压170/100mmHg，脉沉有力。心脏肥大，心音甚弱，胸部可闻及水泡音与笛音，心下部如盆，触之硬如石而紧张，可称谓心下痞坚。《金匮要略·痰饮咳嗽篇》云："膈间支饮，其人喘满，心下痞坚，面色黧黑，其脉沉紧，得之数十日，医吐下之不愈，木防己汤主之。"此患者虽与此相当，余拟用之，但患者提出，因服用由桂枝之组方必恶化，故不希望用该方。因此，余以痰难咳出为目标予清肺汤。服用清肺汤3日，自第4日非常高兴，痰利，咳嗽咳痰亦大减。发病以来未曾有过这样的高兴，感谢不已。服用本方情绪良好，已能自主生活，仍在继续服用中。（矢数道明治验，《汉方临床》10卷2号）

（4）老年性咳嗽、慢性支气管炎

85岁男子。两年前患肺炎，此后常有痰阻感，咳嗽痰少量。1个月前患感冒，其后低热与咳嗽不止。体格中等，颜面赤黑，皮肤干燥，痰难咳，咳后又咳嗽。心下硬，胸胁苦满。此为肺热燥痰之证，予清肺汤加柴胡，已经奏效。这次患病，自认为寿已告终，未想到还能长寿至今，极为高兴。服用1个月痊愈。（矢数道明治验，《汉方临床》9卷2号）

14. 疏经活血汤

疏经活血汤载于《万病回春·卷之五·痛风》，根据方名疏经、通络、活血之意，本方具有消散筋脉瘀血、祛风湿之作用。《万病回春》对该方的主治记载为："治遍身走痛如刺，左足痛尤甚。左属血，多因酒色损伤，筋脉虚空，被风寒湿热感于内，热包于寒，则痛伤筋络，是以昼轻夜重。宜以疏经活血行湿。此非白虎历节风也。"

疏经活血汤组成与用法：当归（酒洗）一钱二分，白芍（酒炒）一钱半，生地（酒洗）一钱，苍术（米泔浸）一钱，牛膝（去芦，酒洗）一钱，陈皮（去白）一钱，桃仁（去皮，煎炒）一钱，威灵仙（酒洗）一钱，川芎六分，汉防己（酒洗）六分，羌活六分，防风（去芦）六分，白芷六分，龙胆草六分，茯苓（去皮）七分，甘草四分。生姜三片，水煎，空心温服。忌生冷湿物。

方中当归、芍药、川芎、地黄为四物汤，加桃仁疏通下腹之血滞；茯苓、苍术、陈皮、羌活、白芷等与威灵仙、防己、龙胆草相伍，驱逐腰腿之风湿；牛膝更能除湿，善治腰脚疼痛。

加减：有痰，加南星、半夏各一钱；身上及臂痛，加薄桂三分；下身并足痛，加木瓜、木通、盐炒黄柏、薏苡仁各一钱；气虚，加人参、白术、龟板各七分；血虚，倍四物汤，以姜汁酒浸炒，用红花一钱。

《临床应用汉方处方解说》将本方用于肌肉风湿病、痛风、浆液性膝关节炎、腰痛、坐骨神经痛、下肢麻痹、脚气、浮肿、半身不遂、高血压、产后血栓性疼痛等，以瘀血与水毒兼有风寒，肌肉、关节、神经痛，尤以腰以下疼痛为目标。多因好酒色、内伤、外感而发。

汉方医案举隅：

（1）产后下肢肿痛

池边果子屋之妇人，年 19 岁。产后恶露不尽且右足肿大，痛甚难忍，昼夜不得眠。食欲不振，口渴，时发热，下利日两三行，小便不利，腹硬胀满，有压痛。舌苔白，脉浮数。父业广认为瘀血，故予疏经活血汤。5日后痛减大半，浮肿转移左腿，右腿浮肿已全消，继服前方皆愈。（山田业精，《温知医谈》58 号）

（2）下肢麻痹

茨城县下馆市屋女主人，患脊髓肿疡，约 1 年前已不能站立，类似不倒翁，家属两人抱着搬动。初诊时由 3 人驾送来医院。患者在 8 年前胸部受过打仆伤，曾几次人工流产，诊为下腹部瘀血。给予疏经活血汤加减治疗足痛。1 个月后脚稍能活动，3 个月后自己能在床站立，半年后已能行走，1 年后完全恢复如普通人一样，被认为是奇迹。（矢数道明治验，《汉方临床》7 卷 7 号）

（3）右膝关节痛与全身肌肉痛

65 岁妇女，两个月来全身肌肉疼痛，起居不便，卧床不起，足关节剧痛。颜面苍白，全身消瘦且衰弱，无热，便秘。给予疏经活血汤加木瓜、木通、薏仁米，1 周后疼痛减半，两周后面色有华，体力充实，自由行走。（矢数道明《汉方治疗百话》）

15. 分消汤

分消汤载于《万病回春·卷之三·鼓胀》。该方"治中满成鼓胀，兼治脾虚发肿满饱闷。"

分消汤组成与用法：苍术（米泔浸炒）一钱，白术（去芦）一钱，陈皮一钱，厚朴（姜汁炒）一钱，枳实（麸炒）一钱，砂仁七分，木香三分，香附八分，猪苓八分，泽泻八分，大腹皮八分，茯苓一钱，生姜一片，灯草一团，水煎服。

分消汤为平胃散（苍术、厚朴、陈皮）与四苓汤（白术、茯苓、猪苓、泽泻）之合方，加枳实、香附、大腹皮、砂仁、木香、灯心草而成。平胃散平脾胃之实，消食滞；四苓汤利尿，疏导水毒之停滞。本方证之气郁，即所谓气滞。因此用枳实、香附、砂仁、木香等芳香健胃之剂，以行气助消化；灯心草下气行气和脾，有通调大小肠之功，兼有健胃、利尿排气之效。

加减：气急，加沉香；肿胀，加萝卜子；胁痛面黑为气臌，加青皮，去白术；胁满小肠胀痛、身上有血丝缕为血臌，加当归、芍药、红花、牡丹皮，去白术、茯苓；嗳气作酸、饱闷腹胀是为食臌，加山楂、神曲、麦芽、萝卜子，去白术、茯苓；恶寒手足厥冷、泻去清水为水臌，加官桂；胸腹胀满有块如臌者，乃痞散成臌，加山楂、神曲、半夏、青皮、当归尾、延胡索、鳖甲，去白术、茯苓、猪苓、泽泻。

《临床应用汉方处方解说》认为，分消汤顺气，导食滞，利尿，治实证之水肿，用于急性或亚急性处于虚证未陷者为佳，症见渗出性腹膜炎、肾炎、肾病、腹水、鼓胀、肝硬变之腹水等。应用目标为浮肿腹水，心下痞硬，小便微黄，大便偏秘结。其腹水之势，压之凹陷，不久即有腹胀之苦。然浮肿压之凹陷，不能复原，并见虚肿，可参考脉象等。若有实肿之证用之佳，即虚肿中见有实肿之象者。

汉方医案举隅：

（1）肾病

4 岁男孩。因扁桃体炎屡次引起肾炎，如此数次。全身高度浮肿，用新的强力利尿剂无效。用分消汤开始渐次利尿，1 个月后全身浮肿消退，成为皮包骨。尿蛋白强阳性，继续服药 1 年，尿蛋白完全阴性，身体恢复健康。

从那时起已 8 年，现为小学六年级学生。（矢数道明《汉方治疗百话》）

（2）腹坚满

22 岁男子。重感冒治愈后，腹坚满大如鼓，时有微痛。前医用芍药甘草汤，痛减稍快，但腹部坚而膨满之状态如故。余往诊之，少疲劳，脉及舌象无变化，食欲良好，大小便如常。略有口渴，其腹坚满如同大鼓。压之微痛，颜面及足轻度浮肿。起居不便。余予分消汤，确有良效，腹坚满逐日减少，至第 5 日，能起床自行如厕。食欲倍增，故控制之，10 余日完全恢复正常。（足立良元，《和汉医林新志》183 号）

（3）肝硬化腹水留滞患者

45 岁妇女。平素胃弱，主诉有胃下垂。因胃溃疡，胃已切除四分之三。据云当时肝脏亦不佳，手术后 1 个月开始下利，发热 39℃左右持续两周。自此腹渐增大，据说可能为肝硬化。发热之外，有腹水，呕吐，胸内苦闷感。无食欲，腹水逐渐增加。用分消汤 3 周浮肿消，食飲增进，发热已退。其后 3 年，健康地工作。（大塚敬节《汉方诊疗三十年》）

（4）输胆管溃疡兼肝肿大

56 岁男子。身体健壮，营养尚可。面色呈现特有之黑褐色，如涂煤状。嗜好饮酒，去年 9 月发生黄疸，腹水明显，入医院仔细检查结果，如前记之病名，据云无肝硬化。入院治疗 1 个半月腹水未除，以上治疗无效而出院，脉大致正常，舌苔少，全身皮肤如熏鱼，腹部膨满，波动明显，腹围84cm，肝触及二横指，自觉症状活动时呼吸困难，心动悸等。食欲一般，大便日 1 行，小便 5～6 次约 700mL。进食即心下部不适。予分消汤及小柴胡汤合方，尿量增加，腹水渐消，黄疸亦消退，服药约两个月基本治愈。就业数年未再发。（矢数道明《汉方治疗百话》）

16. 补气健中汤

补气健中汤载于《济世全书·卷三·蛊证》。书中记载，该方"治鼓胀元气脾胃虚损，宜补中行湿利小便，切不可下"。

补气健中汤组成：人参八分，白术（土炒）一钱半，白茯苓一钱半，陈皮（去白）一钱，苍术（米泔浸炒）一钱，厚朴（姜炒）五分，麦门冬（去心）五分，黄芩（土炒）八分，泽泻五分。水煎服。

本方为四君子汤（人参、白术、白茯苓、炙甘草）与平胃散（苍术、厚朴、陈皮、炙甘草）合方去甘草，加黄芩、泽泻、麦冬，用于虚中略有实热者。人参、白术、茯苓为四君子汤去甘草，补脾胃，增强胃之功能，去甘草因有潴留水分之故；苍术、厚朴、陈皮为平胃散去甘草，能逐胃内停水；黄芩清内热；泽泻、麦冬合之，利尿效佳；白术、茯苓、苍术相伍逐水；厚朴行气。

加减：朝急暮宽者，倍人参、白术；肥白人气虚者，亦同；朝宽暮急者，加黄连姜炒、当归、炒白芍、香附、川芎，减人参；黑瘦人气热，亦同；朝暮急者，气血俱虚，宜双补之；气不运，加木香、木通；气下陷，加柴胡、升麻。

《临床应用汉方处方解说》说补气健中汤对鼓胀、腹水、浮肿之虚证，能发挥妙效，主要用于肝硬化、慢性腹膜炎、慢性肾炎、肾病、心脏瓣膜病之浮肿等。实证之肿胀用柴苓汤、分消汤、五苓汤、木防己汤等，但本方用于上述各方证的适应期已过，并已形成虚证，元气已衰；或因用小建中汤、补中益气汤等甘味剂致浮肿加重时，此方甚佳。症见浮肿软弱无力、压之陷没难于复原者。

汉方医案举隅：

（1）胆囊炎后肝肿大和鼓胀

75 岁老人，两年来，心下部每发生痉挛性疼痛，即恶寒战栗，反复高热 40℃，病名不清，发黄疸，大便检查出大豆大之结石，方明确为胆石疝痛。结石虽已排出，但心下部疼痛不解，腹部胀满，下肢出现浮肿，腹水明显，并波及足背、阴囊和包皮。食欲全无，衰弱加重，尿量 700 ～ 800mL，呈黄褐色。口舌干燥，舌白苔。疑为肝癌，经治医生、家属和本人均半信半疑。因有黄疸，伴有腹水，予小柴胡汤合分消汤。服用 5 日，浮肿愈益加重，腹胀如裂。余认为虚肿，经考虑后改用补气健中汤。

翌日尿量剧增为 2000～2500mL。服用 1 周，浮肿基本消失，食欲增加，黄疸亦消退，完全恢复健康。两个月后由池带来余之诊察室求诊，身体甚健。此后一直很健康，享有 82 岁之长寿，因脑溢血突然去世。（矢数道明《汉方治疗百话》）

（2）肝硬化

66 岁老人，从 3 个月前开始发病，有疲劳感和胀满感。两个月后出现严重腹水，兼发轻度黄疸，在大的胃肠专科医院住院。诊为肝硬化，但腹水检查结果疑有肝癌，已放四次腹水，越来越增多。入院后第 10 日，意识不清，发热，大小便失禁，终于宣告不治，请出院回家护理。出院第 3 日请余往诊，意识已不清，谵语，腹胀满如鼓。从穿刺处流腹水似如泉涌。胸部以下浮肿尤甚，严重褥疮，宛如奄奄一息之状。二便失禁，因已宣告不治，请余医治，故予补中治湿汤（为补气健中汤去泽泻、白术，加当归、木通、升麻）试之。出乎预料之外，从第 3 日开始尿爽，食欲增进，意识恢复，1 个月后在床上坐起，2 个月后几乎复原。3 个月后能就业本职之造笔技术。以后成为奇迹般的健康体质，又健康的劳动 8 年，于 1961 年患脑溢血无任何痛苦而故。（矢数道明《汉方治疗百话》）

（3）浮肿（肾炎）

36 岁妇女，1 年前全身倦怠感加重，2～3 个月后出现明显浮肿，腹水停滞。由于全身浮肿和衰弱，难以入睡。予补中治湿汤（补气健中汤去泽泻、白术，加当归、木通、升麻），尿量急增，服药 53 日，浮肿全消，蛋白微量，血压亦下降，几乎恢复正常。（大塚敬节《汉方治疗实际》）

17. 祛风败毒散

祛风败毒散载于《寿世保元·卷九·疥疮》，主治"风疮疥癣、瘾疹、白癜风、赤游风、血风臁疮丹瘤及破伤风。"

祛风败毒散组成：枳实五分，赤芍五分，前胡五分，柴胡五分，荆芥六分，薄荷六分，牛蒡子六分，独活六分，苍术六分，僵蚕七分，连翘七分，川芎八分，羌活八分，蝉蜕三分，甘草三分，生姜三片。水煎服。

本方构成药物之功能，借用龚氏《寿世保元》之"药性歌括"，以窥知大要。

枳实味苦，消食除痞，破积化痰，冲墙倒壁。

赤芍酸寒，能泻能散，破血通经，产后勿犯。

前胡微寒，宁嗽化痰，寒热头痛，痞闷能安。

柴胡味苦，能泻肝火，寒热往来，疟疾均可。

薄荷味辛，最清头目，祛风化痰，骨蒸宜服。

牛蒡子辛，能消疮毒，瘾疹风热，咽疼可逐。

苍术甘温，健脾燥湿，发汗宽中，更去瘴疫。

独活甘苦，颈项难舒，两足湿痹，诸风能除。

羌活微温，祛风除湿，身痛头疼，舒筋活血。

荆芥味辛，能清头目，表汗祛风，治疮消瘀。

僵蚕味咸，消风惊痫，湿痰喉痹，疮毒瘢痕。

连翘苦寒，能消痈毒，气聚血凝，湿热堪逐。

川芎味温，能止头痛，养新生血，开郁上行。

蝉蜕甘平，消风定惊，杀疳除热，退翳侵睛。

甘草甘温，调和诸药，炙则温中，生则泻火。

方中祛风药有薄荷、牛蒡子、苍术、独活、羌活、荆芥、白僵蚕、连翘、蝉蜕，败毒药有牛蒡子、苍术、荆芥、白僵蚕、连翘，清热药有柴胡、薄荷、牛蒡子、蝉蜕、连翘。

加减：在上部者，加桔梗一钱；在下部者，加木瓜、牛膝各一钱；如湿气成患而在下，去蝉蜕、僵蚕。

关于本方的应用，矢数道明在《汉方临床治验精粹》"祛风败毒散的运用问题"中说："本方为祛风邪、败毒之方，在皮肤疾病中可广泛用于治疗急、慢性湿疹，牛皮癣、瘙痒症，荨麻疹，掌跖脓疱症，特应性皮炎，进行性指掌角化症、全身性角质增生，皮肤化脓症，皮肤肌炎，红斑狼疮，胶原病等难治性疾病之皮肤症状等。对于一些皮肤科的慢性难治病，尤其是遍用各种处方均顽固不愈、顽强抵抗者，用本方有时可奏奇效；对全身瘙痒剧烈者，有时甚至可获卓越效果。"该方应用目标为全身性皮肤干燥，严重时局部凸起呈尖形，触之有痛感，瘙痒甚剧，搔抓后痒感扩散，不搔到出血不能停手。

汉方医案举隅：

接触性皮炎、特应性湿疹、皮肤瘙痒症

中某，36 岁，女，已订婚。1984 年 5 月初诊。

主诉两年前因用镀金手提包和项链引起皮炎，先是颈周围发红瘙痒，逐渐波及全身。虽经多处皮科治疗，但病情一进一退，反复发作。今年初最为严重，任何疗法均不见效。体格、营养一般，外观呈纤弱美人型。颈、胸、腹、背部有红疹，痒感甚强，内科透视有胃下垂症。腹部平坦、柔软，右侧腹直肌轻度紧张及轻微的右侧胸胁苦满；右侧胆经明显过敏。脉弱。血压 100/70mmHg。面色偏苍白，面部未见出疹，舌苔白润。初诊时投给十味败毒汤加连翘、茵陈、栀子。服药后，腹部湿疹稍见好转，但其他部位未见变化。进入 8 月后因暑热出汗，病灶扩及全身，往往因痒感而彻夜不能安眠，人也变得有些神经质，乱搔全身，直至血迹斑斑。右手戴手镯后，立即出现湿疹，但若为 18K 金首饰，则不出现湿疹。

按照虚证，先投给桂枝加黄芪汤，但完全无效；根据搔后出血，又试用温清饮加连翘、薏苡仁，亦不见效。患者称最初的十味败毒汤加味方似乎对瘙痒有效，故又改回十味败毒汤，然而这次却变得毫无效果了。此后因故停药约 1 个月，在此期间病情更加恶化，波及下腹、阴部及整个下肢，其状惨不忍睹。投以荆芥连翘汤后，仍不见效。

　　1985 年 7 月，因盛夏而致病情加重，虽改用消风散亦无效。到了 1986 年 3 月，因面部始终无疹，故尚能来院就诊。病情未见好转，因天气逐渐变暖，很难再借助衣物遮掩全身病灶，因而十分忧虑。此时，下肢因搔破出血，残留黑色痕迹，皮肤粗糙且呈尖形凸出，用手触摸甚至可感刺痛。背、腹部亦均呈褐或黑色。在这种状态下，已无法与未婚夫会面，精神上非常苦闷，甚至多次想到自杀。

　　在走投无路之际，矢数道明先生突然想起了"诸药无效的皮肤出疹且瘙痒甚剧者，可试用"的祛风败毒散，于是立即试用。服后 1 个月，痒感果然减轻，肤色也开始好转。当年 8 月，尽管暑热逼人，出疹却开始全面消退，痒感消失，未再出现血迹斑斑之惨状。九、十两月情况同样顺利，肤色恢复正常，11 月时腹、背部已基本复原，医患双方不觉都松了一口气。

　　1987 年 2 月，相隔一段时期又来复诊时，患者已基本恢复到原来的美人形象，湿疹已好转 90% 以上，仅手、足个别部位有时有轻度痒感。患者在病情调查表的自由填写栏中写道："那种令人发狂一样的痒感，以及除颜面以外的全身出疹，就像说谎一样地一扫而光；当时那种不停地乱搔、血迹斑斑的丑态，似乎是别人的事一样，简直像是做了一场梦！"这是 3 年来第 1 次面带笑容地离开医院。

　　1987 年 4 月再次来院时，患者全身戴满了光彩夺目的首饰，95% 以上的皮肤已变成洁白细腻的美丽肌肤。这些首饰令人瞠目结舌，计有项链大小 3 条，耳环长短 2 副，两腕手镯各 5 个，手指共带 8 个指环，全部是 18K 金饰（因为不会引起接触性皮炎）。

　　本病例几乎试用了所有针对特应性皮炎、皮肤瘙痒症的常用处方，但均未见任何效果。患者在失望之极甚至几次想到自杀。其发疹状态及极度瘙痒确实十分严重。但应用祛风败毒散后，情况急转直下；服药整整 1 年，取得了基本痊愈的佳效。矢数道明说，这是他应用祛风败毒散并惊奇地见到显著效果的第一个病例（矢数道明·汉方临床治验精粹）。

四、国外流传 🕊

龚廷贤的著作在国外流传，以日本为最。俞雪如在《论中医学与日本汉方医学之异同》一文中指出，对日本汉方医学影响最大的人物与书籍是龚廷贤及其著作《万病回春》。龚廷贤在世之时，其名被收入日本《名医传》。在日本，《种杏仙方》《鲁府禁方》《万病回春》《寿世保元》《济世全书》《古今医鉴》等均有刊刻本，其中以《万病回春》《古今医鉴》和《种杏仙方》三书在日本翻印数量最多，尤以《万病回春》一书最受广大汉方医学界高度重视与推崇，对日本影响最大。

1588 年中国初刻《万病回春》，日本在 1594 年出版《万病回春》。1602年中国金陵重印《万病回春》，1611 年日本根据金陵版用活字印刷发行了《万病回春》。此后至 1684 年，国内重版刊行 7 次，1684 ～ 1912 年未曾出版印刷；日本从 1611 ～ 1653 年印行 6 次，1653 ～ 1699 年又印行了 11 次。1984 年人民卫生出版社出版《万病回春》；1990 年日本刊行了由日本东洋医学会会长松田邦夫博士翻译的《万病回春》全译本。这与日本后世派元祖曲直濑道三和曲直濑玄朔的推崇有关。日本汉方中兴之祖——曲直濑道三得到了《万病回春》，并作跋使其在日本印刷出版。此外，由于龚廷贤的再传弟子戴曼公东渡日本，传授医术，尤其是将龚廷贤的治痘心法传给了吉川氏的幕僚池田正直，对当时天花流行的日本做出了划时代的贡献。池田家族将此作为秘诀世代相传，四世孙在医学馆设痘科任教，这也是 1653年后《万病回春》刊行 11 次的原因之一。

随着龚廷贤的医学著作在日本的传播，龚廷贤被公认为是对日本江户时代（1603—1868 年）汉方医学有重大影响的人物。《万病回春》被奉为后世派的经典，是江户时代最为常用和常读的医学著作，并被很多人研究。许多日本汉方医著，引用了大量的《万病回春》的方剂。日人医著中也常引述龚廷贤的观点或论述，如《杂病广要》（丹波元坚著）、《幼科证治大全》（下津寿泉著）等。1982 年 10 月，中国学者任诚赴日本考察时，一位日本汉方医学老专家对他说："张仲景编著的《伤寒杂病论》和龚廷贤编著的《万病回春》，是日本广大汉方医师们必须精读的两部中国最高水平的经典名著。"侯召棠先生在《汉方临床治验精粹》（矢数道明著，侯召棠编译）"编译后记"中说："实际上，本书所用处方中，仲景方约占 40%，后世方为 60%，其中又以《万病回春》方比重最大，占总方数的 16%。众所周知，后世方派对《万病回春》的重视程度甚于我国医家，这也是后世方派的特征之一。"日本汉方医家矢数道明先生在《汉方治疗百话》序中专门提到龚廷贤医书。他说："进入 1985 年后，国内国际上东洋医学日益兴旺发展。当年 1 月，根据台北市吴家镜氏之特别希望，将温知堂藏书《寿世保元》《济世全书》在台湾影印出版。"时至今日，龚廷贤及其著作依然受到日本汉方医界的关注。

据今人研究，朝鲜王朝最庞大的历史记录《承政院日记》里有关韩国传统医学的记述中，朝鲜医药在临床上多引用中国明代李梴编著的《医学入门》、明代龚廷贤撰的《万病回春》和《寿世保元》、明代虞抟编著的《医学正传》等医书。

龚廷贤是我国明代一位临证经验丰富、医学著作丰厚且享年高寿的医学家。他重视脾肾、调理脾胃、重气血流通、保护元气等学术思想紧贴临床，给后世医者以启发。其对衰老机理的阐发、老年人的调护摄养，以及老年病的证治，不仅理论精湛，通俗易懂，还便于操作，在当今仍有着重要的现实意义，对中医老年病学做出了突出贡献。

　　龚廷贤临证经验丰富，精通内、外、妇、儿各科，注意临床经验的总结及理论升华。其医书中，对临床各科病证的论治详尽周到，理精方博，对当时乃至后世均具有很高的临床参考价值。尤其是他的养生思想与养生实践，更是为后人称颂与传承。龚廷贤的学术思想与临证经验，通过其著作或弟子进行传承，对后世影响颇大，对日本汉方医学也产生了较为深远的影响。

　　由于时代所限，龚廷贤的著作意在求全，故难免多有重复，对某些医理论述也常常折衷诸家议论，个人发挥某种程度上尚嫌不足。尽管如此，龚廷贤仍不失为明代著名的医学家，其学术思想和实践经验值得更深入地研究、进一步地探讨和发扬。

龚廷贤

参考文献

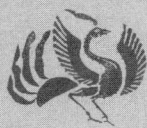

［1］李世华，王育学．龚廷贤医学全书 [M].北京：中国中医药出版社，1999.

［2］明·龚廷贤撰，鲁兆麟主校．寿世保元 [M].北京：人民卫生出版社，2008.

［3］潘桂娟，樊正伦．日本汉方医学 [M].北京：中国中医药出版社，1994.

［4］明·李梴．医学入门 [M].北京：中国中医药出版社，1995.

［5］[日] 矢数道明著，李文瑞，等译．临床应用汉方处方解说 [M].北京：学苑出版社，2008.

［6］任诚．日本汉方医学皮肤病治疗辑要 [M].北京：学苑出版社，2009.

［7］[日] 矢数道明著，侯召棠编译．汉方临床治验 [M].北京：中国中医药出版社，2010.

［8］胡志方，黄文贤．旴江医学纵横 [M].北京：人民卫生出版社，2012.

［9］纪常．大连翘饮加减治疗儿童低热 30 例 [J].陕西中医，1981，2（1）：15.

［10］刘心德．高枕无忧散治疗顽固性失眠 5 例 [J].中医杂志，1984（4）：18.

［11］俞雪如．医林状元龚廷贤与日本汉方医学 [J].上海中医药杂志，1991（10）：33–35.

［12］史世勤．明清时期中国赴日医师及其对日本汉方医学的影响 [J].中国科技史料，1991，12（1）：85–86.

［13］周晓军．高枕无忧散治疗不寐 12 例 [J].上海中医药杂志，1994（12）：31.

［14］王爱军．高枕无忧散治疗不寐的体会 [J].内蒙古中医药，1995（增刊）：13.

［15］何晓晖，傅淑清."盱江医学"形成因素的探讨 [J].中华医史杂志，1998（2）：38-41.

［16］罗会林.龚廷贤治气治血论治中风学术思想浅析 [J].江西中医药，1999，30（6）：1-2.

［17］张钦传，袁泉.龚廷贤灸法浅析 [J].中国针灸，1999，7（9）：569-570.

［18］张颖.论龚廷贤的脾胃观 [J].河北中医，2004，26（4）：318-320.

［19］欧之洋.浅析龚廷贤对老年医学的研究 [J].浙江中医杂志，2004（7）：282-283.

［20］代波.《寿世保元》对老年医学研究的贡献 [J].山西中医，2004，20（5）：55-56.

［21］李琳荣.浅析龚廷贤《万病回春》辨证论治的特点 [J].山西中医学院学报，2005，6（2）：150-152.

［22］王禄.龚廷贤治疗眩晕经验 [J].中国中医基础医学杂志，2005，11（8）：622-623.

［23］周乐年.明代龚廷贤的抗衰延年说 [J].现代养生，2005，（10）：28-29.

［24］魏稼.龚廷贤的针灸学说 [J].江西中医学院学报，2007，19（3）：39-40.

［25］尹东辉，郭丽娃.《寿世保元》对中医老年医学的贡献 [J].上海中医药杂志，2007，41（4）：62-63.

［26］张艳芳.《寿世保元》学术思想初探 [J].中医文献杂志，2007（4）：13-15.

［27］周贻谋.明代龚廷贤的修德抗衰之道 [J].资养通鉴，2007（10）：44.

［28］向永国.清上蠲痛汤加减治疗头痛250例观察 [J].内蒙古中医药，2010（6）：9.

［29］曹志平．明代父子御医龚信与龚廷贤的医学伦理思想 [J]．职大学报，2011（2）：33-36.

［30］远藤次郎，郭秀梅．《启迪集》与日本医学之自立 [J]．中国科技史杂志，2012（1）：86-95.

［31］叶朝辉，马龙，代根奇，等．舒筋立安汤内服并外敷治疗痹证 160 例 [J]．中医研究，2013，26（10）：37-38.

［32］余洪良．加减疏经活血汤治疗急性痛风性关节炎 58 例疗效观察 [J]．内蒙古中医药，2013（11）：8.

［33］李丛．盱江古县金溪医学文化遗址探寻 [J]．江西中医药大学学报，2014，26（4）：4-7.

［34］蒋健．荆芥连翘汤治疗耳痛验案 6 则 [J]．江苏中医药，2014，46（11）：47-49.

［35］韩辉，陈炜．韩明向运用加减高枕无忧散治疗失眠经验 [J]．中医药临床杂志，2014，26（11）：1165-1166.

［36］李云飞，邰丽娟．清上蠲痛汤加减治疗偏头痛 46 例 [J]．世界最新医学信息文摘，2015，15（9）：110-111.

［37］纪娟，张念志．韩明向应用温清饮验案举隅 [J]．江苏中医药，2015，47（12）：55-56.

［38］刘建．《万病回春》调经八法 [J]．中医文献杂志，2000，8（4）：16.

［39］苑淑凤，袁红霞．浅谈龚廷贤脾胃观点初探 [J]．天津中医学院学报，2001，20（2）：10.

［40］吴伟，罗金林．龚廷贤运用补中益气汤临床经验举隅 [J]．江西中医学院学报，2001，13（4）：157-158.

［41］王伟，孙占玲，陈勇．《寿世保元》论灸法 [J]．浙江中医学院学报，2003，27（1）：73-74.

汉晋唐医家（6名）

张仲景　王叔和　皇甫谧　杨上善　孙思邈　王　冰

宋金元医家（18名）

钱　乙　成无己　许叔微　刘　昉　刘完素　张元素
陈无择　张子和　李东垣　陈自明　严用和　王好古
杨士瀛　罗天益　王　珪　危亦林　朱丹溪　滑　寿

明代医家（25名）

楼　英　戴思恭　王　履　刘　纯　虞　抟　王　纶
汪　机　马　莳　薛　己　万密斋　周慎斋　李时珍
徐春甫　李　梴　龚廷贤　杨继洲　孙一奎　缪希雍
王肯堂　武之望　吴　崑　陈实功　张景岳　吴有性
李中梓

清代医家（46名）

喻　昌　傅　山　汪　昂　张志聪　张　璐　陈士铎
冯兆张　薛　雪　程国彭　李用粹　叶天士　王维德
王清任　柯　琴　尤在泾　徐灵胎　何梦瑶　吴　澄
黄庭镜　黄元御　顾世澄　高士宗　沈金鳌　赵学敏
黄宫绣　郑梅涧　俞根初　陈修园　高秉钧　吴鞠通
林珮琴　章虚谷　邹　澍　王旭高　费伯雄　吴师机
王孟英　石寿棠　陆懋修　马培之　郑钦安　雷　丰
柳宝诒　张聿青　唐容川　周学海

民国医家（7名）

张锡纯　何廉臣　陈伯坛　丁甘仁　曹颖甫　张山雷
恽铁樵